KB274593

살 뺀 의사의 살 빠지는 이야기

살 뺀 의사의 살 빠지는 이야기

살 뺀 의사의 살 빠지는 이야기

초판 1쇄 인쇄 2012년 6월 5일

초판 1쇄 발행 2012년 6월 10일

–

지은이 송인국

그린이 송지현

펴낸이 이방원

편   집 김명희 · 안효희 · 조환열 · 강윤경

디자인 박선옥 · 손경화

마케팅 최성수

–

펴낸곳 세창미디어

출판신고 1998년 1월 12일 제300–1998–3호

주소 120–050 서울시 서대문구 냉천동 182 냉천빌딩 4층

전화 02–723–8660

팩스 02–720–4579

이메일 sc1992@empal.com

홈페이지 http://www.scpc.co.kr

–

ISBN 978–89–5586–148–8 13510

이 도서의 국립중앙도서관 출판시도서목록(CIP)은 e–CIP 홈페이지(http://www.nl.go.kr/ecip)와
국가자료공동목록시스템(http://www.nl.go.kr/kolisnet)에서 이용하실 수 있습니다.
(CIP제어번호: CIP2012002555)

살 뺀 의사의 살 빠지는 이야기

의학박사 송인국 지음

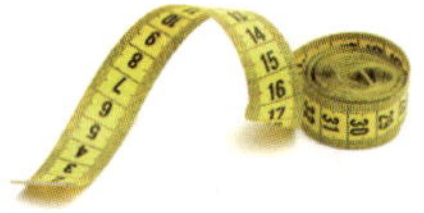

세창미디어

영혼이 담겨 있는 우리의 몸은 평생 가꾸면서 살아야 할 동반자이다. 비록 짧은 기간 있다가 없어지는 몸이기는 하지만 그 몸이 우리의 기쁨일 수도 있고 괴로움일 수도 있다. 물론 영적, 정신적 기쁨이 더 근본적인 것이겠지만 거기에 육체적 즐거움이 더해진다면 얼마나 좋을까.

건강하다는 것과 날씬하다는 것은 큰 상관이 없을지도 몰라도 내 몸이 내 즐거움 자체가 된다는 점에서는 동일할 것이다. 병에 시달리거나 몸을 가누기 어려울 정도로 체중이 늘면 내 몸이 짐이 되어 그것을 극복하는 데에 많은 노력을 들여야 하기 때문에 삶이 힘들어진다. 살이 빠지고 건강해진다는 것은 내 몸이 짊어지고 가야 할 짐이 아니라 나에게 즐거움을 주는 도구로 바뀌는 것이다.

정형외과 병원이라는 특성상 진료실에 찾아오는 환자들 중에 비만 자체를 치료하기 위해서 오는 환자도 있지만 관절염이나 허리의 통증으로 찾아와서 비만에 대해 상담을 하는 경우가 많다. 그런 환자들의 상담과 치료를 배불뚝이 의사가 할 수는 없지 않은가?

그러나 실제로 나는 옷을 입은 상태에서는 그리 비만이라고 보이지는 않았다. 살을 빼고 나서도 얼굴이 야위어서 사람들의 인사를 받았지 몸이 가냘파진 것으로 인사를 받은 적은 별로 없다. 요새 의류업계의 능력이 뛰어남도 몸매를 가리는 데 큰 역할을 했을 것이다.

30여 년간 살찐 사람들의 고통은 어느 정도 체험했으니 이제는 내가 살을 빼 봐야 살 빼는 사람들의 고통을 알고 살 뺀 후의 즐거움도 알아서 열심히 살빼기 전도를 할 수 있을 것이라는 생각이 들었다. 또 나이가 들어 뒤늦게 옷 입는 것에 눈이 트이기 시작한 다음부터 아무것이나 입어도 잘 어울리는 몸이면 좋겠다는 생각을 늘 가지고 있었다.

살빼기를 하다 보니 재미가 있었다. 살이 1kg, 2kg 줄어드는 재미가 제법 쏠쏠하였다. 그에 비례하여 몸이 새털같이 가벼워지는 즐거움도 덧붙여졌다. 아무 옷이나 입어도 남의 옷 같지 않고 자기 것 같은 느낌이 드는 즐거움은 물론이고 여기저기 조금씩 불편했던 곳들이 다 없어지며 생활 자체가 즐거워지기 시작했다. 이렇게 좋은 것을 왜 일찍 안 했을까 하는 후회가 막 밀려온다. 그리고 이 책 저 책을 찾아보고 인터넷을 뒤지며 살빼기와 건강에 대한 공부를 하는 중에 그동안 잘 몰랐던 건강과 의학 상식을 체계적으로 알게 된 것도 큰 소득 중의 하나이다.

이제는 마음만 먹고 있고 실행을 못 하는 사람들에게 자신 있게 얘기한다. 빨리 시작하라고. 그렇게 좋을 수가 없다고.

동병상련

나는 내가 경험하여서 좋은 결과를 얻은 것에 대해서는 무한한 신뢰를 가지고 환자들에게도 적극 권유하는 편이다. 사람들이 어떤 의사를 찾아가면 좋은가라는 질문에 항상 이렇게 대답한다. 그 분야의 전문가도 좋고 나이가 많고 경험이 많은 의사도 좋지만 가장 좋은 의사는 자기가 현재 고생하고 있는 병을 앓아보고 치료해 본 의사라고 말한다.

몇 년 전에 젊은이들과 농구를 하다가 아킬레스건이 파열된 적이 있었다. 그 덕분에 석 달 간을 깁스를 하고 있어야 했다. 그것도 제일 더운 6, 7, 8월 세 달을 말이다. 그 당시에 나는 아주 재미있는 경험을 했다. 환자들이 그런 나를 무척 좋아한다는 것이었다. 자기하고 똑같은 고생을 하고 있는 것에 동감을 하는 것 같았다. 깁스를 하고 진찰실에 앉아 있는 나를 보고 대부분의 환자들은 웃음을 참지 못하는 것이었다. 그러고 나서 하나 달라진 것은 깁스를 하고 있는 사람들의 어려운 심정을 완전히 파악하게 되었다는 것이다.

어떤 의사가 외국에서 공부를 하고 와서 천 명의 비만 환자를 치료했다고 하더라도 자신의 비만을 자기가 치료한 의사를 따라가기는 어렵다는 생각이다. 이론적인 것이야 전자의 의사가 더욱 해박할지는 모르지만 환자의 마음을 동병상련 어루만져 줄 수 있는 의사는 아닐 것이다.

체중에 전혀 문제가 없는 사람들이나 살빼기를 한 번도 시도해 보지 않은 사람이 살빼기를 하는 사람들의 마음을 알 수 있을까? 세상에서 제일 즐거운 재미인 먹는 재미를 억제해야 한다는 압박감, 조금 많이 먹었을 때의 죄의식, 운동을 한 번이라도 걸렀을 때의 자책감, 그리고 살빼기가 잘 안 될 때의 자괴감 … 이런 것들을 알아줄 사람이 과연 누구일까? 이런 어려움이 있을 때 내 사정을 마음으로 귀담아 들어줄 사람이 누구일까?

2012년 5월

송 인 국

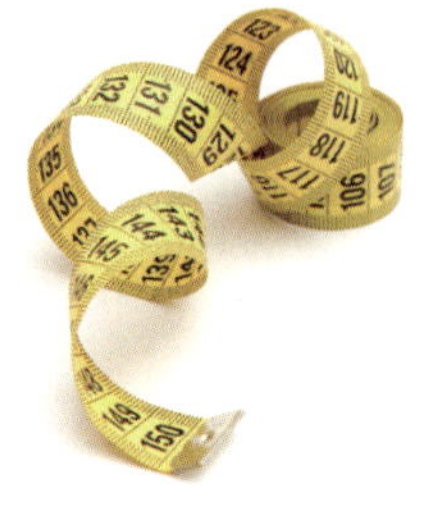

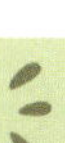

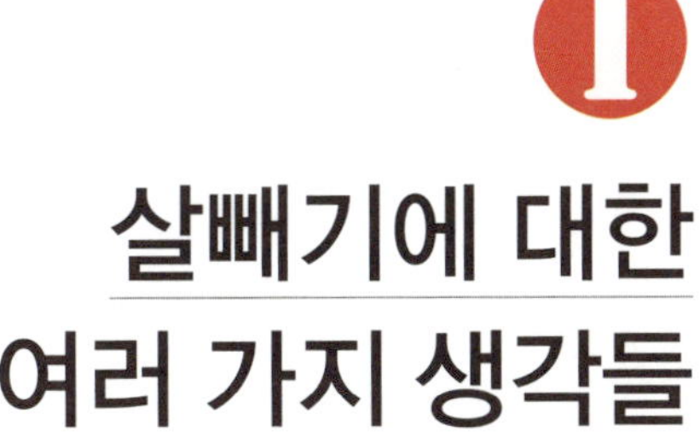

❶

살빼기에 대한
여러 가지 생각들

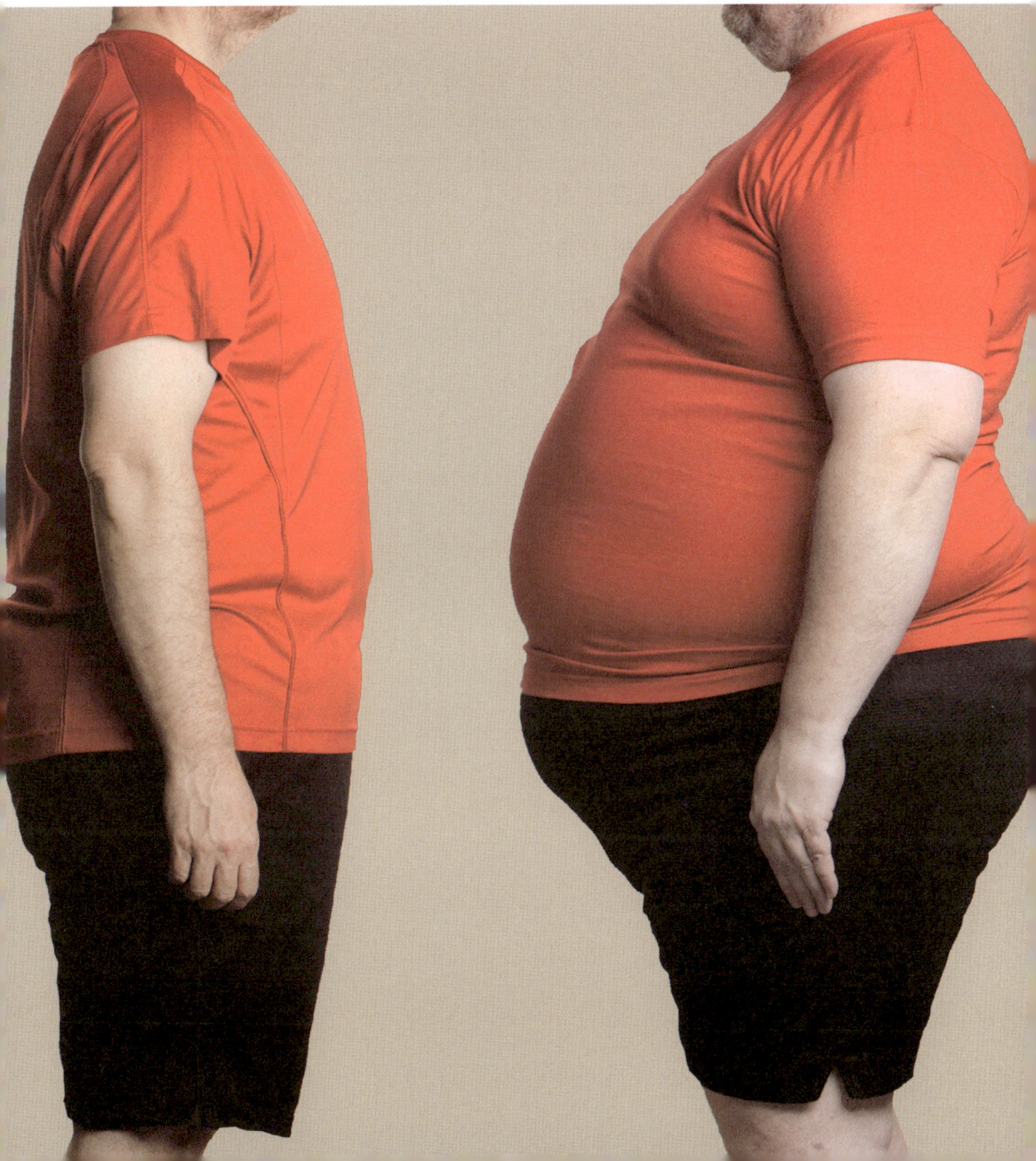

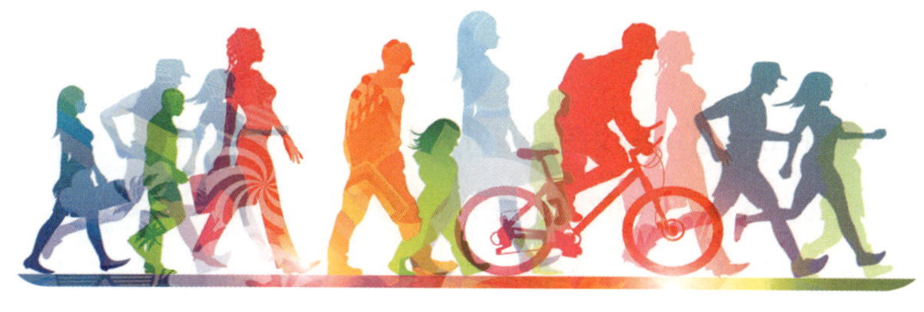

살빼기에 대한 여러 가지 생각들

비만이란 무엇인가?

비만이란 살(지방)이 필요 이상으로 많이 쌓여 있는 것이다. '살'이라는 개념은 지방보다는 주로 피부를 뜻하지만 이 책에서 말하는 살이란 지방을 말한다.

체중이 많이 나가도 비만이 아닌 경우가 많다. 뼈가 굵거나 운동을 많이 해서 근육량이 많은 사람들은 체중이 많이 나가지만 비만은 아니다. 그래서 우리의 목표는 체중 감량이 아니라 살(지방)빼기이다. 살빼기의 도착점은 우리 몸에 꼭 필요한 지방만을 보유하고 있는 상태이다.

왜 살을 빼려고 하는가?

살을 빼려는 데는 두 가지 이유가 있을 것이다. 하나는 건강상의 이유이고 하나는 외관상의 이유이다. 물론 이

두 가지가 모두 필요한 것은 사실이지만 실제로는 나이에 따라 중요성
이 다른 것 같다. 즉 나이가 많은 사람들은 건강상 이유의 비중이 클 것
이고 젊은 사람들은 외관상의 이유가 크리라고 생각된다. 살빼기 열풍
에 휩싸여 있는 우리나라는 성형 광풍을 동반하여 외관상의 이유가 더
많은 비율을 차지하는 것 같다. 50대인 나도 사실은 건강보다는 몸매
를 위하여 살빼기를 하였으니 남의 시선을 많이 의식하는 젊은 사람들
이야 오죽하랴. 몸매를 가꾸는 것이 나쁠 것은 없지만 몸매를 가꾼다고
하다가 건강을 해치는 것이 안타까울 뿐이다.

문제는 강박관념이다. 대부분의 젊은 여성들은 아주 적당한 체구인
데도 불구하고 대체로 자신이 비만이라고 생각한다. 살이 있을 데에 있
고 없을 데에 없으면 좋겠지만 대부분 살이 없으면 좋겠는 데에는 몰려
있고 있으면 좋겠는 데에는 없는 것이 문제이다. 즉 전체적으로 보면
비만이 아니지만 부분적으로 볼 때에 비만이라고 생각하는 것이다.

그런데 불행하게도 부분적인 지방 감소의 방법은 없다. 가장 많은 뱃
살만 어떻게 쏙 빼는 방법이 있으면 좋겠지만 그것은 불가능하고 전체
적인 지방이 줄어들면서 같이 줄어드는 수밖에는 없는 것이 불편한 진
실이다. 어떤 사람이 윗몸일으키기가 뱃살을 빼는 데 좋
다고 한다면 그냥 마음을 위로하기 위한 말이라고 생
각하면 될 것이다. 그러나 한 가지 방법이 있기는 한
데 그것은 지방흡입수술이라는 무서운 방법이다. 그
외에 주사나 다른 장비를 이용해서 지방을 분해하는
방법도 있다. 강제로 단시간에 지방을 빼앗긴 우리 몸
이 격렬히 저항할 것은 불 보듯 뻔한 일인데도 오직 몸

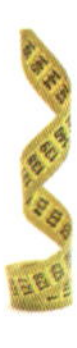

매를 위하여 지방 흡입을 강행(?)하는 사람들이 있으니 안타깝다. 또한 몸매를 위한 사람들이 빠지는 함정은 지방을 빼는 과정에서 근육도 잃어버리는 것이다. 지방과 근육이 함께 빠지면 체중이 감소되는 속도는 더욱 빠를 테지만 나중에 요요현상을 막는 데에서는 큰 차이가 있다. 그래서 음식의 양은 적당히 줄이고 섭취하는 종류는 다양하게 해야 한다. 말은 쉬운데 실제로는 엄청 어려운 문제이다. 결국 지방을 빼는 것과 근육을 얻는 것을 동시에 해야 건강한 살빼기가 된다.

체중은 줄였지만 지방의 비율을 줄이지 못한 것은 숨은 비만이라고 한다. 이 경우는 대개 몸은 날씬하지만 배가 볼록 나오게 된다. 운동 없이 살을 빼는 경우에 이런 현상이 잘 생긴다. 이것은 살빼기에 성공한 것이 아니고 허약체질로 전락한 것이다.

일과 재물

인생을 행복하게 사는 방법을 한 가지로 말하기는 어렵다. 그러나 대부분은 건강과 명예와 일을 중요한 조건으로 꼽는다. 돈을 직접적으로 꼽는 사람은 그리 많지 않은 것 같은데 재물을 행복의 조건으로 꼽으면 좀 천박해 보여서일까? '재물을 잃으면 조금 잃는 것이고 명예를 잃으면 많이 잃는 것이고 건강을 잃으면 모든 것을 잃는 것이다'라는 말은 유명하기도 하고 수긍이 가는 말이다.

여기서 제일 중요치 않은 재물 이야기를 먼저 해보자. 재물과 명예가 분리되어 있었던 옛날과 달리 요사이는 돈과 명예는 같은 것으로, 아니면 적어도 같이 따라다녀야 하는 것으로 생각하는 것 같다. 그리고 재물은 일을 통해서 형성된다. 그런데 중요한 것은 일이 재물을 위하여

하는 것이 되어서는 안 된다는 것이다. 일은 명예를 위하여 하는 것이고 재물은 그 일의 과정에서 부수적으로 따라와야 한다. 재물을 위하여 일을 할 때에 명예를 잃기 쉽고 더 나아가서 제일 중요한 건강도 잃기 십상이다.

이 재물이 살빼기에서 몸매와 같다. 살빼기를 건강을 위해서 할 때에 몸매는 부수적으로 따라오기 마련이다. 이와 같이 건강과 살빼기라는 두 마리 토끼를 한 번에 잡을 수 있다. 건강과 아름다운 몸매는 서로 다른 방향으로 뛰는 두 마리 토끼가 아니기 때문이다. 이 두 토끼는 서로 친밀성이 강해 똑같지는 않지만 비슷한 방향으로 뛰기 때문에 작전을 잘 세우면 둘 다 잡을 수 있다. 그 작전이란 한 가지를 우선으로 하고 나머지 하나는 저절로 따라오게 하는 것이다. 건강을 목표로 하면 아름다운 몸매는 결국에 가서는 따라오게 되지만 아름다운 몸매를 목표로 잡으면 건강은 잘 따라오지 않는다.

체중 감량과 몸매를 목표로 삼을 경우에 약과 수술의 유혹에 넘어가기 쉽다. 약과 수술은 병을 치료하는 것이다. 아무리 좋은 약과 수술이라도 부작용이 있으며 몸에 무리를 준다. 아주 특수한 경우를 제외하고는 비만은 병이 아니다.

아름다움의 조건

그림은 루벤스가 그린 《파리스의 심판》이라는 명화이다. 나무 밑에 앉아 있는 남자가 제우스의 양을 치고 있는 트로이의 왕자 파리스이다. 세 여자는 여신들 중에 아름다움에 대해서는 타의 추종을 불허한다고 생각하는 비너스, 헤라, 아테나 이다. 그

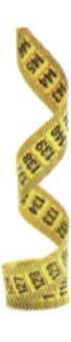

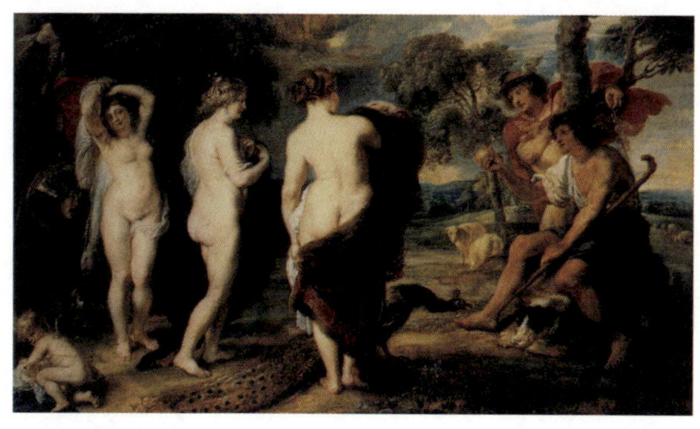

루벤스
《파리스의 심판》
(1632~1633)

들이 파리스에게 와서 누가 제일 예쁘냐고 물어보게 되는데 파리스는 비너스를 선택한다. 질투심에 불타는 나머지 두 여신과 트로이 쪽을 선택한 비너스 사이의 암투는 트로이 전쟁으로 이어진다. 물론 이것이 트로이 전쟁의 직접적인 원인은 아니겠지만 여자들의 아름다움에 대한 집착은 그만큼 강렬하다.

그런데 그림을 보면 세 여신의 몸매는 요즘의 미녀의 기준에서 아주 벗어나 있다. 아름다움(美)의 조건은 절대적인 것이 아니다. 사람들에게 미의 기준은 **자신들이 잘 이루기 어려운 것에 대한 선망**인 것 같다. 예전에 먹고 살기 어려웠던 시절에는 살이 넉넉하게 찌고 풍만하게 되는 것이 미와 선망의 대상이었지만, 요즘같이 비만이 되기가 더 쉬운 시절에는 날씬한 사람이 미와 선망의 대상이 되는 것을 보면 그렇다. 이렇게 체형이 비만형으로 바뀐 것은 불과 40년 이내라고들 한다. 인간이 창조되고 나서 유지되어 왔던 마른 체형이 비만 체형으로 바뀐 것인데 그것은 급격한 도시화에 따른 삶의 형태가 변했기 때문이다.

우리나라에서도 미의 기준이 바뀌어 가는 것을 내가 살아온 동안에도 볼 수가 있다. 미인의 기준은 대체로 영화배우들을 보면 알 수 있다.

40~50년 전에 우리나라 영화계를 주름 잡던 여배우의 체형은 지금 기준으로 보면 배우가 될 수 있을까 하는 의구심을 갖게 만든다. 그리고 20~30년 전쯤의 여배우들도 대체로 통통한 사람들이 대세였다. 현세대에는 라인을 강조하는 날씬함이 미인의 기준인데 이것이 언제까지 갈지는 모르겠지만 아마도 비만이 사회적 문제가 되는 동안에는 갈 것 같다.

외식하지 말라

외식(外飾)이라는 말은 성경 이외에는 잘 사용되지 않는 단어이다. 직역하면 겉을 꾸미지 말라는 말이지만 그 깊은 뜻은 속은 그렇지 않은데 겉을 가짜로 꾸미지 말라는 것이다. 그러니까 단순히 겉치장을 경계하는 것이 아니고 내적 진정성을 중요시하라는 뜻이다. 이는 외식(外食)을 안 하는 것과 더불어 살빼기에 중요한 원칙이다.

이소룡이 죽은 지 상당 기간이 지났는데도 그의 인기는 식을 줄을 모른다. 그것은 그가 작은 체구임에도 불구하고 덩치 큰 서양인들을 한 방에 해치우는 모습이 아마도 당시에 서양 사람들의 세력에 눌려 있던 동양인들의 답답한 마음을 시원케 해주었기 때문일 것이다. 그가 급사를 하자 그를 부검했더니 그의 근육은 겉으로 보는 바와는 달리 거의 못 쓰게 되어 있었다는 말이 전해진다. 그것은 그가 순발력과 근육을 키우기 위하여 아나볼릭 스테로이드를 장복했기 때문

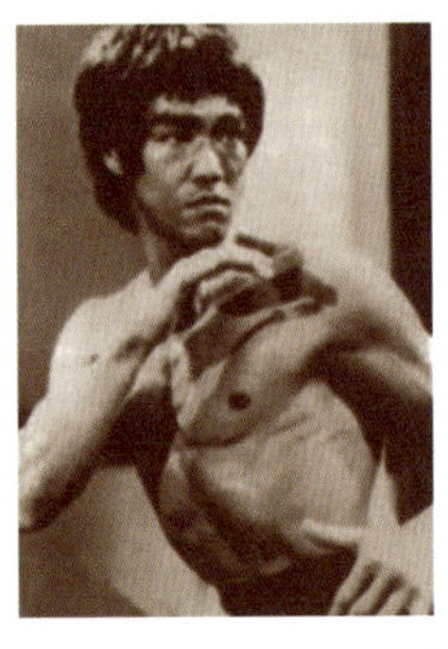

이소룡의 근육은 겉으로 보는 바와는 달리 거의 못 쓰게 되어 있었다는 말이 전해진다.

　그동안 뚱뚱한 사람이 그래도 행세를 할 수 있는 분야가 있었다. 그 중의 하나가 음악의 성악분야이었다. 나는 성악가가 소리를 내는 방법은 잘 모르지만 들리는 말로는 뚱뚱해야 더 좋은 소리를 낼 수 있다고 한다. 내가 제일 좋아하는 파바로티나 몽세라 카바예 같은 가수들은 모두 체중 재기를 거부하여 얼마나 몸무게가 나가는지 잘 모르는 가수들이었다.

　유명한 가수들이 모두 뚱뚱하다 보니 웃지 못할 에피소드도 있다. 베르디의 유명한 오페라《라 트라비아타》는 유난히 여자 주인공인 비올레타의 역할이 중요한 오페라이다. 스토리상 이 여주인공 비올레타가 결핵이 심해서 결국에는 쓰러져 죽는 것으로 되어 있다. 그런데《라 트라비아타》초연 당시에 주역을 맡은 여배우가 너무 뚱뚱하고 건강해 보이는 여가수여서 비올레타가 쓰러질 때에 쿵하는 소리가 너무 요란한 바람에 숙연해야 할 대목에서 웃음 바다가 되었다고 한다. 물론 그 초연은 대실패로 끝나고 말았다. 그러나 그런 얘기들도 이제는 옛날 얘기가 되었다. 요즘 나오는 가수들은 하나 같이 날씬하고 예쁘다. 요새 말로 Visual이 충족되지 않는 가수는 이제 설 자리를 점차 잃어간다고 한다.

이라고 추정하고 사망 원인도 그 때문일 것이라는 설이 있다. 아나볼릭 스테로이드는 운동선수들에게 절대로 금지된 약물인데 선수들은 근육을 빨리 키우고자 하는 욕심에 그 약을 복용하다가 도핑 테스트에 걸려 메달을 상실하는 일이 여러 번 있었다.

살빼기도 남의 눈을 의식해서, 세상의 평판을 위하여 하는 것이 되면 자칫 부작용에 시달리게 되고 또 요요현상 등으로 실패하기가 쉽다. 살빼기는 자기를 위하여 하는 것이 되어야 한다. 자기와 약속을 하고 자기 마음을 확보한 다음에 자기의 몸과 투쟁을 하여 승리를 얻어내는 과정이다. 그렇게 하여야 그 과정에서 나타나는 어려움을 정공법으로 헤쳐 나갈 수 있게 된다. 외식하는 살빼기의 위험성은 아나볼릭 스테로이드를 복용하고라도 메달을 따려는 운동선수들이나 그 약의 힘으로 멋진 근육을 자랑하려던 이소룡과 같은 현실적인 부작용에 당면하게 된다.

요즘 젊은 여성들 사이에 허용되는 표준 체중은 우리가 보통 생각하는 것보다 훨씬 적다. 키 160cm 정도이면 55kg 정도가 건강한 체중인데도 요즘 아가씨들은 45kg 정도를 알맞은 체중이라고 보는 것 같고 50kg을 마지노선으로 생각하는 경우가 많은 것 같다. 사실 비만보다도 더 위험한 것이 저체중인데, 비만보다 저체중에 있어서 사망률이 훨씬 높게 나온다. 이런 젊은 여성들 중에는 생리가 일정치 않은 사람들이 많다고 한다. 여성호르몬이 잘 생성되지 않기 때문에 그런 것인데 그럼으로 인해서 골다공증, 면역력 저하 등의 갱년기에나 볼 수 있는 증상들을 아가씨들이 겪고 있는 것이다.

그런 풍조는 엄마의 몸매에도 적용이 된다. 아이들, 특히 여자 아이들은 아마도 매스컴의 영향이겠지만 엄마의 뚱뚱한 몸매는 비정상적이라는 생각을 가지고 있는 것 같다. 여자가 나이 들고 아이를 출산하고 키우다 보면 어느 정도 뚱뚱해진다는 것을 용납하지 못하는 것이다. 그

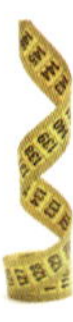

리고 친구들의 엄마와 비교를 서슴지 않는다. 엄마들에게만 엄친아가 있는 것이 아니고 아이들에게도 아친엄(아이 친구의 엄마)이 있다. 그런 아이의 눈치를 견디다 못해 살빼기에 돌입하는 엄마들도 많다. 가정의 중심이 부모에서 아이들에게도 옮겨간 지 꽤 되었기 때문이다.

자기의 멋대로 살기보다는 남에게 어떻게 하면 잘 보일까 하는 것이 우리나라 사람들의 정서인데 요즘에는 그것이 더욱 그런 것 같다. 그 때문에 비싸고 잘생긴 차가 불티나게 팔리고 원산지보다 훨씬 비싼 명품도 없어서 못 파는 형국이며 온 나라가 성형과 살빼기의 열병에 시달리고 있다. 그 중에서 살빼기는 건강상의 이유가 아니라 남에게 날씬해 보이려는 의도에서 시작된 것이어서 무리한 약 복용이나 지방 흡입이라는 무시무시한 방법까지도 동원하는 건강하지 못한 살빼기이기 때문에 매우 걱정스럽다.

물론 날씬해지고 비싼 차를 타며 명품을 지니고 다녀서 남에게 인정을 받고 자신감도 생겨 생활에 활력을 얻는 것도 무시 못 할 이점이기는 하지만 넘치는 것은 모자란 것보다 못한 것이다. 날씬한 몸매는 건강한 살빼기의 목적으로보다는 부수적으로 제공되는 축복의 선물 정도로 생각하는 것이 좋겠다. 또한 건강한 살빼기는 남이 아니라 자기가 기준이 되어야 하고 자기 삶의 기쁨을 위해서 하여야 한다.

Out of Sight
Out of Mind 1

눈으로 보는 정보는 우리 감각 중에 가장 강력한 것이다. 두 번째 강력한 것이 듣는 것인데 보는 것은 듣는 것보

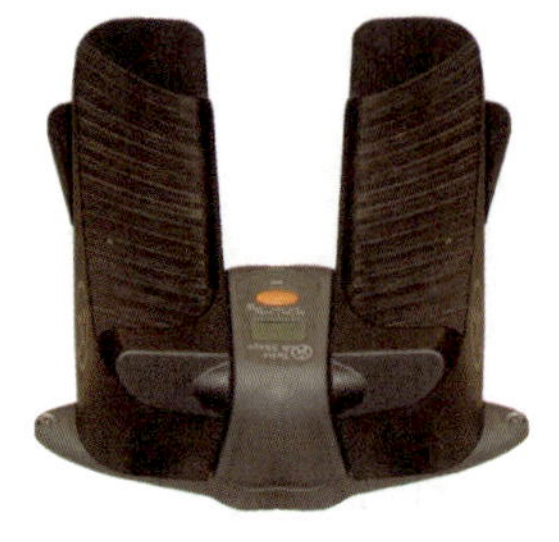

다 백배의 강한 자극을 제공한다. 왜 백배냐 하면 '백문이 불여일견'이란 말이 있기 때문이다. 너무 썰렁한 개그였나? 하여튼 보는 것은 대단히 중요한 자극이다. 음악을 들으면서 다른 일은 하기가 쉬워도 영화를 보면서 다른 일은 하기 어렵다.

내가 아침에 걸어서 출근하는 길에 거의 매일 만나는 분들이 있다. 한참 걷다가 걷는 것이 귀찮아질 때 즈음에 만나는 분들인데 아마도 구청에서 운영하는 재활 센터에 다니는 분들인 것 같다. 대부분 뇌졸중이나 다른 변고가 있어 휠체어를 타고 있든지 아니면 지팡이를 짚고 불편한 걸음을 하는 분들이다. 그분들이 구청 버스를 기다리고 있는 시간에 내가 그 앞을 지나가는 것이다. 죄송한 얘기지만 그분들을 보면 걷는 것이 귀찮다가도 그 마음이 싹 사라지면서 더 열심히 걷게 된다. 실제 그분들과 나와의 나이 차이가 그리 많지 않기 때문이다. 아침에 일어나서 문을 나서면 길이 갈라지는데 좌측으로 가면 버스를 타러 가는 길이고, 우측으로 가면 걸어가는 길이다. 그 갈림길에서 갈등을 한 적이 한두 번이 아니었는데, 그때에 그분들이 생각나면 우측 걷는 길로 바로 향하게 된다.

운동 기구도 마찬가지이다. 자기의 눈에 띄는 곳에 항상 운동기구가 있어야 한다. 눈으로 보아야 할 마음이 생기기 때문이다.

Out of Sight Out of Mind 2
불편한 진실; 거울과 저울

우리는 진실이지만 자기에게 불편한 것

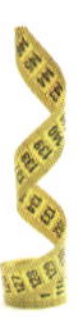

은 애써 감추려는 경향이 있다. 자기 몸의 병을 알리기 싫어한다. 남들이 자기를 격하시켜 볼 것 같기 때문이다. 자기가 사는 아파트의 단점을 얘기하지 않는 것은 주민들 간의 불문율이다. 그것이 공론화되면 아파트 값이 떨어지기 때문이다. 자기 몸의 망가진 모습과 늘어난 체중도 자기에게는 불편한 진실이어서 애써 외면하려 하는 것이 인지상정이다.

'거울아 거울아'는 동화 백설공주에 나오는 왕비가 거울에게 굴욕을 당하는 장면에서 나오는 말인 것은 모두 다 아는 사실이다. 우리의 마음은 그렇지 않을지라도 거울은 정직하다. 또 하나의 정직한 것이 있으니 그것은 다름 아닌 저울이다. 따라서 우리는 거울과 저울이라는 두 정직한 친구를 항상 옆에 두고 살아야 한다. 거울은 가능하면 많이 두고 저울은 자기 방, 화장실, 사무실 정도에는 꼭 비치하여 수시로 올라가 보기를 권한다. 우리는 불편한 진실을 외면하지 말고 거울과 저울에게 굴욕을 당하더라도 마음의 상처를 받지 않을 준비를 단단히 해야 한다.

여성들은 늘 거울과 가까이하기 때문에 접근성이 좋지만 남성들에게 거울을 보는 것은 어려운 일일지 모른다. 그렇다 하더라도 하루에 한 번은 1분 이상 자기 몸을 유심히 들여다 보아야 한다. 그래서 자기 몸을 쉽게 들여다 볼 수 있는 여름이 살빼기의 좋은 계절이기도 하다. 단, 배에 힘을 주지 말고 서 있는 자기 모습을 보아야 한다.

헬스클럽에 가면 거울이 많은 것도 그런 이유일 것이다. 즉 알통이 툭툭 불거진 모양을 즐기라는 것이 아니고 네 몸

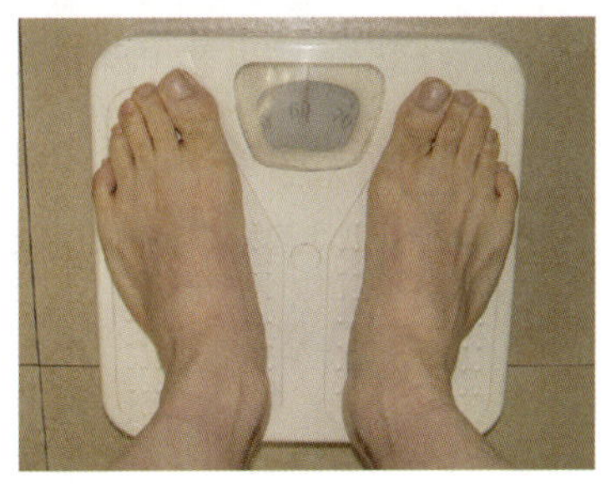

우리는 거울과 저울이라는 두 정직한 친구를 항상 옆에 두고 살아야 한다

꼴을 보고 각성하라는 뜻일 것이다. 헬스클럽에 오는 사람들을 보면 자랑스러운 이두박근을 가지고 있는 사람들보다는 자랑스러운(?) 뱃살을 보유하고 있는 사람들이 훨씬 많기 때문이리라.

체중계는 시도 때도 없이 올라가 보도록 하자. 가능하면 하루에 20번 이상…. 그것만이 내가 살에 대한 경각심을 잃지 않는 방법이다.

In Sight in Mind

그다음으로는 보지 말아야 할 것이 있는데 그것은 텔레비전이다. 그 이유에는 육체적인 것과 정신적인 것이 있다.

육체적인 이유라는 것은 단순히 TV를 보면서 움직이지 않는 것과 대개는 간식을 먹으면서 보기 때문이다. 운동 부족과 에너지 과잉 섭취라는 면에서 당연한 비만의 원인일 것이다.

그런데 문제는 거기서 그치지 않는다. TV는 자선 단체가 제공해주는 것이 아니고 냉정한 자본주의 상업성이 화면 가득히 펼쳐지는 세뇌 프로그램이다. 우리 몸에 해로운 것일지라도 자본이 결합되면 그것은 미화되어 괜찮은 것으로 인식시켜 버린다. 다행히 담배 광고는 TV에서 사라졌지만 그 광고에서 멋있는 남자가 멋있는 폼으로 담배를 피우는 것은 흡연 의욕을 불러일으키기에 충분한 것이었다.

그러나 먹는 것에 대한 광고는 여과가 되지 않는다. 광고뿐만이 아니라 프로그램 자체가 먹는 것을 찾아다니며 홍보 아닌 홍보를 한다. 게다가 그것들은 대부분 고칼로리, 고지방의 식품들이다. 그 밖에도 세상을 편하게 살 수 있는 제품들을 너무 그럴듯하게 선전을 한다. 멋있는 자동차와 보기만 해도 편할 것 같은 자동화된 기계들은 구매 의욕을 불러일으킨다. 이렇게 TV에서 보여주는 화면들은 대체적으로 비만에 해로운 것들인데 그 메시지가 너무 강력하다는 것이 문제이다. 살빼기 의지를 단번에 꺾을 만큼 말이다.

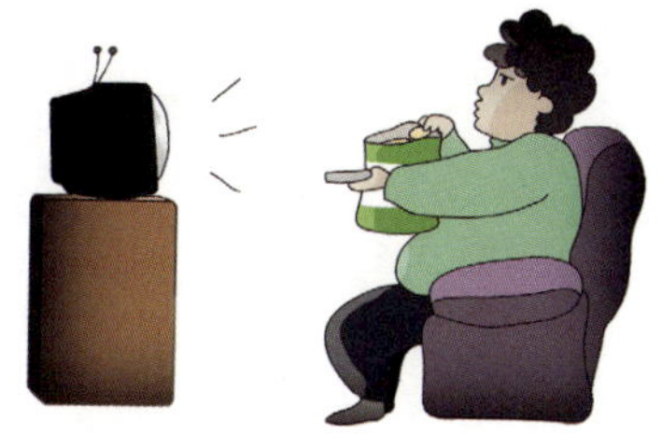

그에 못지않게 요즘 사람들을 현혹시키는 것이 인터넷이다. 이 인터넷도 그 영향력이 TV보다 더하면 더했지 절대 못 미치지는 않을 것이다.

TV와 인터넷은 비만뿐만 아니라 건강을 위해서도 최소한도로 줄여야 하는 것이다.

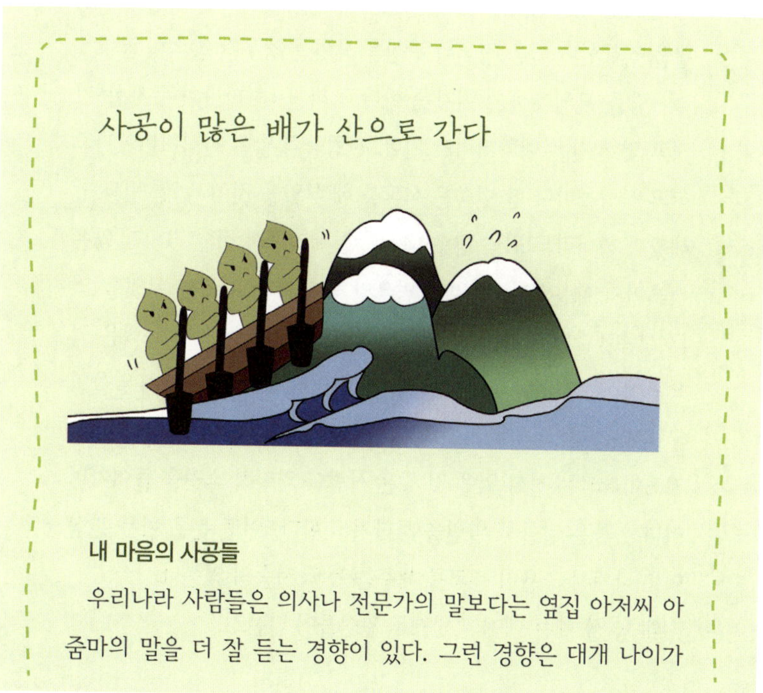

내 마음의 사공들

우리나라 사람들은 의사나 전문가의 말보다는 옆집 아저씨 아줌마의 말을 더 잘 듣는 경향이 있다. 그런 경향은 대개 나이가 좀 있는 노인들에게 많은 것 같다. 지식이 많은 전문가의 말보다는 경험이 많거나, 옳고 그르건 간에 자기에게 편하거나 자기 마음에 맞는 방법을 알려주는 사람들의 말을 더 신뢰하는 것 같다. 사람들은 자기 귀에 들리는 말만 듣는 법이니까. 살빼기에서도 그 현상은 마찬가지이다.

사람은 궁해지거나 급해지면 귀가 얇아지기 마련이다. 작은 배에 이 사공 저 사공 불러들여 배가 지금 산으로 올라가는 분들이 많아 걱정이다.

주변의 사공들

그리고 우리나라 사람들은 남의 일에 참견하기를 좋아한다. 좋게 말하면 정이 깊다고도 하지만 외국인들이 보기엔 개인의 사생활을 침해한다 싶을 정도의 관심을 보이는 경우가 참으로 많다.

사람들 모임에서 살빼기를 한다고 하면 그 하나의 주제를 가지고 몇 시간은 대화거리가 된다. 사람들의 많은 관심거리이기도 하고 사람들마다 한 번쯤은 시도를 해 보았을 것이고, 한 번도 안 해봤다 하더라도 워낙 방송이나 다른 매체에서 접할 기회가 많은 정보이기 때문이다. 무엇을 먹으면 좋다더라, 누구는 무엇을 먹고 성공했다더라, 운동을 어떻게 하면 된다더라, 어떤 음식은 먹으면 안 된다더라 … 등의 카더라 통신이 주종을 이루는 말들이고 그다음이 조금은 자기의 경험을 이야기하는 것들이다. 의학 지식이라고는 전혀 없을 것 같은 사람이 의학적 소견을 들어가며 어디서 들은 말들로 열변을 토하기도 한다. 어떤 분은 너무 관심이 지나쳐서 조용히 충고를 해주는 것도 서슴지 않는다.

왜 남 살 빼는 데에 그렇게도 관심들이 많은지.

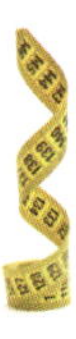

미워도 다시 한 번

폭식증이란 말의 사전적 의미는 다음과 같이 되어 있다.

'한 번에 집중적으로 많은 양의 음식을 먹고, 배가 부른데도 먹는 것을 멈출 수 없을 것 같은 느낌을 가지며, 무엇을 얼마나 먹어야 할 것인지 조절할 수 없는 상태.'

폭식증의 문제는 그렇게 먹고 난 다음에 있다. 폭식 후에 체중 증가

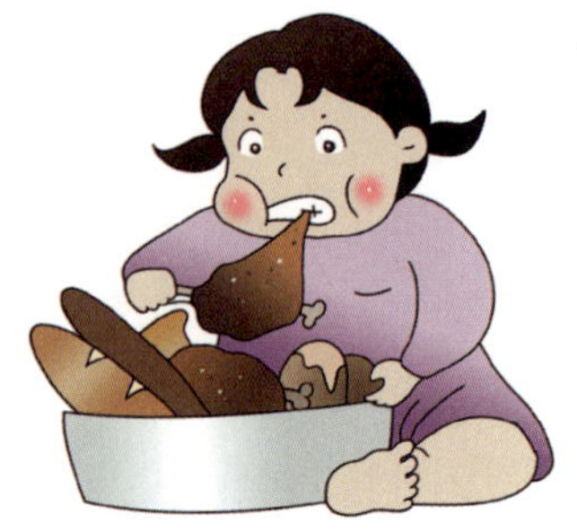

를 두려워하여 목구멍에 손가락을 넣어 구토를 유발하거나, 설사약, 관장약, 이뇨제 등을 남용하고, 폭식 이후 음식을 거부하거나 격렬한 운동을 통해 체중을 감량하려는 행동을 보인다. 일부의 경우에서는 폭식증 이전에 거식증 증상이 있을 수도 있다. 그래서 대다수 폭식증 환자는 거식증 환자와 달리 체중이 정상 범위에 있는 경우가 많으며, 자신의 체중과 외모에 대한 관심과 걱정이 지나치게 많은 편이다. 이 폭식증은 다이어트 과정 중이나 후에 잘 생기는 증세이다.

즉 이들은 음식에 대한 지나친 사랑과 지나친 미움이 반복하여 나타나게 되는 것이다. 사랑하는 것은 그렇다 치더라도 미워하는 것도 사랑하는 것의 다른 방법일 뿐이다. 조금 까칠하고 어색할 뿐이다. 사람들은 의식적으로 어떤 것을 하지 않으려고 하면 그 반대의 효과가 나타난다고 한다. 미워도 다시 한 번이다. 어쩌면 미워하는 것이 사랑하는 것보다 더 심각하게 몰입하는 것일 수도 있다.

그래서 음식을 미워하는 다이어트를 하면 실패하기가 쉬운 것이다. 미워하면 미워할수록 더 생각나고 절대로 미워할 수 없는 것이 음식이기 때문이다. 그래서 가장 좋은 방법은 무관심하는 것인데 실제적으로 그것은 깊은 산속에서 도를 닦는 분들이나 가능한 일이다. 음식에 대한 적당한 사랑과 적당한 미움을 유지하는 방법을 터득하는 자만이 살빼기에 성공할 수 있다.

살빼기에는 왕도가 없다

　　살빼기에도 왕도는 없고 누구에게나 적용되는 한 가지로 정리된 원칙도 없다. 자기 몸은 자기가 제일 잘 알기 때문에 자기에게 맞는 방법을 택하여 흔들리지 말고 꿋꿋이 실행해 나가야 한다. 남이 하는 이런저런 얘기들, 방송에 나오는 이런저런 방법들, 책에 소개된 이런저런 원칙들에 휘둘리지 말고 자신이 주체가 되어 나갈 때에 살빼기의 성공은 보장된다. 살빼기의 기준은 자기 자신이 되어야 한다.

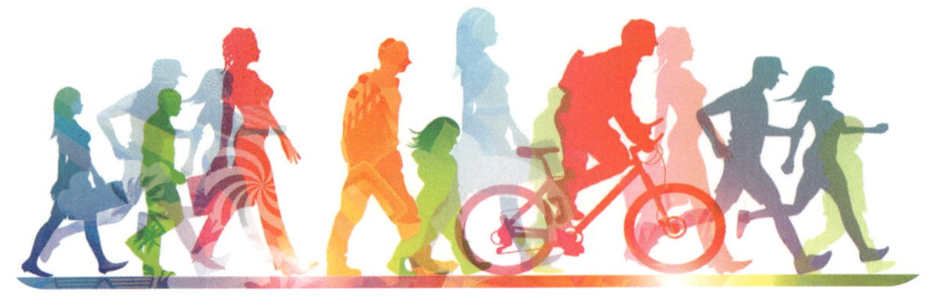

살과 더불어

살과의 대화

우리나라는 한 언어를 사용하는 나라이지만 하나의 언어라고 모두 다 알아들을 수 있는 것은 아니다. 그것은 지역적인 사투리 때문이 아니고 세대 간, 계층 간에 다른 언어 구조 때문에 생기는 것이다. 우리 집 애들이 어렸을 때에는 핑클, SES, HOT 같은 그룹 멤버들의 이름을 외우고 있어야 애들과 대화가 통했다. 지금 나이에 TV의 모든 대화를 다 알아들을 수 있을까? 나는 젊은 사람들의 언어에 대해 모르는 소리들이 너무 많아 개그콘서트라는 프로그램을 매주 본다. 그것은 세상과 대화하기 위함이다. 그것을 보고 있어도 무슨 말인지 모르는 것들이 많아 애들에게 물어보아 해결하여야 하는 말들이 많다.

소아과 의사들은 어린아이들의 대화법을 알아야 하고, 정형외과 의

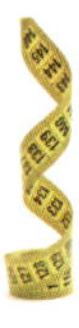

사들은 노인들의 대화법을 알아야 하며 목동들은 동물들과의 대화에 성공해야 한다. 여기서 대화라는 것은 단지 말을 나누는 것을 넘어서 상대방의 행동과 호흡을 같이 하는 방법을 터득함도 있다.

비만을 걱정하는 사람이라면 살(지방)과의 대화법을 반드시 터득하고 있어야 한다. 하지만 그것이 어려운 것은 각자 개인별로 다 다른 대화법을 구사하여야 하기 때문이다. 물론 표준화된 대화법은 존재하지만 그것이 모든 개인과 그의 살에 적용되지는 않는다. 그렇게 서로 다르기는 하지만 그래도 살의 개성에 대한 객관적인 자료들은 많이 있다. 그것에 대해 잘 아는 것이 뚱뚱한 사람들이 공부를 하는 목표이다.

살이 무엇을 좋아하는가? 살이 무엇을 싫어하는가? 살은 왜 나를 자꾸 따라붙으려고 하는가? 다른 사람들은 그 끈질긴 살과 어떻게 이별을 했는가? 이런 것들을 알고 대화를 하면 좀 더 유연한 대화가 이루어질 것이다. 살은 대화를 통해서 유연한 방법으로 이별을 해야지 강압적인 방법으로는 절대 이별을 하려들지 않을 것이다. 그렇게 하다가는 오히려 살에 눌려 항복을 하는 결과가 나온다.

살과의 전쟁

사람들이 전쟁에 나아갈 때에는 계산을 해보고 가게 된다. 나의 상태와 상대방의 상태를 파악하고 이길 승산이 있으면 전쟁을 시작하는 것이고 승산이 없으면 협상을 하는 것이다. 살과의 전쟁도 이와 같이 앞뒤를 따져보고 시작하여야 한다. 묻지도 않고 따지지도 않고 시작한다면 실패할 확률이 높기 때문이다. 처음에 막무가내로 덤벼들면 조금은 견딜 수 있을지 몰라도 결국은 포기하고 말게 된다. 우리가 숨을 참으면 잠시 동안은 견딜 수 있을지 모르지만 몇 분 안 가서 포기하고 마는 것과 마찬가지이다. 사람이 한계상황에 이르면 그것을 자신의 의지로 지속해 나가는 것은 거의 불가능하다. 죽기로 결정하였으면 모를까. 살빼기도 이와 다르지 않다. 그런데 아무리 따져 봐도 우리가 살과의 전쟁에서 이길 승산은 희박해 보인다. 살은 본능과 몸의 도움을 받고 있고 살을 빼려는 것은 단지 이성뿐이다. 본능은 이성보다 원초적이고 우선하는 기능이다. 그래서 우리는 살과 전쟁보다는 협상을 해야 한다.

그래도 전쟁을 해야겠으면 용병을 구하는 수밖에 없다. 그러나 용병은 위험하다. 전쟁이 끝나고 다 돌아가버리면 곧 약해져서 다시 전의 상태로 가버릴 위험이 있기 때문이다(요요현상). 그러니 협상을 통해서 심각한 전쟁은 피하고 상대방에 있는 전력을 내 편으로 만드는 전술이 필요하다. 그것은 지금까지는 살(지방) 편에 있는 내 몸(신진대사)을 내 편으로 끌어들이는 것이다. 내 몸이 내 편에 서서 살과 싸우게 만들면 반드시 이길 수 있고 용병을 사용했을 때의 위험도 줄일 수 있다. 그리고 가장 좋은 방법은 자기는 빠지고 몸과 살이 싸우도록 만드는 것이다.

그래서 다음과 같은 표를 만들 수 있다.

실패자	자기 vs 몸+살
초보자	자기+몸 vs 살
달 인	몸 vs 살(자기는 빠지고)

그래서 전에는 오직 자신만이 살과 싸우는 무기였지만 이제는 몸(신진대사)이라는 무기를 얻었다. 즉 전에는 자기가 칼, 창, 활(금식, 단식)을

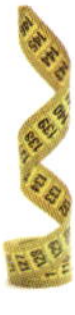

들고 적과 싸우러 나가야 했고 그러다 보니 자기 몸이 많이 상하는 것을 감수해야 했지만 이제는 자기는 본부에 앉아서 몸이라는 무기를 작동하기만 하면 된다. 그것은 최신식 미사일 같은 것이어서 자기는 상함이 없이 아주 효과적으로 적(지방)을 공격할 수 있게 되었다.

이와 같이 실패자의 단계에서는 오로지 전쟁을 생각할 수밖에 없지만 싸움을 안 하고 승리를 하는 것이 가장 좋은 방법이듯이 단계가 높아지면 협상을 통해서 살이 스스로 물러나게 한다. 그러기 위해서는 우선 적(살)에 대하여 알아야 할 것이고 싸우지 않고 몸(신진대사)을 자기편으로 끌어들이는 방법도 알아야 할 것이고 마지막으로는 몸이 알아서 살을 조절하도록 해야 할 것이다. 자기는 뒤로 물러서서 녹차 한 잔 마시면서 여유를 부려도 될 것이다.

이제 몸이 자기편이 되었다면 다이어트 식단, 칼로리 계산, 먹는 양 계산 … 이런 스트레스 쌓이게 하는 것들은 잊어버리고 우아한 댄스파티를 즐기기 바란다.

목구멍이 포도청

욕망에 대한 인간의 반응은 두 가지로 압축된다. 하나는 '자유로운 욕망'이고 다른 하나는 '욕망으로부터의 자유'이다. 인간의 욕망 중에서 가장 강력한 능력을 가진 것은 식욕이다. 우리 몸은 자유로운 식욕을 추구하지만 우리는 식욕으로부터의 자유를 추구한다.

식욕은 이성적인 범주가 아니고 무의식적인 것이며 배고픔에 대한 신체의 반응은 이성적인 범주를 넘어가는 경우가 많다. 배고픔은 법 이상의 집행력을 가졌다는 말이다. 천지 사방에 전혀 먹을 것이 없어 굶는 경우라면 모르겠지만 주위에 먹을 것이 많은데 배고픔을 참고 목숨을 위협받는 것보다는 불법을 저지르더라도 우선 배고픔을 해결하려는 것이 인간의 본성인 것이다. 그런 경우에 우리의 이성이 행동을 하는 것이 아니라 무의식적인 본능이 작용을 한다. 즉 배가 내리는 명령이 뇌가 내리는 명령보다 우선하는 경우가 있다는 말이다.

인간이 의식적으로 생각하는 것보다 우리 몸은 더 정교하고 집요하게 배고픔에 대해 대비를 하고 집행을 한다. 지속적인 배고픔은 인간에게 있어서 최대의 재난 상황이고 생명유지의 절대적인 과업이기 때문에 우리의 몸은 그 일을 나약한 우리의 이성에 맡기지 않고 무의식적인 본능에 맡겨 놓았다. 우리가 살빼기를 할 때에 그 무의식적인 본능과 싸워야 하는데 정교하고 집요한 무의식은 우리의 이성이 당해낼 수 없는 고차원적인 것이다. 따라서 무작정 돌격만으로 고지를 탈환할 수는 없는 일이다. 무의식 본능이라는 적과 대화와 타협을 하든지 아니면 그들이 모르게 하든지 하지 않으면 안 되는 것이다.

스텔스 기술

스텔스 기술이란 '상대의 레이더, 적외선 탐지기, 음향탐지기 및 육안에 의한 탐지까지를 포함한 모든 탐지 기능에 대항하는 은폐 기술'이라고 정의되어 있다. 상대방이 모르게 접근하여 작전을 수행하기 때문에 상대방은 고스란히 당할 수밖에 없는 것이다. 제대로 된 방어를 할 수 없을 테니 말이다.

살빼기에서도 이 스텔스 기술이 반드시 필요하다. 인간의 본능과 생

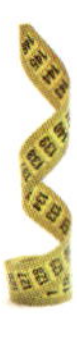

존 시스템은 자기가 이성으로 도저히 이길 수 없는 것임은 앞에서 얘기했다. 그 본능과 생존 시스템은 우리가 살을 빼려는 노력에 정면으로 강력한 방어를 하기 때문에 도저히 뚫고 들어갈 수가 없다. 우리는 스텔스 기술을 쓰지 않으면 도저히 우리 몸의 방어 시스템을 뚫고 나갈 수 없다. 우리의 본능과 생존 시스템이라는 방어 체제가 탐지할 수 없도록 하는 스텔스 기술이란 다름 아닌 굶으면서도 배고프지 않게 하는 수단이다. 이에 대해서는 앞으로 계속 언급할 것이다.

그리고 스텔스와는 약간 다르지만 방어망 교란 작전도 필요하다. 그것은 일주일에 한 번 자유일(Free Day)을 정해서 한 번은 마음껏 먹는 것이다. 물론 불량 식품은 피해야 한다. 그러면 우리 몸도 경계가 느슨해져서 배고픔에 대한 대비를 소홀히 하게 된다.

허허실실(虛虛實實)

살빼기는 마음과 몸 사이의 전쟁이다. 마음이 앞서 나가서 몸을 너무 다그치면 몸은 싫다고 저항을 하기 마련이다.

초등학교 때에 방학이 되면 제일 먼저 하는 일이 생활계획표를 그리는 일이었다. 큰 동그라미를 그리고 그것을 파이 나누듯이 잘게 나누어서 몇 시에 기상, 몇 시에는 공부, 또 다음에는 운동 … 이렇게 그려놓고 책상 앞에 붙여 놓으면 마음이 뿌듯했다. 그러나 그것을 그대로 지키는 것은 하루, 길어야 이틀 정도뿐. 며칠이 지나면 원래의 게으른 대로 살곤 했다. 그리고 세워놓은 계획대로 못 하고 있다는 압박감에 방학 내내 시달렸다. 살빼기도 이런 식을 하다간 며칠 못 가서 포기하게 되고

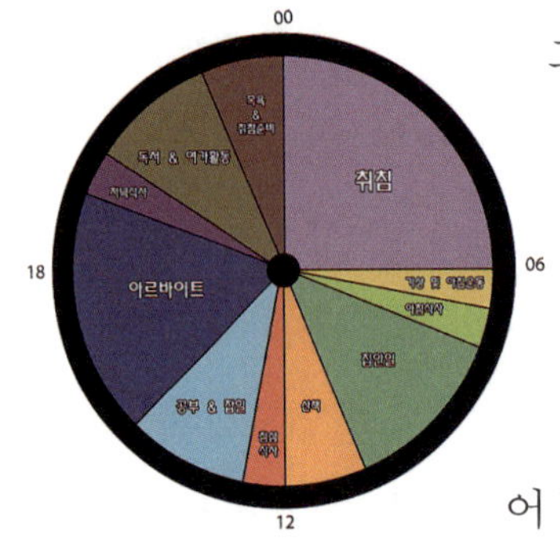

그다음에 자신의 의지 연약에 대한 압박감에 시달리다가 어느 정도 지나면 포기하게 된다.

책이나 인터넷상에 많이 있는 다이어트 식단표를 보자. 나름대로 연구하고 생각하여 자세하게 몸에 좋다는 것들을 다 모아서 만들어 넣은 것 같은데 그대로 지키려고 해보려는 생각이 드는지 궁금하다. 이런 식단표를 만들어 놓고 지킨다는 그 자체가 스트레스여서 오히려 살이 더 찔 것 같은 기분이다. 그리고 음식들에 대한 칼로리 계산표가 장황하게 나와 있다. 기억력이 부족한 사람들은 그것을 기억하는 것만도 상당한 스트레스가 될 것이다.

그런 자가당착에서 빠져 나오는 방법이 허허실실이다. 우리 몸속의 지방은 그리 만만한 녀석이 아니기 때문이다. 게다가 우리의 의지를 공격하는 게으름도 그리 다루기가 쉬운 상대는 아니다. 그들이 한갓 도표를 들이댄다고 해서 겁먹을 위인들도 아니다. 그들이 실하게 나오면 허하게 대처하고 허하게 나오면 실하게 공격하여 물리쳐야 한다. 지난날 히트를 쳤던 성룡의 영화 ‘취권’이 생각난다.

하여튼 책에 보면 나오는 숫자들과 표에 너무 집착하지 말아야 한다. 혹시 다른 다이어트에 관한 책을 구하더라도 책 안에 숫자와 표가 적은 책을 구하기 바란다.

3중고

살빼기는 결코 쉬운 일이 아니다. 인류 최대의 스트레스인 배고픔을 견뎌야 하고 주린 배를 물로 채우고 잠자

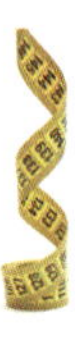

리에 들어야 하며 어지러움증에 시달려야 하고 늘어난 운동량으로 인해 근육통에 시달려야 한다. 자기 몸을 자기편으로 돌리기까지 조금 어려운 길을 가야 하는데 대체로 다음의 세 가지 고난을 거쳐야 한다.

쉽게 얻은 재물은 쉽게 없어지듯이 살빼기도 쉽게 얻어지는 것이라면 쉽게 다시 뚱뚱해질 것이다. 누에고치에서 나오는 나비를 살펴보면 고치에서 빠져나오는 게 너무 힘들다고 한다. 그래서 사람이 인공적으로 그 고치를 칼로 째어서 벌려주면 나비는 쉽게 빠져나오지만 그 나비는 제대로 날지도 못하고 정상적인 나비로서 활동을 못하게 된다고 한다. 필요한 고난은 거쳐야 제대로 된 결과물을 얻을 수 있을 것이다. 그렇다고 너무 겁먹을 필요는 없다. 남들도 다 하는 과정이니까 말이다. 그리고 한겨울 북풍한설 같은 살빼기를 성공하고 살빼기 유지하기 단계에 들어가면 모든 것이 봄날의 꽃밭 같은 세상이 펼쳐지고 절제와 수고가 즐거운 일이 된다. 삼겹살보다는 야채가 좋아지고 승용차보다는 걷는 것이 좋아지게 된다. 절대로 할 수 없었던 … 그전에는 생각할 수도 없던 일이다.

첫 번째 고난

세상에서 가장 끔찍한 벌은 그리스 신화에 나오는 탄탈로스가 받은 것일 게다. 탄탈로스는 저승에서 아주 좋은 환경에서 있다. 맑고 시원한 물이 턱밑까지 차올라 있고 머리 위로는 보암직도 하고 먹음직도 한 열매들이 손에 잡힐 듯이 주렁주렁 매달려 있다. 그러나 그는 그 물을 마시지도 못하고 그 열매를 먹지 못하여 목마름과 배고픔에 시달려야 한다. 그가 고개를 숙여 목을 축이려 하면 물이 사라져 바닥이 드러나

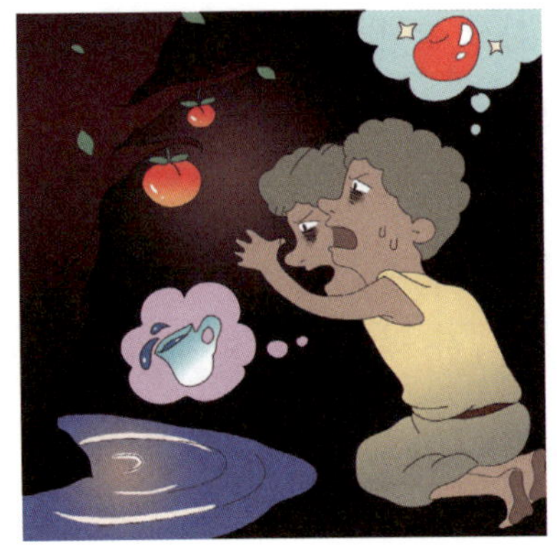

버리고, 열매를 따먹으려고 손을 뻗는 순간 바람이 불어 가지를 멀리 밀어낸다. 세상에는 온갖 끔찍한 형벌들이 있지만 사람들은 이 형벌을 가장 끔찍한 것으로 친다.

그런 면에서 보면 살빼기를 하는 사람은 탄탈로스 형벌의 일부분을 받고 있는 셈이다. 주변에 너무 맛있고 먹음직스러운 음식들이 많다. 그러나 그것들을 먹을 수가 없다. 차라리 없어서 못 먹으면 그보다 덜 힘들 텐데….

두 번째 고난

운동하기를 좋아하든 싫어하든 간에 매일 똑같은 운동을 반복하는 것은 무척 힘든 일이다. 특히 운동이 몸에 익숙지 않은 사람은 더욱 고역이다. 그런 사람은 밥을 안 먹고 가만히 있는 것이 낫지 몸을 움직여 운동을 한다는 것 자체가 스트레스가 된다. 살빼기 과정에 있는 사람은 더욱 그렇다. 밥을 잘 먹고 운동하기도 힘든데 굶어가며 운동을 하라는 것은 거의 고문에 가깝다. 그래서 '숨만 쉬어도 살이 빠진다'는 말도 안 되는 광고가 먹혀들어가는 모양이다. 실제로 살빼기 과정을 경험해 본 사람을 알겠지만 배고픔을 견디는 것이 얼마나 괴로운 일인가는 말로 표현하기가 어렵다. 가득 채워져야 했던 위가 안 채워지고 지나갈 때에 그 허망함이란…. 그러다 보니 몸에 전체적으로 힘이 없어지는 것은 물론이고 자주 어지러움을 느끼기도 한다. 그런 상태에서 운동을 하러 나간다는 것은 보통 의지력으로 안 되는 것이다. 그리고 몸을 안 써도 되게 편리하게 바뀌어 가고 있는 세상의 유혹은 참기가 힘들다.

세 번째 고난

마지막 고난은 위의 두 가지 고난을 겪으면서도 평상시와 똑같이 일을 하여야 한다는 것이다. 살빼기 기간을 정해놓고 오로지 살을 빼는 데만 투자할 수 있다면 그것을 별로 어려운 일이 아닐 것 같다. 그러나 일반적인 사람들은 그럴 여유가 없다.

현대 사회의 일이라는 것이 육체적 소모와 정신적, 감정적 소모를 모두 요구하는 것들이어서 그것들을 이겨나갈 방법을 찾는 것은 힘든 일이다. 더군다나 살빼기 과정에 있는 사람은 더욱 그렇다. 일의 스트레스 위에 배고픔과 운동 스트레스를 더 얹어야 하는 것이다.

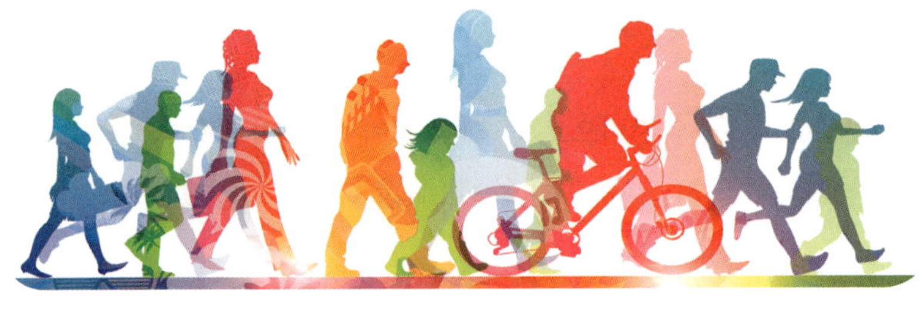

03

살빼기와 뺀 살 유지하기

비행기와 살빼기

살빼기와 뺀 살 유지하기는 분명히 구분되어야 함에도 불구하고 혼동되어 사용하는 경우가 많다.

비행기 조종 중에서 가장 힘든 때가 이륙 후 5분 착륙 전 8분간이라고 하고 이 시간을 마의 13분이라고들 한다. 그런데 둘 중에서도 더 어려운 것이 착륙할 때라고 한다. 그것도 그럴 것이 이륙은 온 힘을 다해 넓은 하늘로 박차고 올라가기만 하면 되니까 비행기의 성능만 잘 따라와 주면 되지만, 착륙 시에는 그 큰 덩치가 좁고 짧은 길 위에 최소한의 충격으로 내려야 하니 더 어려울 수밖에 없을 것이다. 이 착륙 시에는 비행

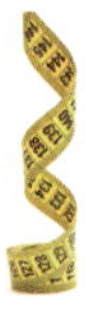

기의 성능보다는 조종사의 능력이 더 요구되는 시간이다.

그런데 이것은 조종사의 입장에서 생각한 것이고 비행기의 입장에서 생각해 보면 다를 것이다. 착륙 시에는 엔진을 거의 최소한으로 하고 바람을 타고 내려간다. 조종사야 힘들고 신경이 바짝 쓰이겠지만 비행기 자체야 뭐 별 부담이 없다. 그러나 이륙 시에는 그렇지 않다. 비행기는 자기의 온 힘을 다 쏟아내야 한다. 최대 출력을 내지 않으면 그 무거운 비행기를 공중으로 띄울 수 없기 때문이다. 비행기의 입장으로 보면 보통 힘든 일이 아닌 것이다.

살빼기에도 비행기의 이륙과 같은 논리가 적용되어야 한다. (살빼기에서 착륙이라는 개념은 없으니까 그 부분은 언급하지 않는다.) 즉 살빼기와 뺀 살 유지하기를 구분해야 한다. 살빼기의 기간 동안에는 비행기의 이륙과 같아서 자신의 최대 출력을 내야 한다. 일반적으로 사람들이 보는 비만에 관한 책이나 인터넷에 있는 정보들 중에 이 두 개를 혼동해서 얘기하여 어렵게 만드는 경우가 많다.

비행기가 일단 정상 고도에 오르면 이륙 시 내었던 그런 높은 출력을 낼 필요가 없다. 단지 유지하기 위한 출력만 내면 그만인 것이다. 하지만 정상 고도에 올랐다고 하더라도 어느 정도 유지를 해주어야 조종사는 안심하고 다른 일을 할 수 있다. 살빼기에서는 그 기간을 보통 1년으로 보고 있다. 뺀 살의 상태를 1년간 유지하면 요요현상이라는 악몽에서 벗어날 수 있다는 말이다. 우리 몸이 빠진 살로 적응되는 데 걸리는 시간이라고 보면 될 것 같다.

하여튼 우리가 정한 (보통 12주) 살빼기 기간 중에 마음먹어야 할 것은 우리가 할 수 있는 최대 출력을 내는 것이다.

Commencement

　　　　　　　이 단어는 졸업이라는 뜻과 시작이라는 뜻이 동시에 있는 말이다. 졸업식에서 졸업은 시작이라는 교장 선생님의 말씀이 이 Commencement라는 단어에서 기인한다. 자기가 정한 목표에 도달한 것은 이제 학교를 졸업한 것이 불과하다. 곳곳에 암초와 유혹 그리고 온갖 위험이 도사리고 있는 황야 같은 세상에 나가야 한다.

　비행기가 정상고도에 올라갔다고 해서 비단 같은 길을 가는 것은 아니다. 기류가 나쁘면 올라갔다 내려갔다를 반복하기도 하고 벼락을 맞을 수도 있다.

　세상에 나가보면 시험이 너무 많다고 불평하던 학창시절이 얼마나 좋은 시절이었는지 알게 된다. 똑같이 차라리 살빼기 과정이 훨씬 좋았다는 것을 금방 알게 된다. 정해 놓은 목표를 향해 땀 흘리며 나가는 것이 똑같은 상태를 유지하는 것보다 훨씬 쉽다는 것도 금방 깨닫게 된다. 살빼기 과정은 일정 기간이 있지만 뺀 살 유지하기는 한도 끝도 없다. 이제는 체중계 눈금이 줄어드는 재미도 없다. 이제는 주위의 부러워하는 시선도 시들해졌다. 몸에 딱 맞는 옷도 이젠 살 만큼 샀다.

　그 새로운 시작의 저편에는 요요라는 적군이 항상 손짓을 하고 있다. 앞에 보이는 적군보다는 보이지 않게 은밀히 접근하는 적이 더 무서운 법이다. 지금은 우리가 살이라는 보이는 적군을 물리치고 돌아온 개선장군 같은 기분이지만 마냥 축제 기분에 젖어 있다간 보이지 않는 적장 요요 장군에게 역습을 당한다. 그래서 우리는 개선하자마자 샴페인도 터뜨리지 못하고 물 한 모금 마시고 다시 전장으로 나가서 경보체제와 비상체제를 항상 가동하고 있어야 한다.

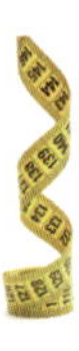

경보체제는 체중이 2~3kg 늘었을 때에 발령하여야 한다. 그리고 다시 살빼기 비상체제로 들어가야 하는데 처음에 시작했던 방법으로 체중이 정상으로 돌아올 때까지 시행하여야 한다. 체중을 자주 재어 보아야 하는 이유가 이것 때문이다.

100m달리기와 마라톤

비만에 관한 책들을 보면 살빼기는 100m 달리기같이 하지 말고 마라톤같이 하여야 한다고 이구동성으로 말하고 있다. 그것은 너무 단기간에 효과를 보려고 무리하지 말아야 한다는 것을 강조하기 위해서이다. 그런 의미에서 그 말은 맞기도 하고 또는 틀리기도 한다. 내가 제안하는 것은 살빼기는 100m 달리기와 같이 뺀 살 유지하기는 마라톤과 같이 하기를 권한다. 살빼기를 마라톤같이 하다가는 인내의 한계를 경험하고 포기하는 수가 많기 때문이다. 한 가지 중요한 것은 살빼기에 성공하고 나서도 마라톤과 같이 계속 뛰어야 한다는 것이다. 뚱뚱했을 때에는 걷다가 피곤하면 쉬기도 하며 여유 있게 생활을 하였겠지만 살을 빼고 나서 또 그전과 같은 생활 방식을 가지면 다시 그전과 같이 되기는 어렵지 않다.

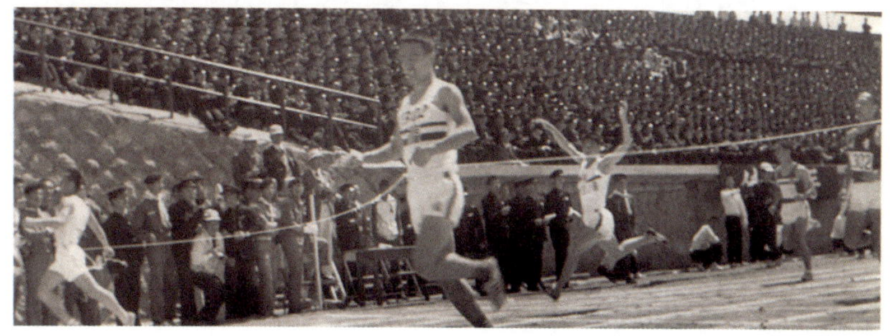

무엇을 하여야 하는가

시너지 효과

협동은 상승 효과를 나타낸다. 이것을 어려운 말로 시너지(synergy)라고 한다. 한 사람이 1시간에 할 수 있는 일을 두 사람이 나누어서 하면 그 1/2인 30분이 걸리는 것이 아니라 10분 내지 15분이면 끝낼 수 있는 것이다. 이것은 살빼기에서도 마찬가지여서 운동과 식사조절을 같이 하여야 상승 효과를 기대할 수 있다.

운동만으로 살빼기에 성공할 확률은 1% 이하라고 한다. 운동만 하면 근육이 늘어나고 체격은 좋아지겠지만 지방을 없애는 데는 좋은 방법은 아니다. 운동은 안 하고 식이요법만으로 살빼기에 성공할 확률은 10% 정도라고 한다. 그러나 확률이 높다고 좋아할 것이 아니다. 이것은 더 큰 문제를 야기시킬 수 있다. 근육이 줄어들기 때문에 건강 상태가 악화 되는 것과 요요현상을 피해가기가 어려운 것이다. 요요현상에 대해서는 다음에 다시 말하겠지만 그것은 살빼기에 성공했다가 다시 실패한 것을 말하는 것인데 처음부터 실패한 것보다 더욱 나쁜 결과를 가져온다. 요요현상의 횟수가 증가할수록 살빼기의 성공률을 낮추기 때문이다. 시중에 선전하는 다이어트라든지 원푸드 다이어트라고 하는 것들이 모두 이에 속하는 것인데, 분명히 효과는 있지만 그 후 폭풍은 감당하기 어렵고 또 그것에 대하여 언급과 대책도 없는 것이 대부분이다.

운동과 식사 조절을 적절히 섞어서 한다면 성공률은 거의 100%에 가깝다.

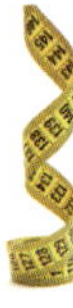

원시로 돌아가자

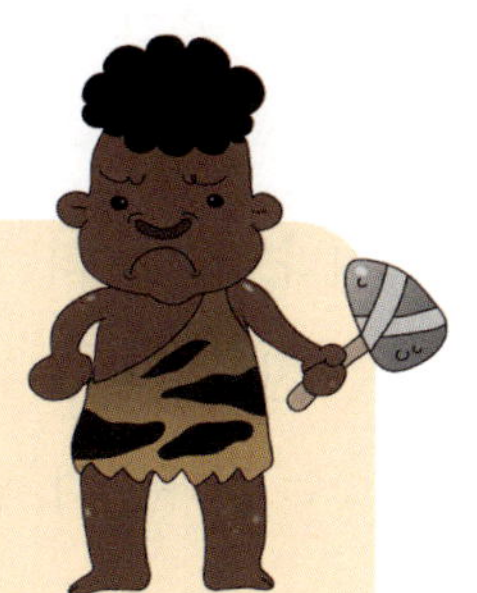

원시인은

1. 살기 위해 먹었다.

2. 그들이 먹은 음식들은 저칼로리 음식들이었다.

3. 음식을 먹는 것이 상당한 노동이었다.

4. 그들에게 단것은 희귀한 것이었다.

5. 그들의 음식은 신선했다.

6. 그들이 먹는 고기는 지방이 적고 단백질이 풍부하였다.

7. 모든 일을 직접 하였다.

현대인은

1. 먹기 위해서 사는 경우도 있다.

2. 농업의 발달로 탄수화물과 같이 고칼로리 음식 섭취가 늘어났다.

3. 음식을 먹으려면 냉장고를 열거나 식당까지 차를 몰고 가는 정도
   의 노력만 있으면 된다.

4. 단것은 어느 음식에나 들어갈 정도이다.

5. 음식이 오래 저장하여 신선하지 못하다. 농약 범벅도 많다.

6. 사육장에서 생산된 고기는 지방 함량이 야생고기보다 9배나 많다.

7. 대부분의 일을 기계가 한다.

물론 현대인이 원시인보다 좀 더 나은 삶을 살고 있는 것은 확실하다.
그러나 비만이라는 관점에서 현대인은 원시인보다 훨씬 원시적이다.

좋은 친구 사귀기

친구 따라 강남 간다는 말이 있듯이 친구 따라 비만이 되는 경우가 많다. 술 마시기를 좋아하고 삼겹살을 좋아하는 친구들을 만나고 있는 이상 살빼기를 한다는 것은 우물에서 숭늉을 찾는 것과 같다. 앉아서 커피와 생크림 케이크를 먹으면서 수다 떨기를 좋아하는 친구들과 만나는 것도 마찬가지이다. 그런데 재미있는 것은 그런 친구들과의 모임에서 상당히 많은 부분 비만과 살빼기에 대한 대화를 한다는 것이다. 그런 것을 보고 탁상공론 혹은 소경 코끼리 다리 만지기라고 한다. 주말에 축구를 하거나 등산을 가자고 하는 친구들을 만나기를 바란다. 그들은 나중에 병상에서 만나는 일이 드물 것이다.

그다음에 비만이 스트레스와 깊은 관련이 있는 만큼 정신적 안정을 얻을 수 있는 친구들이 좋다. 현대인들의 문제점은 스트레스를 푼다고 하면서 스트레스가 더 쌓이게 만드는 것이다. 필름이 끊기도록 술을 먹고 나면 스트레스가 풀리는 것인가? 아니면 맵고 짠 음식을 부채질을 해가면서 먹는다고 스트레스가 풀리는 것인가? 그것은 단지 그 당시에 스트레스를 잠깐 잊게 하는 것뿐이고 지나고 나면 오히려 스트레스가 더 쌓여 있는 것을 보게 된다.

그다음으로 중요한 것이 내비게이션 같은 친구를 사귀기를 바란다. 내비게이션은 자기가 목표로 하는 지점으로 정확히 인도하는 동시에 가는 동안에 닥치는 위험을 미리 알려주기도 하며 속도위반에 걸리지 않도록 미리미리 알려주어 경제적으로 상당한 이득을 준다. 그 밖에 더 중요한 것은 당신이 잘못했을 때에 절대 비난을 하지 않고 조금 돌아서 가는 최적의 길을 가르쳐 준다. 얼마나 고맙고 스마트한 친구인가?

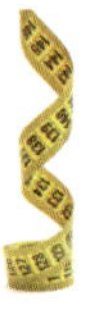

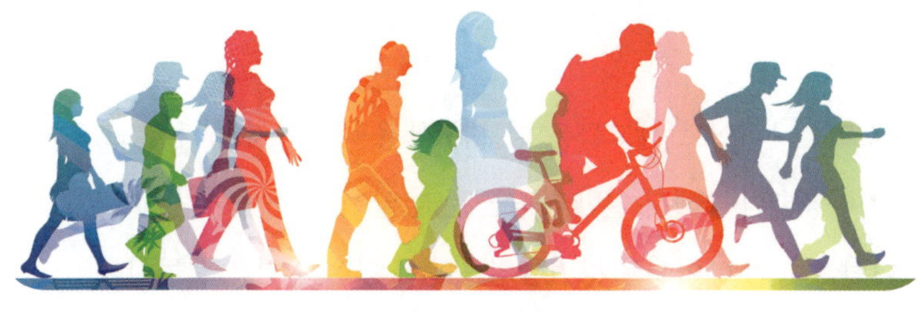

04

잘못된 다이어트 광고

　　살빼기가 사람들 사이에 워낙 초미의 관심사이다 보니 그것으로 이익을 보려는 사람들이 너도 나도 몰려서 다이어트 시장은 완전 혼전의 모습을 보이고 있다. 너무나 경쟁이 심하다 보니 만인의 눈에 뚜렷이 띄는 방법이 아니고는 선택을 받을 수 없게 되므로 무리한 방법들을 동원하는 것 같다. 게다가 말도 안 되는 허황된 방법들을 내세우는데 누가 그런 황당한 얘기를 믿겠느냐고 생각할지 모르지만 귀가 얇아진 사람들은 그런 허황된 방법에도 잘 넘어가게 되어 있다.

　　살빼기에는 식사조절과 운동 — 이 두 가지면 되는, 이론적으로는 간단한 것이지만 그 두 가지를 실천하는 것은 그리 녹녹한 일이 아니기 때문에 어떻게 하면 돈이 들더라도 조금 편하고 쉽게 할 방법이 없을까 하고 찾게 되는 것이 사람의 심사이다. 이런 사람들의 마음을 교묘히 파고드는 다이어트 광고들은 대부분 함정을 여기저기 파 놓고 있지만 워낙 위장술이 능해서 일반 사람들은 잘 알지 못하는 어려움이 있다.

이런 종류의 다이어트 방법들의 함정은 다음과 같은 것들이다.

첫 번째 함정　　　살빼기의 과정은 살을 빼는 것과 뺀 살을 유지하는 두 단계가 있고, 첫 번째보다는 두 번째 유지 과정이 더 힘든 것인데 유행 다이어트는 거의 대부분이 첫 번째 과정만 선전하고 두 번째 과정은 고려치 않는 것이 그 첫 번째 함정이다.

다시 말하지만 유행 다이어트로 어느 정도 혹은 드물게는 목표한 만큼의 성과를 얻었다고 할지라도 대부분 무리하거나 과도한 방법의 사용으로 인한 요요현상이라는 함정에 빠지게 되는 것이 보통이다. 유행 다이어트로 현혹하는 사람들은 요요현상까지는 책임을 지지 않는다. 이런 것들을 대개 막장 다이어트라고 부른다.

두 번째 함정　　　유행 다이어트가 정상적인 방법이 아니라는 것은 대부분의 사람들이 알 것이지만 그래도 이렇게 아직도 많이 나오고 있는 데는 이유가 있는데 그것은 심리전에서 승리하기 때문이다. 그들은 단순한 방법과 단기간의 효과를 선전한다.

일반적으로 소개되어 있는 살빼기 방법들이 너무 복잡하고 지키기가 어렵기 때문에 그것을 접하는 사람들을 질리게 만드는 경향이 있어서 단순한 방법이 사람들의 마음을 끄는 것이다. 다이어트 선전에 많이 등장하는 문구가 '한 달에 OOkg 감량 보장' 같은 것이다. 빨리 빨리 공화국 국민들에게는 귀가 솔깃한 문구이다. 그래서 살빼기 방법들을 가능

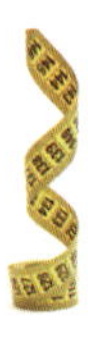

하면 단순하고 쉽게 만들어 주는 것이 꼭 필요하다.

세 번째 함정 　거기에다가 '성공하지 못하면 100% 환불'이라는 또 다른 솔깃한 문구가 들어간다. 밑져야 본전이라는 심리를 교묘하게 이용하는 것인데, 실제 100% 환불이라는 것이 지켜질지는 아주 의문스럽다. 왜냐하면 대개 얼마간은 효과를 보기 때문이다. 돈을 들여 시작한 다이어트인 만큼 돈이 아까워서라도 보통 때보다 좀 더 식사와 운동에 신경을 쓰다 보니 조금은 혹은 드물게 목표했던 것만큼의 효과를 보게 된다. 그리고 그 사람들이 얘기하는 1개월 정도의 단기간에 그만큼 살이 빠질 수 있는 것은 지방이 줄어드는 것보다는 몸속의 수분이 감소하면서 줄어드는 것이므로 주의하여야 한다. 빠진 수분이 다시 차는 것은 순식간이기 때문이다. 그래서 기간을 적어도 3개월 이상으로 잡는 것들이어야 어느 정도 신뢰를 할 수 있다. 다이어트를 시작할 때와 똑같은 몸무게이거나 오히려 늘어났다면 환불을 강력히 요구하겠지만 그래도 조금은 좋아진 상태에서 보통 사람이 환불을 요구하기란 쉽지 않을 것이다. 처음에 수분 감량이 되면서 급격히 체중이 빠질 때는 좋아하겠지만 그 수분 감량도 한계가 있는 것이어서 조금 시간이 지나면 체중 감량은 점차 둔해지기 마련이다. 그러나 그것을 항의하면 대개 업체에서는 처음 빠졌던 것은 약의 효과라고 하고 나중에 잘 되지 않은 것은 본인의 게으름 때문이라고 우기기 일쑤이다. 그런 심리적인 방법들이 동원되므로 우리 보통 사람들은 넘어가기가 쉬운 것이다.

우리 몸은 고차원적으로 활동을 하는데 이런 방법들은 1차원 내지는 2차원의 아주 저급한 방법일 뿐이니 몸에게 이길 수가 없다. 우리 몸은 미적분을 사용하여야 겨우 풀릴 문제인데 그것을 산수 문제 풀듯이 하려니 안 되는 것이다. 차원이 높고 식이 복잡한 우리 몸을 알려고 하니 너무 어렵고 힘이 들어서 어떻게 쉽게 하는 방법이 없을까 하는 사람들의 심리를 이용해서 그러한 방법들이 나오지만 그렇게 간단하게 해결되지 않는다. 비행기 조종을 초등학교 아이에게 맡기면 백발백중 사고가 날 것이다. 또 다시 말하지만 살빼기에는 왕도가 없다.

유행 다이어트

여기서 한마디 안 하고 넘어갈 수 없는 것이 이 유행 다이어트이다. 참으로 종류도 많고 사람을 현혹시킬 만큼 광고도 대단하다. 특히 봄이 지나고 여름이 가까워오면 어김없이 매스컴을 장식하는 광고들이 등장을 하고 일부 방송에서는 그런 것들을 무슨 비법이라도 되는 것처럼 여과 없이 방송하는 바람에 사람들을 혼란케 하는 경우가 많다. 이것은 말 그대로 유행이다. 즉 한순간 반짝하다가 곧 사라질 것들이다.

그 중에 대표적인 것이 황제 다이어트라는 것이다. 미국의 의사인 엣킨스 박사가 창안하였다 하여 엣킨스 다이어트라고도 한다. 이 방법은 다 아시다시피 탄수화물을 안 먹고 고기(단백질)는 무제한 먹을 수 있어서 사람들의 관심을 끌었던 것이다. 그러나 창안자인 엣킨스 박사가 심장병으로 죽는 바람에 그 인기가 시들해졌다. 그 외에 연예인들이나 유명한 사람들의 이름을 붙인 방법들도 많다. 물론 그 방법들 중에는 고개가 끄덕여지는 방법들도 있지만 그렇지 않은 경우들도 많다.

자연의 순리에 따르지 않은 방법들은 잠깐의 반짝하는 효과는 있을

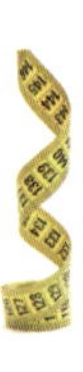

지 몰라도 언젠가는 사람들의 관심에서 멀어지게 마련이다. 왜냐하면 그 효과가 지속적이고 정직하지 못한 경우가 많기 때문이다.

또 그 밖에 원푸드 다이어트라는 것이 있다. 그것이 토마토, 포도 같이 자연 식품인 경우도 있지만 내용을 알 수 없는 제조된 식품일 경우도 있다. 그 방법은 다이어트에 대해 언급하는 사람들이 이구동성으로 말리는 것이다. 왜냐하면 그것은 금방 효과를 볼 수 있지만 그 뒷감당이 어려운 것이기 때문이다. 탈수현상, 영양 불균형 현상, 결국은 요요 현상까지. 즉 괜히 뒤탈만을 키우는 방법인 것이다. 게다가 이 방법은 운동에 대해서는 별 언급이 없어 더 위험하다. 그리고 마지막으로 제일 위험한 것은 이 방법으로 살빼기에 성공했다고 하더라도 다시 정상적인 식사 방법으로 돌아갈 때에 문제점이 생길 가능성이 많다는 것이다. 평생 한 가지 식품만을 먹고 살 요량으로 시작한 다이어트가 아니므로 목표를 달성한 후에는 다시 정상적인 식사로 가야 하는데 그 과정에서 폭식 혹은 거식증이 생길 가능성이 있고 영양 조절이 안 되어 질병과 허약으로 이어질 가능성도 많다. 다시 살이 찔 가능성은 더욱 많다.

이런 방법들을 일일이 설명하지는 않겠다. 좋지 않은 방법을 골치 아프게 일일이 들여다보아야 할 필요가 없기 때문이다.

허황된 꿈

실제로 지방 1kg을 빼든 데 드는 수고를 계산해보자. 물론 먹는 것으로만 따지는 단순하고 조금은 비현실적인 계산이기는 하지만 그래도 개념을 이해하는 데는 좋은 것 같다.

지방 1kg을 태우는 데는 7000칼로리가 소모되어야 한다. 이것은 하루 에너지 섭취량이 1800칼로리로 계산했을 때에 4일을 금식해야 하는 것이다. 그러니 지방 10kg을 소비하려면 40일 금식을 해야 한다. 이것은 일상생활의 강도를 하나도 줄이지 않는 상태가 조건이다. 기독교에서 하는 40일 금식기도와 같이 기도원에 들어가서 신체 활동을 최대한도로 줄이고 하는 금식이 아닌 것이다. 회사도 가고 아이도 보고 공부도 하고…. 이 모든 것을 다 하면서 말이다.

그러니까 허황된 살빼기 광고에서 10kg 감량은 체중 감량이지 절대 10kg 지방 감량이 아닌 것에 유의하여야 한다. 그것이 속임수이다. 결국 지방은 별로 줄지 않고 몸속의 수분과 당분과 단백질을 줄여 얻는 결과이기 때문에 건강한 살빼기가 아니고 단순 체중 감량이다. 이것은 시합을 앞둔 권투선수들이 계체량을 통과하기 위해 급하게 쓰는 방법이지 일반인들에게 적용되어서는 안 되는 것이다.

실제로 12주 살빼기를 해서 12kg이 감량되었다면 그것은 당연히 지방 감량에 성공한 것이다. 책마다 조금 다르기는 하지만 대체로 일주일에 0.9kg 줄이는 것이 최대 감량이라고 한다. 그 이상 줄인다는 것은 근육의 감소가 동반한다는 것이다. 즉 한 달에 10kg 줄여준다는 것은 수분과 근육을 말려준다는 말과 같다.

좋은 다이어트는 지방만을 빼주는 것을 말하지만 잘못된 다이어트는 체중만을 빼주는 것이다. 거기에는 지방뿐만 아니라 수분과 중요한 근육도 빼주겠다는 말이다. 즉 어떻게 해서든지 단기간에 뺄 수 있는 것은 다 빼주겠다는 것이다. 그러다 정신까지 쏙 빼주는 경우가 허다하다. 그리고 나중에 요요현상이 오는 것은 불 보듯 뻔한 것이다.

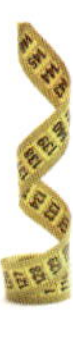

믿지 못할 다이어트 식품

　　　　　　　진료를 하다 보면 환자들은 건강 보조식품을 가지고 와서 먹어도 괜찮겠냐고 묻는 경우가 많다. 예를 들어 영양제 종류나 글루코사민 같은 것들이다. 그런 경우에 나는 별로 동의를 하지 않는 편이다. 그 제품들이 얼마나 신뢰성이 있는지를 모르기 때문이다. 우리가 병원에서 처방하고 약국에서 조제하는 약들은 시중에 나오려면 엄청나게 까다로운 절차를 거쳐야 한다. 수많은 동물 실험과 인체 실험을 거쳐 그 효능과 안정성이 인정되어야 비로소 나올 수 있다. 그리고 그 약을 제대로 만들 수 있는 유력한 회사에서 만들어 내게 된다. 그러나 건강 보조식품이라는 것은 그런 절차가 없다. 그냥 우리가 먹는 식품같이 신고 절차만 밟으면 되는 것이다. 게다가 대부분 잘 모르는 회사들이 생산을 한다. 우리가 그 건강 보조식품에 대해서는 제조자의 양심 이외에는 믿을 수 있는 것이 없다.

　다이어트에 관련된 식품들이 부작용을 일으켜 그 제조자가 구속되는 뉴스를 많이 접할 수 있다. 그도 그럴 것이 다이어트를 치료할 수 있는 공인된 약이 거의 없는 상태인데 식품으로 다이어트 효과를 내려다보면 부작용 때문에 사용이 금지된 성분을 사용할 수밖에 없기 때문이다. 현재로서 안전하다고 승인된 약은 지방 흡수를 억제하고 지방 설사를 시키는 약(Orlistat; Xenical) 하나뿐이고 그 약은 사용상의 불편과 효과면에서 그리 환영을 받고 있지 못하다. 그들이 주로 쓰는 성분은 설사를 유발하는 약이나 향정신성 의약품으로서 식욕을 감퇴시키는 성분, 혹은 심하게는 마약 성분까지 사용하고 있다. 그것은 분명히 다이어트 효과는 있지만 무서운 부작용 때문에 사용이 절대 금지된 성분들이다.

그러니 먹기만 하면 살이 빠진다는 광고는 절대 눈을 돌리지 않는 것이 좋겠다. 십중팔구 돈 버리고 몸 버리고 마음 상할 가능성이 높기 때문이다. 차라리 운동으로 빼주겠다는 곳을 찾아가기 바란다. 그곳의 목표치가 좀 무리하게 되어 있을지라도 운동은 한 만큼은 좋은 결과를 얻을 수 있기 때문이다. 그러나 다시 말하건대 가장 건전하고 좋은 방법은 자기 자신이 식사조절과 운동으로 천천히 살을 빼는 것이다.

해병대 캠프

청소년들의 극기 훈련 장소로서 인기가 높은 해병대 캠프가 요즘은 살빼기 장소로서도 인기가 있는가보다. 태릉선수촌에 가서 선수들과 같이하는 것도 있고 그 외의 여러 가지 종류의 캠프들이 방송에서 계속 나오는 것을 보니 인기가 많긴 많은 모양이다.

그 방송을 보니 전에 군대에 가서 훈련을 받던 생각이 난다. 의사들이 군대에 가는 것은 두 가지 유형이 있다. 하나는 졸업하고 바로 가는 것이고 하나는 전문의까지 따고 가는 것이다. 나는 전문의가 되고 나서 가는 쪽이었다. 그렇게 되면 나이는 30이 거의 다 되고 대부분은 결혼하여 애가 있는 아저씨들이다. 그리고 수련의 마지막 부분에 시험공부 때문에 운동이 부족하여 상당히 비만인 상태로 입대를 하게 된다. 군의관 장교 훈련이다 보니 다른 훈련들보다는 조금 헐렁한 면도 있지만 그래도 훈련은 훈련이다. 평소에 의자에만 앉아 있던 몸이 하루 종일 뛰어 다니려니 보

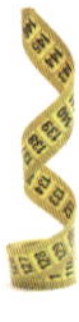

통 힘든 것이 아니다. 그래서 부가적으로 얻어지는 것이 체중 감소이다. 훈련이 끝나면 비정상적으로 많았던 살이 빠지고 날씬한 청년 같은 몸매가 된다. 그러나 문제는 훈련이 끝나고 3개월이 지나기 전에 이전 몸매로 대부분 돌아간다는 것이다. 훈련소의 집단생활과 짬밥이라는 식사 패턴을 벗어나 편안한 집과 집사람이 차려주는 맛있는 밥상을 받으며 옛날과 같은 생활 방식으로 돌아가기 때문이다. 집사람은 너무 삐쩍 말라 돌아온 남편이 안쓰러워 이것저것 잘 해먹이는데 그것도 일조를 한다.

그 해병대 캠프를 보면서 은근히 걱정이 생긴다. 두어 달간의 강력한 훈련으로 체중이 빠질 것은 분명하다. 그러나 거기서 나와서 그 체중을 과연 유지할 수 있을까? 훈련소 분위기에서 세상 분위기로 나오면 분명 다시 옛날 습관으로 돌아갈 것인데. 해병대 캠프는 자기가 사는 환경에서 새로운 습관으로 정착시키는 방법이 아니라 자기가 사는 환경을 떠나 완전히 새로운 세계에서 행해지는 것이다. 그 훈련에서 자기가 사는 환경으로 돌아가서 연착륙을 할 수 있도록 적응시키는 프로그램까지 해주는지는 의문이다.

다이어트를 실패하는 이유 중의 하나는 특별한 방법을 사용하여 살을 빼기는 했지만 그 방법을 지속하기 어렵기 때문이라고 한다. 해병대 캠프는 분명히 특별한 방법이다. 그러나 분명히 그 방법을 자기 생활로 돌아가서 계속하기란 어려운 것이다. 결국 살빼기는 자기가 원래 살던 환경에서 시작하고 끝을 보아야 한다. 그리고 자기가 지휘관이 되어야 하며 남에게 의존하는 살빼기는 그 남이 없어지면 금방 무너지게 된다.

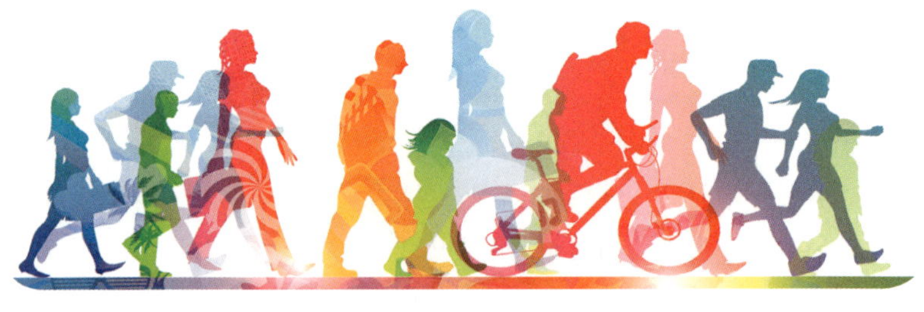

05

비만과 사회적 관심

방송 포퓰리즘(Populism)

포퓰리즘이란 용어는 국민 다수의 지지를 받아야 하는 정치가들이 현실성이나 적확한 가치를 생각하지 않고 대중의 인기(표)를 얻기 위해 사용하는 정책을 말한다. 시청률을 목숨과 같이 생각하는 방송도 이 포퓰리즘에서 벗어나기란 어려운 일이다.

요즘 방송에 많이 나오는 아이템 중의 하나가 음식에 관한 것이다. 대장금이라는 드라마가 휩쓸고 간 이후로 더한 것 같다. 더군다나 음식에 대한 사람들의 관심이 점점 높아가고 있는 것도 한몫을 하고 있을 것이다.

환자들이 가끔은 의사인 나도 잘 모르는 치료방법을 알아가지고 와서는 나를 당혹케 하는 경우가 있다. 요즘 시중에서 가장 잘 나가는 방법이라는 것이다. 그러나 그런 것들은 대부분 단기간의 휩몰이를 한 뒤에

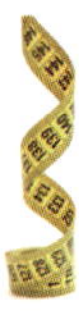

언제 그랬느냐는 듯이 사라져 버리는 것들이다. 사람들은 오래 걸리고 힘들지만 분명한 효과가 있는 정통적인 방법 대신에 쉽고 한 방에 해결된다고 선전되는 방법에 관심을 가진다. 방송도 거기에 초점을 맞추는 것은 그런 사람들의 심리를 외면할 수 없기 때문이다.

다른 것은 몰라도 이 나라를 성형과 다이어트 왕국으로 만든 것은 방송국 등 매스컴의 역할이 지대하다. 그것이 의학적인 Indication(적응증)에 잘 부합되어 꼭 필요한 경우도 있겠지만 대부분은 육신의 정욕과 안목의 정욕과 이생의 자랑을 위한 것들이어서 문제이다.

건강 염려증 vs 비만 염려증

요즘 TV에 보면 건강에 관한 프로그램이 홍수를 이루고 있다. 그와 더불어 비만과 다이어트에 관한 프로그램도 못지않게 많다. 그런데 그런 프로그램들이 건강과 비만에 대한 정보를 준다는 장점도 있지만 건강한 사람들에게 염려증을 심어 주는 부작용이 있음을 간과할 수 없다. 특히 다이어트에 관한 방송에 있어서는 더욱 그런 느낌을 지울 수가 없다. 게다가 상업적인 이권까지 끼어들면 그 왜곡은 점점 더 심해진다. 그 프로그램들의 특징은 비만을 병으로 취급하여 살찐 사람을 모두 환자로 만들어 놓는 것이다. 그리고 비만과 관련된 질환들을 자꾸 부각시킴으로써 공포심을 심어주고 있다.

나는 하나 궁금한 것이 있다. 사람들이 패션쇼에 나오는 모델들을 아름답다고 느끼는지? 나는 한 번도 그들이 아름답다고 느껴본 적이 없다. 슈퍼 모델을 선발한다는 방송을 몇 번 보았지만 그들이 아름답다고 느껴지지는 않았다. 실제로 독일 뒤셀도르프에 갔다가 공항에서 일군의 모델들을 본 적이 있었다. 마치 젓가락이 걸어 다니는 것 같은 모습에 신기하기도 하고 안쓰럽기도 하였다. 그렇지 않고는 그 세상에서 살아남기가 어렵다고 한다. 더 안쓰러운 점은 그 몸매를 유지하기 위해 애쓰다 보니 그들 중에 심각한 섭식 장애인 거식증에 걸리는 사람이 많다는 것이다. 이 사회와 방송이 그런 몸매를 계속 찬양하고 있는 동안에는 그들의 아픔과 고통이 그치지 않을 것이다.

그러나 더욱더 큰 문제는 그런 사람들을 기준으로 삼는 일반인들이다. 비만인을 죄인(?) 취급하는 사회 풍토에 편승해서 젊은 여성들을 염려증으로 밀어 넣는 매스컴을 열심히 숭배하는 것이 문제이다. 사람들, 특히 여성들은 단지 뚱뚱하다는 이유 하나만으로 사회적인 편견과 차별대우 속에서 큰 고통을 겪고 있다. 예쁘고 날씬하면 모든 것이 용서된다는 것이 사회적 통념이 된 지 오래이다. 젊은 여성들에 있어서 비만에 대한 인식은 너무 하향조정되어 있다. 겉으로 보나 키와 체중의 비율로 보나 전혀 비만이라고 보이지 않은 사람들이 자신은 비만이라고 생각하고 있는 경우가 많다.

건강함과 날씬함은 관련이 있지만 같은 말은 아니다.

자본주의와 비만

정상 체중이란 말은 원래부터 의학 도서에 기록되어 있던 것이 아니고 어떤 보험회사가 만든 것이라고 한다. 그리고 그 이후로 그 기준이 표준인 양 받아들여지고 있다. 자본주의에서 거대 자본은 가장 강력한 권력이다. 그들이 광고라는 수단을 이용

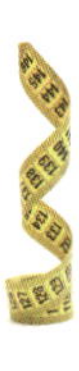

해서 방송사를 장악하고 또 세뇌적인 광고를 함으로써 사람들의 마음을 장악해가고 있다는 것은 자명한 사실이다. 그로 말미암아 정치적인 권력도 그 자본의 권력 안으로 들어오게 되고 더욱 심각한 것은 사람의 모든 거취가 그 자본의 테두리 안으로 들어가게 된다는 것이다.

여기서 우리가 다루는 건강과 다이어트에 관한 문제도 그런 영향에서 벗어날 수는 없다. 예를 들어 거대한 제약 업체들은 막대한 자본으로 의료계를 좌지우지하기를 원하고 있다. 학회나 세미나라는 곳을 가보면 제약업체가 관여되지 않고 순수하게 학문을 토론하는 것을 보기란 쉽지 않다. 그들은 혈압과 고지혈증의 정상 범위를 하향조정하려고 압력을 가하고 있다. 정상 혈압이 130/90인 것보다 120/80으로 하향조정했을 때에 혈압약을 복용해야 하는 인구수가 폭발적으로 늘어나기 때문이다. 요즈음은 그 수치를 더 내리려고 하고 있다. 그 결정을 제약업체에서는 할 수 없는 일이므로 자본의 힘으로 의사들을 압박하여 그렇게 하려고 온갖 힘을 쓰고 있는 것이다. 도대체 혈압이 130/90인 사람이 무슨 건강상의 문제가 있단 말인가?

비만과 다이어트 분야에서도 이런 현상은 여지없이 나타나고 있다. 비만을 병이라고 규정하고 고지혈증과 당뇨와 혈압과 암 등의 심각한 질환과 연결시켜 공포감을 심어주고 있다. 물론 비만이 그런 병들과 연관되어 있지 않다는 것은 아니다. 혈압이 160/110 정도 되는 사람들은 반드시 혈압약을 복용해야 한다. 그러나 120/80 근처에 있는 사람들마저 고혈압 환자로 몰아 세워 약을 복용시킬 필요는 없는 것이다.

별 치료나 조치가 필요 없는 사람들을 비만환자로 몰아세우는 소리들에 대해 각자 알아서 대처하였으면 좋겠지만 사람들의 심리 상태를 교묘히 이용하는 거대 자본의 수단에서 벗어나기란 무척 힘들어 보인다. 물론 거기에 편승한 의사들도 잘못이 없는 것은 아니다.

비만제국

미국은 전체 성인의 64%가 비만이라고 발표했고 우리나라는 2010년에 남성 비만율은 35.6%이고 여성은 26.5%로 통계청이 발표했다. 다른 통계에 보면 비만율은 전 세계적으로 미국이 세계 1위로 30.6% 한국은 3.2% 평균은 14.1%로 나와 있는 것도 있다. 이것은 아마 인구 전체에서 따진 것 같다. 통계는 발표하는 데 따라서 차이가 많이 나지만 비만이 세계적으로 문제가 되고 있는 것은 거부할 수 없는 사실이다.

의학에서는 Case Report라는 것이 있다. 어떤 증례가 있을 때에 그것을 학회 등에 발표하는 것인데 대부분은 좀 희귀한 질병들이 거기에 해당된다. 그런 증례들이 있으면 학생들이나 수련의들이 모두 가서 보면서 경험을 쌓는 좋은 자료가 되는 것이다. 내가 학생 때에 당뇨를 가르치던 선생님이 공부할 때에 당뇨병은 Case Report가 될 정도로 매우 드문 병이었다고 한다. 내가 학생 때에도 당뇨는 그리 흔한 병은 아니었다. 그러나 요새는 국민질병이 되어 있다. 그것은 비만과 절대적인 관계에 있는 만큼, 당뇨의 증가는 비만의 증가와 떼어내어 생각할 수 없는 것이다.

이제 비만은 비만 자체만의 영역을 호령하는 공화국이 아니라 당뇨를 비롯한 국민 전체의 건강 영역에서 패권을 다투는 제국을 이루게 되었다. 아마도 비만과 패권을 다툴 만한 것으로는 암과 사고 정도가 아닐까?

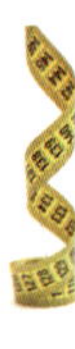

친절한 사회

　우리나라는 먹고사는 문제에서 벗어나고부터는 아주 친절한 나라가 되어가고 있다. 사람들을 신체적으로 편하게 만들고 있는 것이다. 자동차가 잘 달릴 수 있게 길을 잘 정비해주고, 낮은 건물에도 엘리베이터가 오르내리고, 에스컬레이터는 더 이상 고급 백화점의 전유물이 아니다. 이제는 평지에서도 가만히 서 있으면 되는 기계도 허다하다. 장보러 나가기 귀찮은 사람들은 컴퓨터만 클릭하면 원하는 물건을 집까지 갖다 준다. 음식도 마찬가지이다. 전화 한 통이면 거의 모든 음식을 집에서 즐길 수 있다. 이 얼마나 친절한 사회인가? 음식의 맛과 영양가와 가격 또한 비만을 일으키기에 충분하고 넘칠 정도로 친절하다. 대중매체도 바쁜 현대인들에게 즐거운 먹을 것에 대해 아주 친절하게 알려주고 있다. 이런 친절한 시스템은 특히 우리나라가 잘 발달되어 있다. 세계 최고의 선진국이라는 미국 뉴욕의 맨해튼 또는 일본의 도쿄나 프랑스 파리를 가보아도 우리나라에서 누리던 그런 편안함을 경험하기는 힘들다.

　그러나 이 친절한 사회는 오랜 기간 복수를 계획하고 있다가 나중에 우리에게 비수를 들이댄다. 우리의 몸을 편하게 해주는 친절한 사회는 우리에게 비만이라는 복수의 비수를 갈고 있는 것이다. 아주 치밀한 계획을 세우면서 말이다.

　이렇게 친절하고 편안한 세상에서 그 특권을 향유하려는 진취적인 생각보다는 구석기 시대로 돌아가려는 퇴보적인 생각이 비만을 벗어나는 지름길이다.

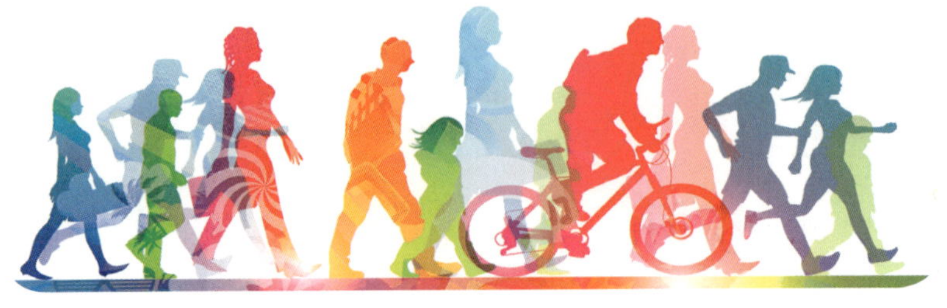

06

나이와 비만

밥심

정형외과 병원에 오시는 환자 중에는 나이 든 분들이 많다. 대부분이 퇴행성 질환으로 고통을 겪고 있는 분들이다. 그분들의 대부분은 자기 몸이 많이 노화가 되어 그렇다는 것을 알려주면 처음에는 잘 받아들이질 못한다. 왜 내가 벌써 그렇게 되었냐고 하신다. 즉 몸은 이미 70을 넘었는데 마음은 아직도 20대인 분들이 많다는 얘기이다. 그런 분들에게 본인의 나이를 다시 한 번 알려주는 것이 필요하다.

나이가 들면 모든 부분의 기능이 떨어지는데 그에 따라 기초대사량도 떨어지기 마련이다. 일의 강도가 떨어지거나 일을 그만두는 것도 관련이 있고, 운동을 하는 빈도나 강도가 줄어드는 것도 기초대사량 감소에 기여한다. 그렇지 않더라도 20세가 넘으면 자연적으로 근육은 감소

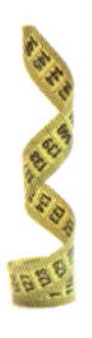

하기 시작하고 근육뿐만 아니라 몸의 모든 기능이 떨어진다. 즉 20세에서부터 사람은 늙기 시작하는 것이다. 그래서 20세 이후에 적당한 운동을 하지 않으면 근육량이 줄어드는 것은 어쩔 수가 없다. 30대가 넘어서면서부터 근육량은 매 10년마다 5%씩 감소한다고 한다. 40대가 넘어서기 시작하면 기초대사량은 20대보다 7~10% 정도 감소하는데 여성이 남성보다 더 떨어진다. 그뿐 아니라 신경계의 약화도 피할 수가 없는데 특히 비만을 조정해 주는 자율신경계의 능력 저하도 일어나면서 기초대사량이 점점 떨어지는 것이다.

그러나 별로 변하지 않는 것이 있으니 그것은 먹는 습관이다. 먹는 양도 그리 줄지 않는다. 소화 흡수력이 떨어져서 덜 먹을 것 같지만 그렇지 않다. 나이가 들수록 먹는 즐거움이 총 즐거움 중에서 차지하는 비율이 높아진다. 그리고 허기를 이기는 내성(Tolerance)도 떨어져서 밥의 힘을 빌리지 않고는 도저히 생활을 할 수 없는 상태가 된다. 조금만 식사량을 줄여도 금세 어지러워지고 기운이 없어져서 운동이고 뭐고 할 기운은 고사하고 모든 의욕이 떨어지는 것이 나이 먹은 사람들의 문제이다. 결국 나이가 많은 사람은 밥을 많이 먹지 못하면 기운을 차리지 못하기 때문에 먹는 것을 줄이는 것이 쉽지 않다는 말이기도 하다. 사람들을 그것을 밥심이라고 말한다. 이런 사람들의 습관에 비추어보면 나잇살은 당연한 것이다. 근육은 줄어들었는데 먹는 것은 줄일 수 없으니 늘어날 것은 지방밖에는 없다. 수치상으로 보면 10년마다 매일 먹는 양에서 120~420칼로리를 줄여야 하는데 이것은 밥으로 말하면 반 그릇에서 한 그릇 반의 양이다. 들어오는 것은 줄지 않았는데 소비하는 것은 줄어드니 그것이 쌓이고 쌓이다 보면 살이 될 것은 자명한 일이다. 몸은 70인데 먹는 것은 20대일 때 오는 것이 나잇살이다.

나이 든 분들의 살빼기는 그래서 젊은 사람들보다 몇 배 어려운 것이다. 그러니 살을 빼고 있는 나이 든 분들에게 격려와 박수를 아끼지 말자. 그리고 젊은 사람들의 살빼기의 주목적은 미용인 데 비해 나이 든 분들의 주목적은 생존권 확보의 차원인 것도 알고 있어야 할 부분이다.

나잇살은 운명이 아니다

어느 날 문득 우리 부부가 연애할 때와 신혼 때의 사진을 보게 되었다. 우리 집사람이 이렇게 날씬하고 예뻤던가? 나는 눈을 비비고 다시 들여다보았지만 그 사진의 주인공은 분명히 내 집사람이었다. 그때 우리 집사람의 허리는 개미허리로 공식(?) 인정되어 있었던 것도 생각이 난다. 그런 사실을 지금은 까맣게 잊어버리고 살고 있었다.

사람들은 나이가 들면서 살이 찌는 현상을 그냥 나잇살이라고 치부하며 자기 자신을 위로한다. 나이가 들면 다 그렇게 허리가 굵어지고 팔이 굵어지고 하는 것이라고 말이다. 그리고 그것을 시간 흐름의 당연한 결과로 생각을 하기도 한다. 나잇살이라고 하면 주로 뱃살을 말한다. 남자들은 그것을 인격이라고도 한다.

내가 생리학적인 연구를 해보지는 않아서 확실한 것은 아니지만 지방의 축적은 몸에서 보호해야 할 곳의 우선순위를 정해서 제일 필요한 곳부터 쌓아두는 것이 아닌가 생각된다. 어렸을 때

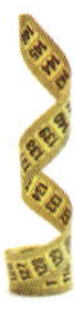

에는 내장기도 중요하지만 팔다리가 자라고 튼튼해야 하기 때문에 우리 몸은 팔다리에도 지방의 축적을 유도하지만, 나이가 들면 팔다리의 중요성이 줄어들기 때문에 몸의 주요 부분인 체간, 특히 골격으로 보호받지 못하는 복부 부분에 지방을 축적해서 온도를 유지하고 충격으로부터 보호하려는 것일 게다. 복부 중에서도 여자는 소위 똥배라고 하는 아랫배가 더 나오고 남자들은 윗배가 더 나오는 것도 그런 이유가 아닐까? 남자는 먹고 힘을 써야 하는 본분이 있으므로 내장과 위가 있는 윗배가, 여자는 번식을 하는 본분이 우선하므로 아랫배가 우선 보호되어야 하기 때문이 아닐까 생각된다. 결국 나잇살은 사람의 모양을 좀 흉하게 만드는 경향이 있다.

그러나 나잇살은 운명이 아니다. 살빼기를 통해서 청소년기의 몸매를 되찾을 수 있다.

나에게는 살찌기 전에 입었던 옷이 아직 한두 개 남아 있다. 물론 잘 안 맞아서 거의 입지 않던 옷인데 그런 경우 안 쓰는 것은 무조건 버리는 집사람의 레이더를 피해 온 것도 경이스런 일이다. 무려 30년간이나 말이다. 그런데 이제 그 옷이 보기 좋게 맞는다. 옷은 오래되어서 낡았지만 그 옷을 입는 기분이 그렇게 좋을 수가 없다.

이제는 옷을 사러 백화점으로 가기보다는 젊은이들의 거리로 간다. 홍대 앞에서 몸에 딱 맞는 셔츠를 사왔는데 그것을 입는 기분이 그렇게 삼빡할 수가 없다. 내가 청소년으로 다시 돌아간 느낌을 주니까 말이다.

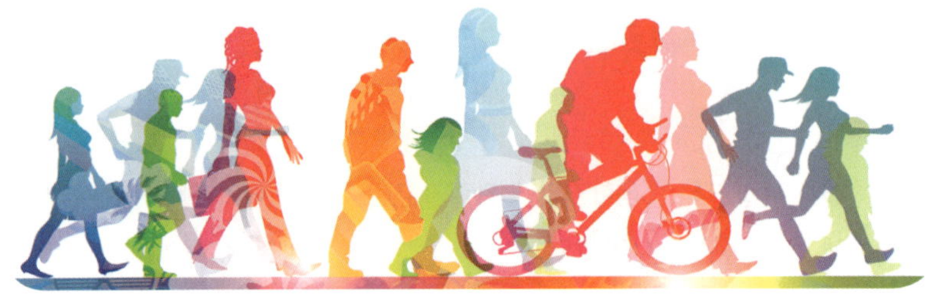

07

살은 스트레스를 먹고 산다

이 제목은 이외수의 책 《아불류 시불류》에 나오는 글을 인용하였는데 살과 스트레스의 관계를 글쟁이의 재치로 잘 표현한 말이다.

음식조절 실패, 운동부족, 그리고 유전 등 그동안 우리들이 비만의 원인이라고 생각했던 것들보다 스트레스가 비만의 근본적인 원인이라고 강력하게 주장하는 사람들도 있다. 스트레스가 만병의 근원이라는 말에 별 저항이 없다면 그 주장도 틀리지는 않을 것이다. 음식조절 실패, 운동부족, 그리고 유전 등의 원인들은 비만을 그냥 기질적인 메커니즘으로만 보는 데 대해 스트레스를 부각시키는 것은 비만에 정신적인 요소를 첨가시키는 것이다. 그래서 스트레스가 비만의 근본적이라기보다는 주요한 원인 중의 하나라고 말하는 것이 좋을 것 같다. 인간은 영적이고 정신적인 영역이 더 강한 존재이기 때문에 그 문제에 대해서 더욱

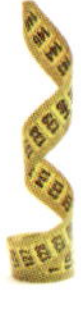

무게를 두는 것은 합당한 일이다.

사람과 쥐의 차이

사람에게 적용되는 치료법은 우선 쥐로 대표되는 동물실험을 거치게 된다. 쥐가 주로 사용되는 것은 사람의 생물학적 체제와 가장 비슷해서가 아니라 다루기 쉽고 값이 싸기 때문이다. 원숭이나 침팬지같이 사람과 생물학적으로 비슷한 동물을 사용한다면 좋겠지만 다루기도 어렵고 비용도 엄청나게 들게 된다.

그러다 보니 동물실험에서 나온 결과가 사람에게는 잘 적용되지 않는 경우가 많다. 특히 식욕이나 비만같이 정신적인 요소가 많이 결부되는 사항들에서는 더욱 그렇다. 쥐에게 사람이 일상생활에서 받는 정신적, 영적인 스트레스를 재현하기란 불가능하기 때문이다.

렙틴이라는 호르몬이 발견되고 쥐에서 괄목할 만한 효과가 나오자 비만 치료에 있어서 선풍적인 관심을 끌었다. 그러나 그것이 이상하게도 사람에게서는 큰 효과를 보지 못하게 되자 인기가 시들해졌다. 동물은 원래 섭식 체계가 자동적으로 제어되도록 만들어져 있다. 야생에 사는 동물들이 비만으로 고생하는 예가 없는 것은 그 때문이다. 그러나 사람은 그 자동적으로 가야 할 섭식 체계를 교란할 수 있는 수많은 요소와 장애물들을 지니고 살고 있다. 그러므로 비만 치료에 있어서 생물학적인 문제들 외에도 정신적, 영적인 문제를 다루어야 하는 이유가 바로 그것이고 스트레스가 중요한 원인으로 생각되어야 하는 이유이다.

정신적 평온

사실 살빼기 기간 동안 정신적 평온을 유지하는 것만큼 중요한 것이 없을 것이다. 담배 끊기 과정에서 실패한 사람들은 대부분 세상이 담배를 피우게 만든다고 말한다. 스트레스가 쌓이면 금연이고 살빼기이고 뭐고 간에 하나도 중요하지 않고 본능적인 욕구를 우선 충족시키는 데 전념하게 된다. 그 욕구 충족이라는 것이 대부분 마구 먹고 마시고 피우는 것이다.

호랑이 굴에 물려가도 정신만 차리면 산다고 정신만 평온하면 안 되는 일이 없지만 세상은 그렇게 우리를 가만히 놔두질 않는다. 그래서 살빼기는 하늘이 도와야 되는 것이다. 그래서 앞으로 어떤 커다란 정신적 스트레스가 있을 것으로 예상되는 때는 살빼기를 미루는 것이 좋다.

그러면 세상의 스트레스를 피하기 위해 시골로 내려가서 농사를 지으며 산다면 스트레스가 없어질 것인가? 어느 정도는 그럴 수 있지만 그것은 그 나름대로의 굉장한 스트레스가 있을 것이다. 도시 생활에 익숙해진 사람들이 놀이 문화라고는 텔레비전밖에 없는 시골에 사는 그 자체가 큰 스트레스일 것이다.

정형외과에 찾아오는 환자들 중에는 너무 일을 많이 해서 관절이나 척추가 상해서 오는 사람들이 많다. 테니스 엘보 같은 것이 특징적인 예이다. 그 치료 중에 가장 중요한 것이 쉬는 것이다. 그래서 움직임을 줄이기 위해서 석고 고정을 하는 경우도 있다. 아니 고정이 가장 우선 되어야 하는 것이 대부분이다. 많이 써서 생긴 병이니 쓰지 말아야 낫는 것은 당연한 일이지만 대부분의 환자들은 그냥 쓰면서 낫는 방법을 원한다. 술을 마셔서 위가 헌 사람이 술은 계속 마시면서 위가 헌 것을 치료해 달라고 하는 것과 같다. 사실 문제는 그 분들이 안 쓸 수 있는데 많이 쓰고 있는 것이 아니라는 것이다. 생활을 하려다보니 할 수 없이 쓰게 되고 쓰다 보니 무리가 오는 것뿐이다. 그래서 가능하면 고정을 안 하고 치료하는 방법을 강구해 보지만 쉽지는 않다.

살빼기에도 이런 문제는 동일하다. 살빼는 방법을 몰라서 못 빼는 것이 아니다. 세상에 나온 모든 비만에 대한 책들이 그들에게 모르는 것을 가르쳐 주는 것이 아니라 좀 더 좋은 방법을 소개하려는 것뿐이다. 생활을 하다보면 자신의 체력과 의지의 한계에 부딪히게 되고 그러다 보면 비만에 해악이 된다는 것을 알지만 눕게 되고 먹게 되는 것이 일반 사람들의 생태이다. 어찌하여야 스트레스 없는 마음의 평온을 얻을 것인가? 이 부분은 각자의 노력에 달려 있다고 보아야 한다.

먹고 살자고 하는 일인데

다시 태어나도 의사가 되겠느냐고 물으면 나는 '아니다'라고 대답할 것이다. 예전에 직업 만족도를 조사한 적이 있었는데 최하위 바로 위가 의사였던 것이 기억이 난다. 그 조사를 보고 나는 내 마음이 들킨 것 같기도 하고 요즘 의사들의 심리 상태를 잘 나타내주는 것 같기도 하여 씁쓸한 마음을 며칠간이나 지니고 다녀야 했다. 지금 청소년들 간에는 의과대학을 가는 것이 최고의 목표 달성으로 생각하는 사람이 많은 것 같다. 그런 열풍 같은 인기를 누리고 있는 의사라는 직업에 무슨 회의를 느끼느냐고 이상하게 생각할지 모르겠지만 의사라는 직업의 안쪽은 밖에서 보이지 않는 깊고 어두운 골이 있다.

그 중의 하나가 수련의 시절의 어려움이다. 그 시절은 참 애매한 시절이다. 어엿한 직장인도 아니고 그렇다고 학생도 아니고. 적게나마 월급을 받지만 항상 공부와 계속되는 시험 그리고 상급자의 감시와 질타에 시달려야 하는 정신적 스트레스 외에도 식사와 수면을 제대로 못하는 육체적 괴로움 또한 큰 스트레스이다.

게다가 의사가 되고나면 장밋빛 미래가 보장되었던 예전과는 다르게 이제는 의사가 되어 세상에 나가면 약육강식의 정글의 법칙에 내맡겨지게 되는데, 의사의 세계는 다른 분야와는 달리 외통수적 교육과 진로로 이루어져 있어서 의사가 다른 일을 한다는 것이나 세상의 어려움에 융통성 있게 대처하는 것이 쉽지 않다. 그러다 보니 여러 가지 가능성을 가지고 있는 다른 사람들에 비해 운신의 폭이 좁은 의사들은 금방 지치게 마련이다. 의사로서 생활하던 중에 가장 고통스러웠던 시절에는 집에 잘 못 들어가는 것뿐만 아니라 잠을 제대로 못 자고 식사를 제대로 못 하는 일이 비일비재 했다. 정신적 스트레스를 받는 것은 물론이다.

그때부터 살이 찌기 시작했다. 정확히 얘기하면 레지던트 2년차부터였다. 그때 마침 결혼을 하였기 때문에 살이 찐 원인이 결혼 때문이라고 할 수도 있지만 나는 그 생활의 스트레스가 더 큰 원인이라고 생각한다. 전에는 그렇게도 체중이 늘어나는 것이 소원이었는데 정작 그 소원은 이루어졌지만 그것이 좋은 것이 아니라 너무 정도를 지나쳐 심각한 상태에 이르게 되었다.

매일 어머니가 해주시던 균형 잡힌 식사와 즐거운 학창 생활

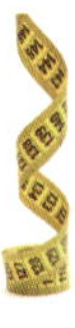

에서 벗어나 불규칙한 생활, 대부분을 외식에 의존하는 식생활과 시도 때도 없이 술판을 벌이는 회식에 휘둘리는 생활로 바뀌었다. 그 위에다가 책임과 의무와 경쟁의 스트레스 3종 세트가 짓누르는 의사 스트레스는 나의 몸이 더욱 살찌게 만들었다.

모두 먹고 살자고 하는 일이지만 세상의 스트레스는 상당히 가혹하다. 그 스트레스는 사람들을 비만에 이르게 하고 그 비만은 사람의 건강을 해친다. 우리나라 40대 남성의 급사율이 세계에서 제일 높은 것 하나만으로 직장인들의 혹사를 대변할 수 있을 것 같다. 먹고 살자는 것이 아니라 먹고 죽자는 방향으로 흘러가는 것 같아 안타깝다. 그래서 술도 폭탄으로 제조하여 마시는가보다.

비만과 우울증

현대 사회에 가장 문제가 되는 것 중의 하나가 우울증일 것이다. 이것이 그냥 일시적인 기분일 수도 있지만 정신병 영역까지 확대되는 경우에는 문제가 된다. 일생 동안 남자는 15% 여자는 25% 정도가 우울증을 앓는다고 하니 보통 문제가 아니다. 다시 말하면 여자는 일생 동안 1/4 기간 동안은 우울증을 앓으면서 산다고 보아도 좋을 것이다. 이것은 일반적인 사람들에 대한 통계일 것이니 비만인 사람의 우울증은 그보다 더욱 높은 비율을 나타낼 것임은 틀림없다. 우울증 자체로는 체중이 줄 수도 있고 늘 수도 있지만 비만 자체는 대개 우울증을 동반한다.

비만의 치료에는 식이조절과 운동이라는 두 기둥이 있는데 우울증이 있다고 생각되면 운동의 비율을 높여야 한다. 운동이 우울증을 개선한다는 것은 히포크라테스 때부터 알려진 사실이다. 우울증이 있는 사람이 의지적으로 식이조절을 하기는 힘든 일이다. 그리고 먹는 것으로는 일시적인 기분 전환이 되지만 운동같이 중장기적인 효과를 거두기는 어렵고 또 먹는 것 자체가 비만을 유발할 수 있기 때문이다.

그리고 가능하면 혼자 하는 운동보다는 여럿이 같이 하는 운동이 좋다. 많은 우울증, 특히 비만에서 생기는 우울증은 대인 기피증을 동반하기 때문이다.

냉정과 열정 사이

여자가 사랑을 하면 예뻐진다고 하는데 예뻐질 뿐 아니라 살이 빠지기도 한다. 그러나 실연을 했을 때나 사랑하는 사람이 세상을 떠났을 때에 체중이 는다는 것은 익히 알려진 사실이다. 그것은 스트레스 호르몬이 작용하기 때문이다. 사람들은 열정이 있으면 식욕이 감소된다. 예술가가 자기 세계에 푹 빠져 있으면 식사를 안 한 사실을 깨닫지 못하고 며칠을 지내는 것을 볼 수 있다. 사랑에 빠져 있으면 그 자체로 배가 불러서 식욕이 감퇴된다. 단지 이성에게 잘 보이려고 일부러 몸매를 다듬는 이성적인 단계도 물론 있다. 그러나 그런 즐거움이 없어지면 그 빈자리를 채울 수 있는 무엇인가가 필요하게 되는데 폭식을 하는 것이 가장 손쉬운 방법이다.

그러나 남자에게는 좀 다른 현상이 일어나기도 한다. 후에 남성호르몬 편에서 다시 말하겠지만 남자는 사랑을 얻기 위한 과정에서는 살이

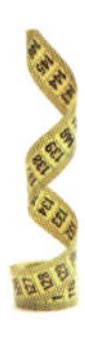

찌지 않다가 사랑을 성취하고 난 다음에 살이 찌는 경우가 많다. 총각 때에는 날씬하던 사람이 결혼하고 애까지 얻으면 살이 찌는 사람이 많은데 그것은 남성 호르몬이 감소하기 때문이라고 한다. 그것은 스트레스보다는 열정이 감소하기 때문일 것이다. 여성에서도 산후 비만의 원인의 하나로 아이를 얻은 데 대한 정신적인 안정감을 들고 있다.

스트레스 자체가 비만의 원인 : 단기적 스트레스와 장기적 스트레스

만약 우리가 숲속에서 호랑이를 만났다고 하자. 우리 몸은 그런 단기적인 스트레스에 대해서는 에피네프린이나 노르에피네프린 같은 호르몬으로 대처를 한다. 심장 박동수를 늘리고 호흡을 증가시키며 눈동자를 크게 하고 근육을 긴장시킨다. 중요한 것은 식욕을 감퇴시킨다는 것이다. 생사가 긴박한데 무엇을 먹고 싶은 생각이 들지는 않을 것이다. 이때에도 스트레스 호르몬이라고 하는 코르티솔(Cortisol)이 올라가지만 잠시 높았다가 다시 내려가므로 큰 문제는 없다. 스트레스가 이와 같이 단기적이라면 상관없지만 그것이 장기적으로 진행되면 문제가 된다. 세상 모든 문제가 그렇듯이 말이다.

단기의 스트레스인 경우에는 식욕이 감퇴되지만 스트레스가 장기화되면 기분을 좋게 해주는 그 무엇인가를 찾게 된다. 그 용도로서 가장 쉬운 것이 먹는 것이고 그 중에서도 단맛을 가진 탄수화물에 대한 욕구가 증가하게 된다. 단맛은 칼로리가 높지만 정신적 안정감과 스트레스 완화 효과가 탁월하기 때문이다.

만성적인 스트레스가 지속되면 피 속에 스트레스 호르몬인 코르티솔이 지속적으로 증가하게 된다. 이것은 혈압을 높이고 출혈에 대비하여 혈액 응고력을 높이는 등의 작용을 한다. 그리고 당장 연료로 사용할 포도당을 혈액 내에 확보하려고 인슐린의 작용을 방해한다. 우리 몸은 인슐린이 부족해서 그런 줄 알고 인슐린을 자꾸 더 만들어 낸다. 증가된 인슐린은 지방을 축적하고 따라서 당뇨, 혈압, 동맥경화, 고지혈증 같은 대사성 질환들로 발전하게 되는 것이다. 코르티솔의 또 한 가지 문제는 렙틴에 대한 저항성을 키운다는 것이다. 즉 그것은 식욕을 증가시키는 것이다.

이렇게 코르티솔이 지속적으로 올라가 있으면 우리 몸의 신진대사가 엉망으로 된다. 결국 코르티솔은 내장에 지방이 쌓이는 것을 강력하게 촉진시키고 비만의 악순환에 빠져들게 한다.

스트레스 호르몬이 비만에 악영향을 끼치는 작용을 하더라도 과거에 수렵을 하던 원시인들은 스트레스 자체가 동물을 사냥하고 맹수를 피해 도망하는 것같이 에너지 소모를 하는 신체적인 활동이므로 별 문제가 없었지만 현대인들은 신체적인 에너지 소모를 하지 않는 정신적인 스트레스이므로 더욱 문제가 되는 것이다. 그것이 스트레스를 안 받는 것도 중요하지만 운동이 현대인들에게 꼭 필요한 이유이다.

자체가 스트레스인 비만

스트레스가 비만을 일으키는 것인데 비만 자체가 스트레스여서 비만이 비만을 부르는 것이 문제이다.

- 자기 몸을 친구로 보지 못하고 적으로 여겨서 항상 적과 동침을 하여야 하는 스트레스
- 뚱뚱이는 왕따가 되는 스트레스
- 뚱뚱한 것은 개인 인생의 실패자로 보는 스트레스
- 매스컴에서 여과 없이 나오는 뚱뚱한 사람에 대한 비난에 대한 스트레스
- 뚱뚱한 것이 사회적 지위의 하강이라는 인식에 대한 스트레스
- 뚱뚱한 것이 사회적 비용을 늘려 사회의 짐이 된다는 보도에 대한 스트레스
- 비만이 되면 수명이 짧고 온갖 질병에 시달리게 될 것이라는 스트레스
- 예쁜 옷을 사고 싶어도 살 수 없는 스트레스
- 다이어트를 하고 싶지만 그것을 못 이루는 자신에 대한 죄책감의 스트레스
- 뚱뚱한 것이 자녀들에게 모범이 안 된다는 것에 대한 스트레스
- 병의 원인이 비만 때문이라는 말을 들어야 하는 스트레스
- 수영장에서 날씬한 사람들을 보면 피해 다녀야 하는 스트레스
- 살빼기를 위해 자신이 완벽하다고 생각할 만한 식단과 운동 프로그램을 짜 놓고 못 지켜서 생기는 스트레스
- 먹고 싶은 것을 마음대로 못 먹는 스트레스
- 먹으면서도 죄의식이 생기는 스트레스

우반(優班) 열반(劣班)

　내가 학교를 다닐 때는 성적순으로 반을 나누는 일이 흔했다. 공부 잘하는 학생과 못하는 학생들을 구분하여 반을 나누고 서로 다른 수업을 하는 것이다. 물론 이것은 공부를 잘하는 아이들을 위한 것이 아니라 공부 못하는 학생들을 위하여 만든 것이다. 목적은 그럴듯해 보이지만 그 발상 자체가 아이들의 인격보다는 오로지 성적을 올려보려는 편협한 선생님들의 사고였음을 인정하지 않을 수 없다.

　나는 다행히도 열반에 들어가지 않았기 때문에 그들의 마음을 잘 알 수는 없지만 그들이 그 자체로서 얼마나 스트레스를 받았을까 하는 것은 보지 않아도 자명한 일이다. 그리고 그렇게 하여 그 아이들의 성적이 향상되었을까? 그 제도가 잠시 후에 없어진 것을 보면 그리 효과가 없었던 것 같다. 결국 공부 못하는 아이들을 따로 모아 공부를 시켜보았지만 그것이 그리 큰 효과를 보지 못하고 학생들 간에 위화감만을 조장한다는 생각이었을 것이다. 그리고 경쟁대상의 위치가 낮아지다 보니 열반 학생들의 목표도 하향조정 되었음이 틀림없다. 또 공부 잘하는 학생들의 공부 습관이나 태도를 보아야 하는데 못하는 아이들끼리 모아 놓으니 그런 모습을 볼 수가 없어 학습능력은 점점 떨어질 것이 분명하다.

　마찬가지로 뚱뚱한 아이들을 모아서 그들만의 프로그램을 운영한다고 좋은 결과를 가져올 수 있을까? 그렇지 않다는 조사 결과들이 많이 나온다. 그것은 아이들을 뚱뚱하다고 자꾸 인식시켜 스트레스를 줌으로써 오히려 살이 더 찌게 만드는 결과를 초래한

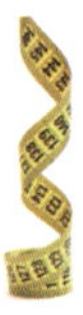

다고까지 한다. 뚱뚱한 아이들은 날씬한 아이들과 같은 그룹에서 활동을 하여야 한다. 뚱뚱한 그룹만 모아 놓으면 뚱뚱한 것 이외에는 잘 보지 못하기 때문에 그 뚱뚱함에서 빠져나오기 힘들다.

아이들은 부모님의 앞모습보다는 뒷모습에서 더 많은 것을 배운다고 한다. 말과 교육으로보다는 자기가 보고 느끼는 것이 더 중요한 것이다. 뚱뚱한 아이들에게 학교와 공부라는 거대한 스트레스 위에 또 다른 스트레스를 주는 것보다 날씬한 아이들과 뒤섞어 놓음으로써 스스로 느끼고 배울 수 있는 자연스러운 방법이 필요할 것 같다.

잠과 살빼기

잠은 커다란 복이다. 잘 잔다는 것은 매우 건강하다는 증거이기도 하다. 우리의 몸은 기계가 아니기 때문에 피곤을 바로 풀어주어야 하는데 가장 강력한 방법이 잠이다. 잠을 잘 자는 것만으로도 건강뿐만 아니라 살빼기에도 상당한 효과를 볼 수 있다.

1. 수면 시에 분비되는 호르몬 중에 성장 호르몬은 어른에게는 근육 합성과 지방연소를 도와주는 고마운 호르몬이다.
2. 수면 호르몬인 멜라토닌이 모자라면 음식에 대한 욕구가 많아진다.
3. 수면 시간이 줄면 그렐린이 증가하여 식욕을 높인다.

쉼에 대한 '짱구'적인 발상

'짱구는 못 말려'라는 만화는 내가 가장 좋아하는 TV 프로그램이다. 그 내용 중에 이런 것이 있다. 어느 예쁜 소녀 아이가 짱구를 좋아하게 되었다. 그 여자 아이는 예쁘기도 하지만 집안도 상당해서 유치원까지 경호원이 따라 붙을 정도였다. 다른 아이들은 그 여자 아이를 못 사귀어서 안달이지만 짱구는 그 여자 아이에게 별 관심이 없다. 그런데 그 여자 아이의 이상형은 짱구이다. 어느 날 여자 아이가 짱구에게 데이트 신청을 한다.(이 만화는 어린이 대상이 아니고 어린이 마음을 가진 어른들을 대상으로 하는 만화이다.) 이번 주말에 뭐 할 일이 없으면 만나자고 한다. 그러나 짱구는 바빠서 안 된다고 거절한다. 애가 탄 여자 아이가 무슨 일이 있느냐고 묻자 짱구의 대답이 압권이다. 주말에는 집에서 빈둥빈둥해야 하기 때문에 바쁘다는 것이다. 와! 정말로 내 맘에 꼭 드는 말이다. 짱구야말로 진정한 쉼을 아는 아이이기 때문이다.

스트레스를 푸는 방법은 사람들마다 다르겠지만 일주일 내내 밖에서 시달리는 사람들에게 집에서 빈둥거리는 것 이상이 있을까? 일요일도 평일과 같은 생활을 하는 분들이 많다. 특히 종교 활동을 하는 사람들은 일요일이 평일보다 더 바쁘다고 하는 사람들도 있다. 내가 피곤한 몸을 끌고 집에 돌아와서 제일 좋아하는 것은 좋아하는 음악 틀어 놓고 뒹굴면서 책을 읽는 것이다.

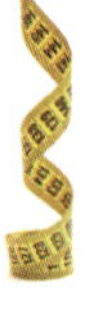

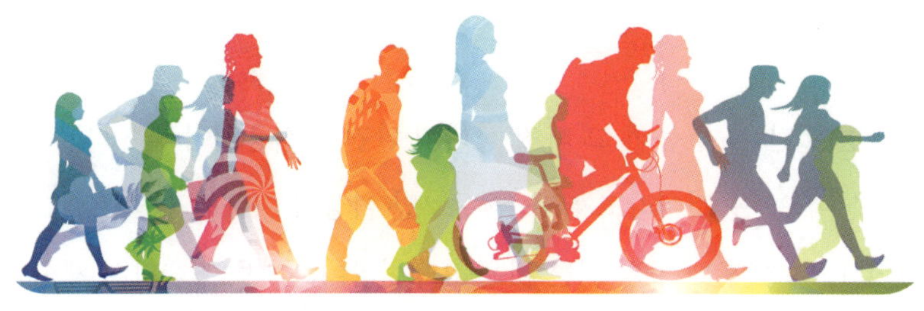

08

요요현상

우리 몸은 변화가 오면 과거로 돌아가려는 경향을 보인다. 모든 상황에 그런 것은 아니지만 대체로 이런 경향을 보일 때 우리 몸은 풍요의 시절을 더욱 그리워한다. 즉 몸이 말랐을 때로 다시 가려는 경향은 거의 없지만 몸이 뚱뚱했던 시절로 가고자 하는 욕구는 상당히 강하다. 요요현상이라는 것은 그러한 몸의 회귀 현상이고 무리하거나 잘못된 살빼기 방법을 사용했을 때에는 더욱 잘 오는 것이다. 즉 살은 빠졌는데 우리의 몸이 그 상황에 적응이 되어 있지 못한 상태에서 오는 것인데 체중은 줄었지만 신진대사는 줄기 전의 상태를 유지하고 있으면 그렇게 된다.

목표로 한 체중에 도달하고 나서 그 체중을 1년간 유지하

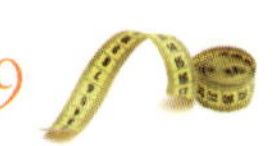

였다면 일단 자기 몸이 그 빠진 상태에 완전히 적응되어 더 이상은 요요현상이 안 올 것이라고 본다. 물론 3년 이상이 지나면 거의 100% 안심이다. 그 이후에 살이 찌는 것은 요요현상이라기보다는 다시 체중관리를 잘못함으로 생기는 것으로 본다.

요요현상의 원인

살빼기에 있어서 가장 중요한 포인트라고 하면 근육량을 유지하거나 늘리면서 지방을 빼는 것이다. 그렇게 하려면 제대로 된 식사를 하면서 서서히 체중을 줄여야 한다. 그러나 급한 마음에 너무 급속히 체중을 줄이면 지방뿐만 아니라 단백질인 근육도 줄어들게 된다. 시중에 선전하는 단기간에 체중을 감량하여 준다는 것들이 모두 이런 것들이다. 지방만 빼 주는 것이 아니라 대부분 근육을 같이 줄여주는 것이다. 일단은 날씬해지는 데는 성공을 했지만 중요한 문제는 그다음인데 거기서는 더 중요한 그다음을 책임져주지 않는다.

감소된 근육 때문에 에너지 소비가 점점 어려워지고, 감소된 지방 때문에 몸이 비상사태를 선포하는 바람에 만성적인 허약과 배고픔에 시달리게 된다. 무쇠 같은 의지로 무장하지 못한 사람은 우리 몸이 건 비상사태를 이기지 못하여 굴복하고 만다. 게다가 쇠약해진 몸에 병이라도 걸리는 날에는 더욱 감당하기가 힘들다. 이때의 우리 몸은 에너지가 모자라므로 최소한도로 몸을 아끼려고 든다. 자도 자도 졸리고 낮에도 피곤과 잠이 몰려들며 모든 의욕이 사라진다.

우리 몸은 이제 한 세 달쯤 가문 논 같아서 영양분이 들어오는 대로 흡수를 하고 저장을 하려고 든다. 살빼기를 하기 전보다 더욱 영양분

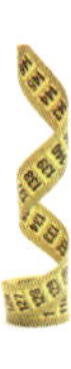

흡수 능력과 저장 능력이 향상되어 먹기만 하면 바로 바로 저장 흡수하기 때문에 아무리 먹어도 배가 고프게 된다. 게다가 근육이 줄어들어 있기 때문에 에너지를 잘 소비를 못 하니 전과 같이 먹어도 남는 에너지는 더 많아진다. 그렇게 하여 살이 다시 찌는 것은 순식간이다.

요요현상의 실체

한 번 실패하면 다시 살을 빼기가 처음보다 더 어려워지고 실패의 횟수가 늘어날수록 살빼기는 점점 더 어려워지는 것이 슬픈 일이다. 우리 몸은 너무나 영리하여 한 번 당한 것을 두 번 당하려고 하지 않는다. 그래서 다이어트라는 혹독한 시련을 당한 후에는 다시 다이어트 할 것을 염려하여 준비를 단단히 한다. 처음에는 별 대비 태세가 없었던 몸을 대상으로 싸웠지만 이제는 완전 무장하고 있는 몸과 싸워야 한다. 두 번째도 당한다면 아마 몸은 완전무장도 모자라서 동료 병사들까지 동원하여 막으려 할 것이다.

요요현상에 대한 대책

원인을 잘 되짚어 보면 대책을 마련할 수 있다. 가장 큰 문제는 근육 감소이다. 즉 운동이 없는 식이요법에 의한 체중 감량은 요요현상의 지름길이다. 살빼기에서 식사 조정이 가장 중요하고 운동이 다음으로 중요한 것은 사실이지만 실제로는 반대로 생각하고 살빼기를 하는 것이 더 좋은 방법이다. 즉 식사조절은 빼먹더라도 운동은 빼먹지 않는다는 각오를 가진다면 대부분의 요요현상을 막을 수 있다.

그렇게 하려면 살빼기를 하는 기간이 길어질 수밖에 없다. 목표한 체중에 따라 기간을 잡는 것이 필요한데 1주일에 1kg 이상 빼는 것은 위험한 일이다. 다음으로 영양분 섭취를 골고루 잘 하는 것이 중요하다. 지방은 피하고 탄수화물은 줄이지만 단백질의 섭취는 늘려야 한다.

그러니 날씬한 몸매를 우선 목적으로 하여 무조건 굶는 방식의 강박적인 살빼기는 경계하여야 한다. 급한 마음에 단식같이 극단적이거나 너무 단기간에 살빼기를 하려고 하면 요요현상이라는 마귀는 꼭 따라붙는다고 생각하면 된다. 건강부터 챙기고 날씬함은 덤으로 받는 마음을 가지고 시작하자.

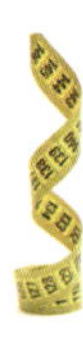

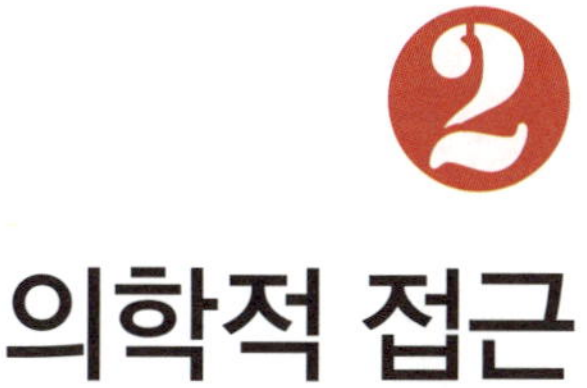

의학적 접근

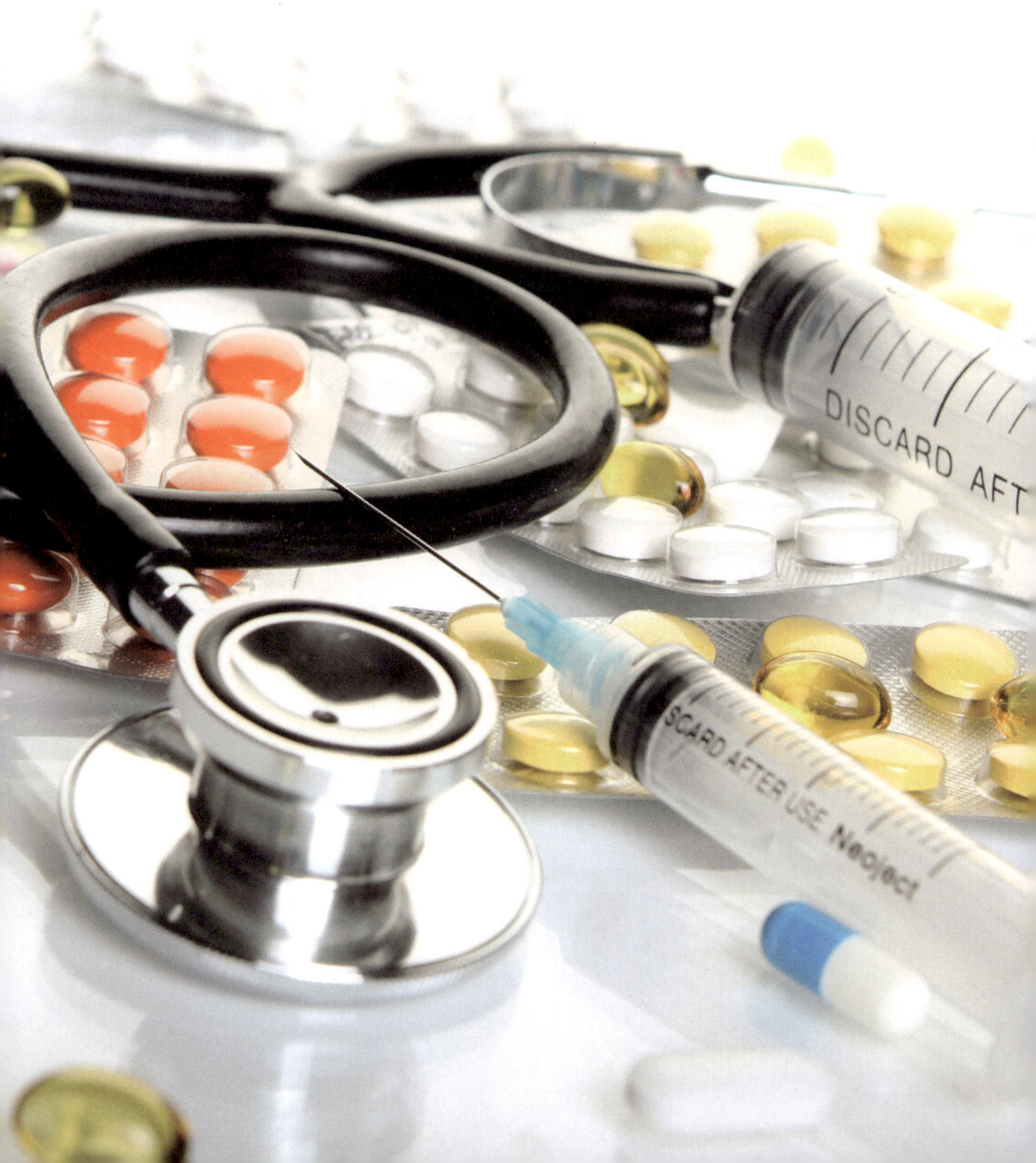

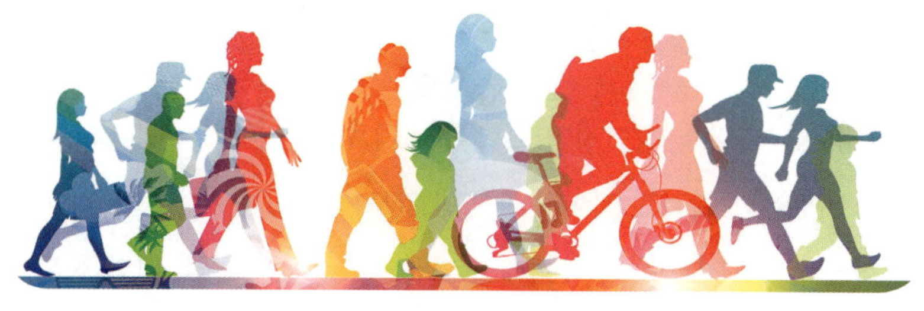

비만이 질병인가?

비만이 질병인가 아닌가에 대해서는 논란이 많은 것 같다. 질병(疾病)이라는 단어를 찾아보면 여러 가지로 정의됨을 볼 수 있다. 그 중의 하나로 가장 마음에 드는 것은 '개체의 질서가 어떠한 원인에 의해 교란된 상태'라는 정의이다. 그럼 과연 비만이 개체의 질서가 교란된 상태일까?

어떤 의사 선생님 비만은 유전적 요인과 환경적 요인이 결합되어 나타나는 현상이다. 고혈압도 그렇고 당뇨도 그렇다. 비만은 에너지 조절 기능에 이상이 생겨서 자기 의지와 상관없이 생기는 것이므로 질병으로 생각하고 적극적으로 치료해야 한다고 주장한다.

다른 의사 선생님 '비만이 비록 유전적 요인과 환경적 요인이 결합되어 나타나는 것이지만 적극적인 치료 대상은 아니다'라고 주장한다. 비만은 체질적인 것이기 때문에 일부 정말로 병적인 고도의 비만을 제외하고는 지금 우리 사회에서 기준으로 삼는 지표로 비만을 획일적으로 분류하는 것은 잘못된 것이라는 말을 한다. 비만 자체가 병이 아니고 병적인 비만이 있다는 뜻이다. 여기서 말하는 비만이란 BMI(체질량지수) 등에 의해 분류된 것을 말한다. 즉 원래 체격과 체질이 그런 사람을 비만으로 분류하여 병자 취급을 하여 스트레스를 주는 것이 더 문제라는 것이다. 결국 개체 질서가 교란된 비만은 소수이고 그 소수에만 치료라는 개념이 필요한 것이다.

우리나라 여성들 중에 전혀 비만이 아닌데 자기가 비만이라고 생각하는 사람들이 많다. 자기가 자신을 환자 취급해버리는 것이다. 남성들도 마찬가지인 경우가 많다. 그들은 체형이 나쁜 것이지 비만이 아닌 경우가 대부분이다.

비만이 질병이란 말도 맞고 질병이 아니라는 말도 맞다. 그래서 분명히 치료해야 할 비만도 있고 쓸데없는 치료비를 아껴야 할 비만도 많은 것이다. 분명히 비만으로 분류되는 사람이 당뇨나 지방간 등이 없이 건강한 사람이 있는 반면에 말라보이지만 그런 병으로 고생하는 사람이 있기 마련이다. 뚱뚱하다는 것이 치료의 대상이 아니라 뚱뚱함으로 인해 몸의 질서가 교란된 경우가 치료의 대상임을 확실히 정하고 비만을 대한다면 큰 혼란은 없을 것 같다. 즉 비만은 아주 특수한 경우를 제외하고는 병이 아니다.

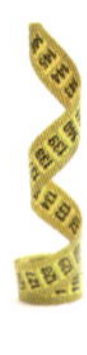

살빼기의 접근 방식

요즘 살빼기에 관해서는 양의사나 한의사는 물론이고 식품 영양학을 공부한 분들과 체육을 전공한 분들까지 모두 자신의 접근 방법을 제시하고 있어서 어느 것을 따라가야 할지 정신이 없을 정도이다. 너무 경쟁이 심하다 보니 뭔가 사람들의 관심을 빨리 끌어야겠다는 생각에 무리수를 두고 있는 경우들도 흔히 볼 수 있다. 게다가 살빼기 열풍에 편승하여 잘못된 방법으로 돈을 벌어보고자 하는 사람들까지 가세하여 그 마당을 더욱 어지럽게 한다. 일반 사람들은 아무리 보아도 비정상적인 방법이 틀림없는 사이비 약이나 식품에 속아 넘어가 건강과 돈을 잃어버리는 것이 이해가 안 된다고 혀를 찰지는 모르지만 가뜩이나 선천적 팔랑귀를 가진 사람들은 마음이 급해지면 그것이 더욱 얇아지기 때문에 봄에 살살 불어오는 미풍에도 흔들릴 수밖에 없는 것이다.

병의 치료에서도 마찬가지이지만 사람들은 쉽고 저렴하고 새로 유행하는 방법에 마음을 빼앗기기 쉽다. 그러나 나는 항상 오랜 기간 사용되어 검증된 방법을 택할 것을 권한다. 그것이 어렵고 지루하고 비용이 더 들지라도 확실한 방법인 경우가 대부분이기 때문이다. 살빼기에도 분명히 오랜 기간 사용되어 검증된 방법들이 있다. 그러나 그런 방법들이 대개는 어렵고 힘들기 때문에 사람들의 마음은 쉽고 편한 방법으로 향하려고 하는 것이다.

체육을 전공한 사람들은 운동을 중심으로, 식품 영양학을 전공한 사람들은 음식을 중심으로, 양의사들은 실험 결과와 통계를 가지고 확립된 보편타당한 치료 방법을 중심으로, 한의사들은 경험을 통한 각개인의 체질에 대응하는 방법으로 살빼기를 시도한다. 물론 자기 전공 분야 이외의 방법을 도외시하는 것은 아니지만 아무래도 자기의 전공 분야를 강조하는 것은 사실이다.

사람들마다 체질이 다르고 자극에 대한 대응 방식이 다르겠지만 그래도 대부분의 사람들은 거의 같은 메커니즘을 가지고 있다. 그 기본 위에 서양의학이 발달한 것이고 각자 다른 성향을 파고들어간 것이 동양의학이다. 양, 한방 의사들은 서로 상대편의 방법들을 못마땅하게 여기지만 양쪽에는 분명히 상대방이 도저히 따라올 수 없는 장점이 있다. 결국 이 두 방법을 적절히 사용하는 것은 병의 치료에도 마찬가지지만 살빼기에 있어서 최상의 방법이 될 것임에 틀림없다. 그러나 누가 고양이 목에 방울을 달 것인가? 누군가 양, 한방을 교묘하게 엮고 그 위에 운동과 음식의 꽃무늬를 아로새겨 양귀비 비단옷 같은 방법을 제시해 줄 것인가 기대하고 있다.

지방 중독

어떤 책에 보면 비만을 지방 중독이라는 표현을 쓴 것을 볼 수 있다. 운동 편에서 다시 말하겠지만 중독이란 '신체적이고 정신적인 의존을 일으켜 중독자들로 하여금 더욱 중독의 원인에 대해 갈구하게 만드는 것이다'라고 정의되어 있다. 즉 지방 중독은 지방에의 의존을 일으킨다는 말이다.

지방 세포는 비만이 오게 되면 그 수가 늘어나는 것이 아니라 크기가 커진다. 그런데 급격하게 살이 찌거나 비만의 정도가 심해지면 숫자까지 늘어난다는 보고도 있다. 살빼기를 하면 지방 세포의 크기가 줄어들

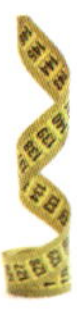

게 된다. 그런데 지방 세포는 과거의 풍요로웠던 과거를 잊지 못하고 그 시절로 돌아가기를 간절히 원하게 된다. 줄어든 지방 세포는 뇌에다가 자기가 줄어들었으니 다시 영양을 공급해 달라고 아우성을 치게 될 것이고 뇌는 그 신호를 받아들여 배고픔이라는 강력한 신호를 내려 보내게 된다. 그 신호가 너무 강력하기 때문에 중독이라는 말까지 사용하게 된 것 같다. 꼭 지방을 먹어야 한다는 의미는 아니지만 지방이 될 것을 섭취하도록 강력하게 요구한다는 말이다.

모든 중독에서 빠져나오기가 힘들 듯이 이 지방 중독에서도 빠져나오기가 힘들다. 빠져나오는 것 자체가 힘들기도 하지만 한번은 빠져나왔다고 생각되면 또 다시 거기에 빠져 들어가게 되고, 다시 빠져나오긴 점점 더 힘들어지는 것이 중독의 특성인데 비만도 그런 특성을 그대로 가지고 있다.

그래서 비만을 질병이라고 보기보다는 중독이라고 보는 편이 더 낫지 않을까? 어차피 중독도 적극적인 치료의 대상이니까.

기초대사량

의사라는 직업과 일반 기업체 사장님과 다른 점은, 사장님들은 회사의 큰 틀을 유지하고 큰 결정을 하면 대개는 회사가 굴러가게 되어 있지만 의사는 그 위에다 모든 일을 하나하나 몸으로 해야 된다는 것이다. 예를 들어 식당 사장님은 몸이 아파 하루를 출근을 안 해도 식당이 돌아가는 데 하자가 없지만 병원은 원장님이 출근을 안 하면 병원을 돌릴 수 없다. 만약에 그랬다간 현행법을 위반하는 것이 된다. 참 까다로운 직업이다. 그래서 예전에는 의사는 돈을 많이 버는 것으로 보상을 받았지만 요새는 그렇지도 않다.

하여튼 모든 일이 원장의 손을 거쳐야 하는 병원 일에 시달리는 나로서는 나는 가만히 있어도 돈이 벌리는 환상적이 시스템이 있었으면 좋겠다는 꿈을 꾼다. 그런데 그런 시스템이 우리 몸속에 있는데 그것이 바로 기초대사량이란 시스템이다. 그것을 조금 딱딱하지만 이론적으로 설명해 보겠다.

에너지 소비(대사율이나 열 생산으로 표현되기도 함)는 세 부분으로 나뉜다. 기초 대사율, 일(물리적인 활동을 하는 데 필요한 에너지), 그리고 열 발생(thermogenesis)이다. 열 발생은 기초 대사나 물리적인 일에 의한 발열이 아닌 것으로 정의되어 있다.

우선 사전적인 의미로 보면, 생물체가 생명을 유지하는 데 있어서 필요한 최소한의 에너지량을 기초대사량이라고 한다. 그러니까 체온유지나 호흡, 심장 박동 등 기초적인 생명활동을 위한 신진대사에 쓰이는 에너지량으로 움직이지 않고 가만 있을 때도 소모되는 에너지를 말한다. 이런 기초대사량은 우리가 소모하는 하루에너지의 총 60~70%를 차지하게 된다. 결국 우리가 의도적으로 신체활동을 통해 소비할 수 있는 에너지는 30%를 넘기지 못한다는 말이다. 기초대사량 중에 가장 많이 역할을 하는 곳이 근육(50%)이고 다음이 간(23%)이다.

기초대사를 비롯하여 그 외의 신체 에너지 활동을 신진대사라고 하는데 이것은 잠을 자는 동안에 10% 감소되고 체온이 1도 올라가면 14%가 증가한다. 그런데 우리가 수술을 하거나 검사를 하기 위해서나 살빼기를 위하여 12시간 이상을 금식하면 약 40%가 줄어든다. 이것은 몸이 배고픔에 대비해서 비상사태를 선포하는 것이다. 이것이 살빼기

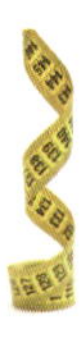

중에 식사를 거르면 안 되는 이유 중의 하나이다.

　기초대사량은 성장기 때에 제일 높고 나이가 들어감에 따라 점차 줄어들게 된다. 여자가 남자에 비해 낮은 것이 보통이고 체중이 많은 사람이 당연히 기초대사량이 많다. 우리는 체중은 줄여야 하겠고 기초대사량은 늘려야 하는 2중 고통에 빠지게 된다. 예전에 수학에서 최대값을 구하는 문제들이 우리를 괴롭혔다. 이런 경우에 최대값을 구하는 수학이 필요한 것이다. 체중 증가와 기초대사량의 저울이 가장 평행한 위치에 있는 점을 찾아야 하니까 먹지 않고 살빼기를 하면 안 된다는 것이다.

　그러나 최대값이라는 귀찮은 수학을 하지 않아도 되는 방법이 있다. 그것은 근육량을 증가시키는 것이다. 우리가 키를 더 키울 수도 없고 심장을 더 뛰게 할 수도 없고 다시 젊어질 수도 없는 바에야 근육을 늘려 놓는 수밖에 없지 않겠는가? 알통을 늘려 놓으면 정신적으로도 자신감과 안정감이 생겨 상승효과를 누릴 수 있을 것 같다. 그리고 알통이 나오면 안 된다고 손사레를 치는 젊은 여성들은 굵은 다리와 굵은 팔은 근육 때문이 아니라 지방 때문이라는 사실을 알면 좋겠다. 그리고 이미 많은 일을 하여서 팔이 굵어진 중년 여성들은 근육 운동을 하면 근육이 탄력성이 생겨 조금은 두껍지만 보기가 훨씬 좋은 팔다리가 된다.

에너지 항상성

　　　　　　항상성(Homeostasis)라는 말을 사전에서 찾아보면 다음과 같이 설명되어 있다.

‘자동정상화장치라고도 하며 homeo(same)와 stasis(to stand or to stay)의
합성어로서 외부환경과 생물체내의 변화에 대응하여 순간순간 생물체내
의 환경을 일정하게 유지하려는 현상을 말하며 자율신경계와 내분비계(호
르몬)의 상호협조로 이루어진다.’

우리가 컴퓨터 프로그램을 작동시키려면 .exe 파일을 작동시키기 전
에 그 프로그램에 적합한 세팅(setting)을 하는 것이 보통이다. 우리 몸
도 어떤 상황이 주어지면 그에 맞게 세팅을 하게 되는데 그것은 대개
자율적으로 이루어진다. 비만이란 그 에너지 항상성의 잘못, 즉 에너
지 조절 기능에 이상이 생겨 지방이 축적되는 것을 말한다. 비만이 되
면 우리 몸은 비만에 따라 세팅을 하게 되는데 우리가 비만에서 탈출하
려고 하면 그 잘못된 세팅에서 벗어나야 한다. 몸은 그것을 유지하려고
저항을 하게 되는데 그것은 항상성을 유지하기 위한 것이며 그 작용이
살빼기에 어려움을 주는 것이다. 유전적인 이유가 강해서 비만이 되는
경우야 어쩔 수 없지만 생활 습관이나 식습관이 안 좋아서 비만이 된
경우는 해결을 해야 할 것이다.

예전에 토마스 쿤이란 사람이 쓴 《과학 혁명의 구조》라는 책을 어렵
게, 어렵게 읽은 적이 있다. 원래 어렵게 쓴 것인지, 번역을 잘못한 것인
지, 아니면 내가 수준이 낮은 것인지는 모르겠지만 그 두꺼운 책 내용
중에 이해한 것은 10%도 되지 않는다. 그런데 패러다임(Paradigm)이란
말의 원조인 토마스 쿤의 말에서 개인적인 깨달음을 많이 얻었다. 패러
다임을 변화시키지 않고는 한 단계 앞으로 전진이 어렵다는 생각을 갖
게 되었다. 당연한 말인데 그것을 대단한 듯이 깨달았다고 말하는 것

이 우스울지는 몰라도 그 책을 읽고 나면 자기의 행동에 대해 뭔가 다른 관점을 가질 수가 있다. 자기의 잘못된 행동이나 습관에도 항상성이 따라 붙기 때문에 패러다임의 변화를 주지 않고는 변화를 시킬 수 없게 된다. 그 중요한 예가 비만이라고 생각한다. 결국 지금까지 해왔던 행동과 생각의 범주 안에서 벗어나서 완전히 다른 행동과 생각으로 바꾸지 않으면 살빼기는 어렵다는 말이다.

즉 살빼기라는 것은 몸의 항상성이라는 메커니즘이 정해놓은 세팅의 패러다임을 바꾸는 일이라고 말하고 싶은데 … 너무 어려운 말인가? 하여튼 몸은 좋지 않은 줄을 알면서도 살찐 상태를 유지하려고 발버둥을 칠 것이고 우리는 그 발버둥을 우리의 생각과 행동의 변화를 통해서 막아야 하는 것이다. 그런데 그 발버둥이 예사롭지 않은 것이 문제이다. 우리 몸은 살이 찌는 상태에 대해서는 매우 관대한 편이고 살이 빠지는 상태에 대해서는 매우 민감하고 신경질적으로 변한다. 우리 몸에 렙틴이라는 호르몬은 지방을 줄이는 역할을 하는데 지방이 많아지면 조금만 늘어나는 반면에 지방이 적어지면 급격히 줄어들어 우리 몸이 지방감소에 매우 예민하게 감응되도록 세팅되어 있음을 알 수 있다.

비상사태

우리 몸은 각종 재난 상태에 대해서 자동으로 대응하게 되어 있는 매우 정밀한 기계이다. 자기가 인식을 못 하여도 우리 몸은 각각의 상태에 따라 자기 몸이 최적의 상태를 유지하도록 해준다. 그것이 생명 보존에 관한 것이면 더욱 예민하게 반응한다. 배고픔은 응급 상황은 아니지만 생명유지에 매우 중요한 근간이므로 필요한 에너지가 들어오지 않게 되면 우리 몸은 비상사태에 돌입을 하게 된다.

우선 수입이 줄어들면 지출을 줄여야 하듯이 우리 몸은 갑상선 호르몬의 분비를 줄이는 등의 방법으로 기초대사량을 줄여버린다. 그리고 뇌에다 음식을 섭취하라는 요구를 계속 보낸다. 장기적인 기아 상태에 있다든지 아니면 만성적으로 배고픈 상태에 있으면 보통 때보다 신호를 더욱 강하고 자주 보내게 된다. 우리에게는 적응할 수 없는 두 가지 감각이 있는데 그 하나는 통증이고 그다음이 배고픔이다.

그래도 에너지가 들어오지 않으면 그다음 단계로 넘어가게 되는데 그것은 근육에 있는 단백질을 사용하는 것이다. 집안에 사용할 현금이나 유가증권이 없어지면 세간나 부동산을 팔아야 하듯이. 우리 몸의 기초대사량의 많은 부분을 차지하는 것이 근육인데 그 근육이 줄게 되면 기초대사량은 더욱 떨어져서 악순환의 고리로 들어갈 수가 있다.

살빼기 과정에서 중요한 것은 우리 몸이 이런 비상을 걸지 않도록 조치를 하는 것이다. 앞에서 설명했듯이 실제로는 먹는 양을 줄이면서 몸이 그것을 잘 감지하지 못하도록 하는 스텔스 기술이 필요하다.

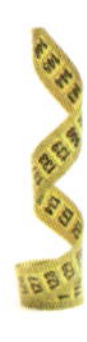

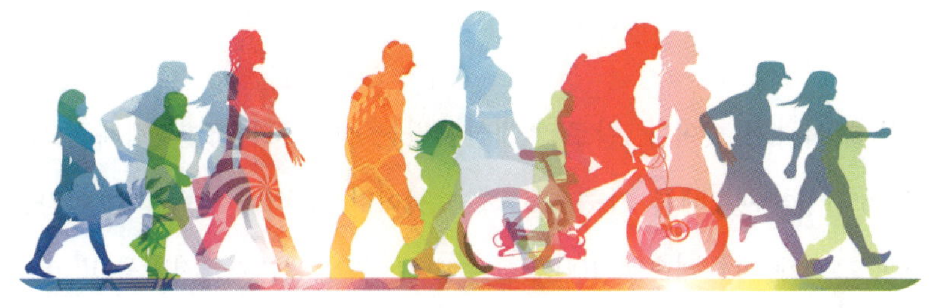

비만과 수치

의사가 되기 위한 공부를 처음 시작할 무렵에는 인간의 모든 것이 수학적 공식과 과학적 분석에 의해서 분류되고 처리될 수 있을 것으로 생각했다. 다윈과 프로이트의 시대를 지내오면서 인간을 수치와 공식 속으로 밀어 넣으려는 시도가 계속되었고 그 시도는 일부분은 성공적이었지만 인간은 수치와 공식으로 해결되지 않는다는 것을 절실히 깨닫는 기회가 되기도 하였다. 나도 그리 오랜 세월 동안 의사 생활을 한 것은 아니지만 경험이 쌓이고 나이가 들어가면서 인간은 인간 자체로 다루어져야 한다는 생각이 많이 지배하게 되었다. 살빼기에서도 마찬가지로 책에 나와 있는 수치와 이론들이 잘 맞지 않는다는 것을 알게 되었다.

그 대표적인 것이 칼로리 계산이다. 계산된 칼로리를 기준으로 복잡하고 골치 아픈 식단도 짜고, 보기만 해도 힘들어 보이는 운동 프로그램을 제시하는 것이다. 칼로리 계산이라는 것은 모든 것이 기계적으로 100% 잘 돌아갈 때를 기준으로 하는 것이다. 그러나 사람의 몸이라는 것이 그렇게 이론적으로 100% 잘 돌아갈 수 있겠는가? 지방을 몇 g 먹으면 몇 cal가 생긴다는 이론은 먹은 지방을 100% 소화시켜 100% 흡수했을 때의 얘기이다. 남자와 여자가 다르고, 어른과 아이가 다르고, 노동하는 사람과 사무실에 근무하는 사람이 다르고, 질병을 앓고 있는 사람과 대체로 건강한 사람이 다르기 마련이다.

게다가 사람들은 좀 이상한 성질을 가지고 있어서 어떤 일을 하다가도 멍석을 펴 놓으면 하기 싫어한다. 그리고 남이 이래라저래라 하는 것을 무척이나 싫어한다. 그래서 남이 만들어 놓은 식단표나 운동 프로그램에 거부감을 느낀다. 몸을 그런 고식적인 공식에 맞추어 넣는 것을 싫어하는 자유로운 영혼을 가진 것이 사람이다.

골치 아픈 의학적 이론이나 수치 등은 되도록 안 쓰려고 하였지만 그래도 이것이 사람 몸에 관한 것이라 과학적 근거가 있어야 할 것 같다. 수학을 싫어하는 사람에게 숫자적인 것을 자꾸 제시하면 짜증이 나기 마련이다. 정상 체중을 계산하는 법이 어떻고, 체지방은 어떻게 계산하고 등등…. 전에는 비만은 여러 가지 공식에 의해 정의하려고 하였지만 요즘은 그냥 허리둘레로 가름하는 모양이다. 편리하긴 한데 조금은 미심쩍어 금방 마음이 가질 않는다. 왜냐하면 사람의 키와 체형들이 각각인데 그것을 하나의 숫자로 제한해 버린다는 것은 좀 억지스러워 보인다.

그래도 그냥을 넘어 갈 수 없으니 그냥 알아보기나 하자. 연초에 재미로 토정비결 보듯이 봐주었으면 좋겠다.

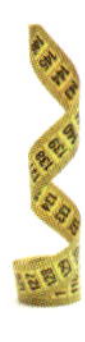

레시피와 손맛

요리에는 젬병인 나에게 빵 만드는 취미가 생겨 때 아니게 제빵 레시피에 관한 탐구를 많이 하게 되었다. 강력분 몇 g, 소금 얼마, 설탕 얼마, 발효시간은 몇 분…. 이런 수치적인 것들이 모든 레시피에 적혀 있다. 아마 다른 요리 레시피에도 다 그렇게 적혀 있을 것이라고 생각된다. 그래야 그 기준과 순서를 따라갈 수 있을 것이다. 그러나 하다보면 거기에 적힌 대로 딱 떨어지게 되는 것은 아니다. 분명히 정확한 수치대로 해도 반죽이 너무 질어서 밀가루를 더 넣어야 하고, 시키는 대로 반죽을 해도 레시피에 나온 모양대로 되지 않는다.

예전에 우리 어머니들은 수치 따져가면서 요리를 하지 않으셨다. 그래도 음식의 맛은 엄마 손맛을 따라갈 수 없었다. 어머니의 손에는 시계도 있고 온도계도 있고 자도 있어서 대충 하는 것 같아도 다 맛있게 되는 비율로 정리가 되는 것이다.

수치와 레시피라는 것은 초보자를 위한 아주 엉성한 기준이다. 그것이 기계 같으면 그 수치는 매우 중요하다. 그 수치대로 되기 때문이다. 그러나 요리는 그렇지 않고, 사람에 관해서는 더욱 그렇지 않다. 그래서 사람의 몸을 다루는 직업은 어려운 것이다. 수치와 공식대로 되는 것이 사람 몸이라면 의과대학은 1년으로 충분할 것이다.

비만에 있어서도 수치는 그리 중요한 것이 못 된다. 그나마 중요한 단 한 가지 수치라면 자기 배 둘레일 뿐이다.

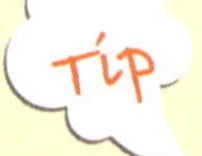

체지방률

몸의 구성물 중에서 지방이 차지하고 있는 비율을 말한다. 체지방의 비율은 남자와 여자가 다른데 남자는 15~20%, 여자는 20~25%가 정상으로 보고 남자는 25%, 여자는 30%를 넘으면 비만이라고 간주한다.

운동을 많이 하는 근육형의 사람들같이 체중이 많이 나가도 체지방률이 낮은 사람이 있다. 그러나 체중은 얼마 안 되지만 체지방률이 높은 사람이 있다. 이런 사람을 숨은 비만이라고 한다.

체질량지수(BMI, body mass index)라는 것은 체중(kg)을 신장(meter)의 제곱으로 나눈 것이다. 이것은 밤부터 8시간 정도 금식을 하고 아침에 소변을 본 후에 측정한다. 이 수치가 22인 경우 표준 체중이라고 하고 대개 18에서 25 사이에 있으면 좋다고들 하는데 이것은 개인적인 체격이나 체질을 전혀 고려하지 않은 것이므로 그냥 참고만 하자.

비만도 계산

비만도(%) = (실제 체중 − 표준 체중) / 표준체중 × 100

이 계산으로 20% 이상이면 비만, 10% 이상이면 과체중이라고 말한다.

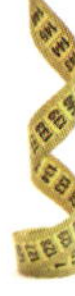

배둘레는 발을 25~30cm 정도 벌리고 서서 골반뼈와 갈비뼈 사이에서 재는데 주로 배꼽을 지나가는 선이 된다. 남자는 90cm 여자는 80cm(요즘은 85cm까지도)까지 괜찮다고 하지만 이것도 그냥 참고만 했으면 좋겠다. 이것은 간단하지만 복부 내장 비만을 나타내는 것이므로 체질량지수보다는 심혈관계 질환을 예측하는 데 더 좋은 지표여서 의학적으로 많이 사용되는 것이다. 그러나 이것도 체형과 체격을 고려하지 않은 것이라 신뢰하기가 어렵다.

적정 체중을 구하는 공식도 있다.
- 브로커 계산법 : (키(cm) − 100) × 0.9(여자는 0.85)
- 키(m)의 제곱 × 21~23(여자는 20~22)
- 20세 전후의 체중 + 5kg

하는 김에 하나만 더 하면 사람이 하루에 필요로 하는 에너지를 계산하는 공식이 있는데 이것을 Harris-Benedict공식이라고 한다.
- 남자 : 66.4 + 13.7 × 체중 + 6.0 × 키 − 6.8 × 나이
- 여자 : 65.5 + 9.6 × 체중 + 1.8 × 키 − 4.7 × 나이

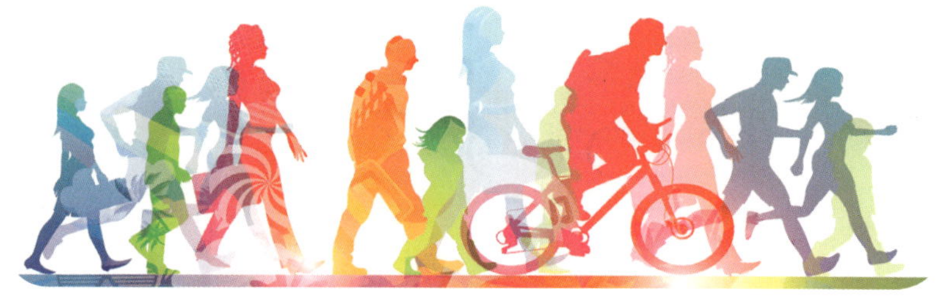

03

비만에 관계된 호르몬

우리 몸에서 분비되는 수많은 호르몬 중에 비만에 관계되는 호르몬은 23개 정도 되는데 그 중에서 9개는 부정적인 영향을, 14개는 긍정적인 영향을 끼친다고 한다. 이렇게 많은 호르몬이 관계한다는 것은 비만, 좀 더 정확히 말하면 에너지 보존이 우리 몸의 입장에서 보면 얼마나 중요한 것인가를 말해주는 것이다. 호르몬에는 독불장군이 없다. 항상 짝을 이루어 상호 길항작용을 하여 균형을 유지하려고 하기 때문이다.

적당이라는 말은 지금은 조금 부정적인 어감으로 쓰이지만 매우 좋은 말인데 호르몬의 상호 작용이 우리 몸의 적당함을 위하여 이루어지는 것이다. 우리가 적당한 생활을 하면 호르몬은 적당한 작동을 하여 적당한 몸매를 유지해주는 도우미가 된다. 그러나 그렇지 않으면 호르몬은 강력한 무기가 되어 우리 몸을 공격하는 괴물이 될 수도 있다.

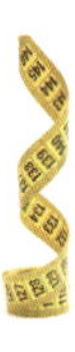

식욕

　　　　　식욕은 우리가 마음대로 조정하거나 오래 참는다고 적응이 되는 것이 아니다. 수면욕과 함께 인간의 가장 기초적인 감각인데다 생명 유지에 필수적인 것이어서 우리 몸은 이 기능을 우리의 이성적인 조정 범위 밖에 두었다.

식욕을 조절하는 메커니즘은 워낙 다양해서 한마디로 표현할 수 없지만 호르몬에 의해서도 조절이 된다. 그 호르몬에는 두 종류가 있는데 첫째는 인슐린과 글루카곤이고 둘째는 렙틴과 그렐린이다. 인슐린과 글루카곤은 혈당을 조정함으로써 식욕에 간접적인 영향을 끼치지만 렙틴과 그렐린은 식욕 자체를 조절하는 호르몬이다.

그렐린은 식욕을 일으키는 호르몬이고 렙틴은 식욕을 억제하는 것이다. 살을 빼야 하는 우리의 입장에서 보면 그렐린은 상대편 공격수이고 렙틴은 우리편 수비수이다. 모든 운동 경기가 그렇듯이 공격수들이 수비수보다 더 활발하고 적극적이다. 그런 것들을 한마디로 공격적이라는 말로 표현하는 것을 보아도 알 수 있다. 적당한 호르몬 관계를 가지고 있을 때에는 문제가 없지만 그 균형이 깨질 때는 대체로 공격수들이 응원군을 얻게 된다. 그렇게 균형을 깨는 원인은 수면부족, 배고픔 등의 스트레스이다.

식욕을 잘 조절하는 방법 중에 우리가 의지적으로 할 수 있는 좋은 방법은 첫째는 운동이고 둘째는 적당한 식사 조절이다. 중요한 것은 이 두 가지를 같이 하는 것이다. 그것이 좋은 방법이긴 하지만 성공적으로 실행하는 데는 많은 의지력이 필요하다.

배고픔과 식욕 :
배는 뇌이다

애간장이 탄다는 말이 있다. 무엇이 간절할 때에 그 증세가 배에서 나타나는 것을 말하는데 이상하게도 머리가 타지 않고 애가 타는 것이다. 어떤 일을 열심히 하면 애쓴다는 말을 듣는다. 이순신 장군은 일성호가가 애를 끊는다고 했다. 그것은 배가 중추신경으로 분류되어 있지는 않지만 중추신경과 같은 작용을 한다는 말이다. 어떤 사람은 그래서 복뇌(腹腦)라는 말을 쓰기도 한다. 그만큼 우리가 배의 요구를 거스르기가 힘들다는 말이다.

배고픔과 식욕은 거의 일치되는 말이기는 하지만 작용하는 부위는 다른데 배고픔은 위(胃)에서 느끼는 것이고 식욕은 뇌에서 느끼는 것이다. 즉 배가 고픈 후에 식욕이 생기는 것이다. 그러니 배고픔을 느끼지 않도록 하는 기술이 살빼기에서 중요하다.

병원에서 처방하는 살 빼는 약의 대부분이 배고픔을 해소시키는 것이 아니라 식욕을 감퇴시키는 역할을 하는 것이다. 즉 배고픔의 신호는 계속 가는데 뇌에서 그것을 느끼지 못하도록 차단하려는 것이다. 예를 들어 먹고 살기 힘든 군중들이 연일 광장에 모여 시위를 하는데 그 사실을 청와대가 알지 못하도록 강력 진압을 하는 경찰과 같다고나 할까? 그렇게 되면 당시는 일시적인 진정이 될지는 몰라도 언젠가는 4.19와 같은 결정적인 사건이 일어나기 십상인 것이다. 그러니 배고픈 군중들의 요구를 어느 정도 들어주고 진정시키면서 사태를 조용히 해결해 나가는 것이 최상의 방법이다. 민심은 천심이라고 했듯이 배의 요구는 뇌의 요구와 같이 원초적인 것이다. 그러니 약을 써서 강제로 뇌가 모르

게 하려는 강압적인 방법보다는 배가 느끼는 고픔을 해소시키는 기술
이 살빼기의 진정한 기술인 것이다.

렙틴(leptin)

렙틴은 지방을 조정하는 임무를 맡고 있
다. 이 특이한 호르몬은 지방세포에서 분비가 된다. 그러니 지방이 많
아지면 많이 분비되고 지방이 적어지면 적게 분비될 것은 자명한 사실
이다. 결국 이 호르몬은 전장의 최일선에 배치되어 싸우는 야전군과 같
은 것으로 보인다.

비만인 사람은 지방이 많아졌으므로 분비되는 렙틴의 양이 많을 것
은 당연하다. 그러니 단순하게 생각하면 렙틴이 많아졌으니 식욕도 줄
어들고 지방도 따라서 줄어들 것이다. 그러나 우리 몸과 비만이라는 적
은 그렇게 호락호락 당하고 있지만은 않는다. 우리 몸은 지방을 빼앗기
지 않기 위하여 우리 몸을 렙틴에 둔감한 기계로 만들어 버린다. 즉 전
에는 렙틴에 예민하게 반응하던 몸이 이제는 어찌된 일인지 그 성능이
예전 같지 못하게 된 것이다. 좀 유식하게 얘기하면 렙틴의 신호를 전
달하는 체계에 이상이 생겨 몸이 그 신호를 잘못 읽거나 렙틴의 신호를
수신하는 감도가 저하된다는 것인데 이것을 렙틴 저항성이 생겼다고
한다.

그렐린(Ghrelin)

렙틴이 우리 편 수비수라면 그렐린은 상
대편의 강력한 공격수이다. 정상적인 경우에 둘은 팽팽한 세력을 유지

하지만 균형이 깨지면 공격수인 그렐린이 더욱 활성화되어 골을 소나기로 먹게 되므로 게임이 불리해지게 된다. 그렐린은 위에서 분비된다. 이것도 렙틴과 마찬가지로 최전방에서 근무하는 야전군인 셈이다. 그리고 그렐린은 배고픔 때문에 연일 시위를 하는 군중들의 지도자이기도 하다.

다행인 것은 그들은 음식의 질을 요구하지 않고 다만 양을 충족시키기를 원한다는 것이다. 즉 맛있는 케이크나 스테이크를 먹지 않고 맛은 없지만 칼로리가 적은 야채를 잔뜩 먹어서 배를 채워 주어도 된다는 것이다. 이렇게 위가 그렐린을 분비하지 않도록 위를 달래는 방법이 살빼기에 있어서 중요한 기술 중의 하나이다.

인슐린과 글루카곤

당뇨라는 병이 우리와 매우 밀접한 관계를 가지게 되면서 인슐린에 대한 관심도 상당히 고조되었다. 인슐린을 단지 당뇨를 치료하는 약으로 생각하는 분들도 있지만 그것은 우리 몸에서 상당한 영향력을 행사하는 호르몬 중의 하나이다. 그리고 인슐린을 단지 포도당 대사에만 관련된다고 생각하지만 지방 대사에 있어서도 상당한 작용을 한다. 그래서 살빼기를 하려면 인슐린에 대해서도 잘 알고 있어야 한다.

인슐린과 글루카곤은 둘 다 췌장에서 분비되어 탄수화물인 포도당 대사에 관여하는 호르몬들인데 인슐린은 혈당을 낮추는 작용을, 글루카곤은 혈당을 높이는 작용을 한다. 우리에게 필요한 3대 영양소 중에 단백질과 지방 대사에 대해서는 이렇게 직접적으로 관여하는 호르몬은

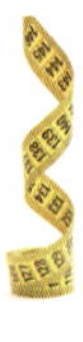

없다. 과거의 사람들같이 적당히 섭취하고 적당히 사용되면 좋겠지만 요즘의 생활방식같이 많이 섭취하고 적게 사용하면 남은 것을 인슐린이 작용하여 몸속에 저장되게 한다.

이와 같이 포도당 대사뿐만 아니라 지방의 대사에도 막대한 영향을 끼치는 인슐린은 몸의 입장에서 보면 필요한 에너지를 자꾸 모아주는 고마운 것이지만 비만의 입장에서 보면 왠지 불편한 호르몬이다. 못먹고 살던 예전에 각광을 받던 호르몬이 요즘 비만의 시대에는 천덕꾸러기 같은 대접을 받고 있다. 가뜩이나 인슐린이 더욱 악명을 가지게 되는 것은 그것이 우리 몸의 지방 중에 피하지방보다는 건강에 더 해롭다고 되어 있는 내장지방을 쌓이게 하는 것이기 때문이다.

생활 습관병 사중주단

생활 습관병이란 말이 성인병이란 단어를 대체한 것은 적절하여 보인다.

비만을 병으로 본다면 사중주단의 구성원은 다음과 같다. 제1바이올린 고혈압, 제2바이올린 당뇨, 비올라 고지혈증, 첼로에 비만. 이들은 세상에 존재했던 어떤 사중주단보다도 음악은 형편없는 것일지라도 서로의 유대감은 최고를 자랑할 것으로 보인다. 그들의 음악은 불협화음으로 시끄럽고 죽음을 향하여 가는 멜로디이다.

고혈압과 당뇨는 주요 멜로디를 연주하면서 조용하지만 끈질기게 이끌어 나갈 것이고 고지혈증은 고혈압과 당뇨의 보조자로서 그 소임을 다할 것이며 비만은 배후에 깔린 저음으로 다른 사중주 멤버를 지원할 것이다. 이들은 조용한 살인자로도 불린다.

네 명 단원 모두 특성이 있지만 그 중에 그래도 단장은 비만이 맡는 것이 좋을 것 같다. 다른 단원들이 잘 뛰어놀 수 있는 기본과 원료를 공급해 주는 것이기 때문이다.

아직까지 당뇨병이 비만 때문에 생기는 것이라는 문제에 대해서는 논란이 많지만 둘 사이에는 매우 밀접한 관계가 있다는 것이 일반적으로 받아들여지는 추세이다.

성인병의 대표주자인 혈압과 당뇨는 심혈관 질환에 있어서는 같이 혹은 따로 심대한 영향을 끼치고 있다. 이들이 조용한 살인자라는 악명으로 불리는 이유는 그 자체가 심각한 병임에도 당장에 어디가 아프거나 불편한 것이 별로 없기 때문이다. 혈압은 비만과 직접적인 관련이 적지만 당뇨는 상당히 많은 부분 비만과 관련되어 있다. 특히 제2형 당뇨병은 비만과 더욱 밀착 관계에 있다. 당뇨병 환자의 3/4 정도가 비만하거나 비만했던 과거를 가지고 있다고 한다.

우리나라 사람들은 예전부터 탄수화물이 주식이었고 아직도 탄수화물에서 대부분의 에너지를 얻고 있어서 피하지방은 별로 없어 날씬해 보일지라도 내장에 지방이 많아 당뇨병이 잘 생긴다.

하여튼 이런 상태는 너무 많이 먹는데 운동은 안 해서 열량이 남아돌아 풍성한(?) 지방을 보유하게 되는 것이 가장 큰 혐의를 받고 있는 만큼 풍성한 몸매에 대한 경각심을 더욱 가져야 하겠다. 풍성한 몸매를 가졌다고 모두 당뇨병에 걸리는 것은 아니고

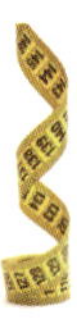

남성호르몬 :
결혼하고 나서 살이 찌기 시작하는 남자들

나는 어려서부터 체중이 70kg을 넘어 보는 것이 소원이었지만 결혼 후부터 살이 찌기 시작하여 그 후 30년 동안 80kg대를 유지하는 체격으로 변했다. 주변의 친구들도 그런 경우를 많이 이야기한다. 결혼하고 나서 살이 찌기 시작했다는 말은 어색한 말이 아니다. 사람들은 보통 집에서 아내가 음식을 잘해주고 편안하게 해주기 때문에 살이 찌는 것이라고 추측성 발언을 하지만 여기에는 남성호르몬이라는 배경이 깔려 있다.

남성호르몬은 인간 본성의 최대 과제인 생식을 주관하는 역할과 함께 성적인 능력의 발현과 유지를 위한 작용도 함께 한다. 즉 남자를 남자답게 만들어주는 호르몬이다. 남성으로서 역할을 하기 위해 근육을 키워주고 뼈를 튼튼히 해주며 조혈세포를 자극하여 피를 많이 만들게도 한다. 결국 남성으로서 종의 번식과 자기 영역을 지키기 위한 준비를 시키는 호르몬이다.

남자가 여성의 마음을 얻어야 할 시기에는 남성호르몬이 높아져 있지만 결혼을 하고 애기가 생기면 남성호르몬이 할 일이 줄어들어 분비가 감소된다. 물론 가족을 지키고 적들의 공격을 막아야 하는 임무는 남아 있지만 그것들은 후천적인 요구 사항이어서 종족 번성이라는 선천적이고 일차적인 요구보다는 강도가 훨씬 떨어지는 것이다. 그래서 배가 좀 나오고 풍채가 아빠 형태를 취하여 유부남이라는 표시를 내기 시작하는 것이다. 실제적으로 결혼 전과 신혼 초에 테스토스테론의 농도가 가장 높다가 점차 줄어들어 첫 아이가 태어나면 그 농도가 현저히 줄어든다는 보고도 있다.

그러나 그 시기도 지나 나이가 들면 남성호르몬도 저하되기 마련이다. 중년 이후에 근육이 줄어들고 성욕도 감소하면서 체중이 늘어나는 것은 이 남성호르몬의 감소 영향도 있기 때문이다. 그래서 나이 들고 나서 오는 비만을 치료하는 것은 젊은 비만을 치료하는 것보다 더 어렵다.

여성호르몬 :
여자라는 이유로

여성들은 여성이라는 자체만으로 비만의 위협에 한 발짝 다가서 있다. 남성들에 비해 운동을 싫어하여 에너지 소비가 적은 특성, 달고 맛있는 음식을 더 좋아하는 특성, 체질적으로 피하지방이 더 많은 특성들만 하더라도 비만을 일으킬 위험도가 높은데 임신과 출산이라는 커다란 쓰나미 같은 파도들이 여성들을 덮치고 있는 것이다. 임신과 출산 시에는 육아와 수유를 위해서 지방이 필요하게 되므로 지방을 저장하게 된다. 엉덩이, 팔다리 등이 주요 축적지점이다. 다행히도 복부에는 많이 저장되지 않아 건강상으로 직접적인 해를 끼치지는 않는다. 피임약을 복용하는 여성들도 호르몬 교란으

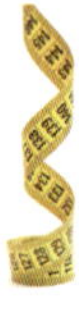

로 인한 비만에 노출되어 있다. 출산 후에 여성들이 얻은 아이를 통해 느끼는 평안함과 만족감 같은 것도 살찌게 만드는 원인의 하나이다. 임신 시 불어난 체중은 마치 물가(物價)와도 비슷하다. 한번 올라간 물가는 물가 상승의 원인이 없어져도 다시 잘 내려오지 않는 것처럼 임신 시 불어난 체중은 임신이 끝났는데도 잘 빠지지 않는 것이 특징이다.

폐경 이후에 생기는 문제들, 특히 여성 호르몬의 감소와 폐경기 우울증 등의 문제가 비만을 더 유발시키는 원인이 된다. 남성호르몬은 나이가 들면 감소하긴 하지만 그래도 끝까지 꾸준하게 나오는 반면에 여성호르몬은 이 폐경기가 되면 그치게 된다. 많은 부분을 여성호르몬에 의지했던 여성의 몸은 그것을 잃음으로 인해 매우 다른 환경에 처해지게 되는 것이다. 새로운 환경에 적응해야 하는 스트레스는 여성들을 무척 괴롭히게 되는데 그 스트레스를 이기지 못하고 비만이 되는 경우가 많은 것이다.

또 나이에 따른 것 이외에도 갱년기가 되면 자율신경의 약화가 가속된다. 따라서 기초대사량의 저하와 지방 분해 능력이 더 떨어지므로 남성보다도 비만이 될 확률이 높아지게 된다. 게다가 몸이 아픈 것에 대한 스트레스, 늙어가는 것에 대한 스트레스 또한 사회적 가정적으로 가장 활동이 활발해야 하는 시기에 오는 스트레스 등이 갱년기 자체의 스트레스와 겹쳐서 과식하는 경우가 많아진다.

그런데 그것보다도 심각한 것은 우리나라 대부분의 여자들이 식탁을 책임지고 있다는 사실이다. 그 말은 음식의 조리에서 처리까지가 다 여자들의 역할인 것이다. 그 외에도 가족들의 후식과 간식까지 챙겨야 하는 것이 더욱 문제이다. In sight in mind. 마약을 취급하는 사람들에게 마약 중독이 많은 것은 마약을 접하기가 쉽기 때문이다. 음식을 접하기가 쉬운 여성들이 많이 먹을 확률이 더욱 높은 것은 자명한 사실이다. 그리고 음식을 함부로 버리지 못하는 것도, 음식을 남기면 처리가 귀찮아진다는 사실도 여성의 체중을 위협하는 요소이다.

비만이 될 가능성을 체크하는 설문지에는 여성만을 위한 문항들이 덧붙여 있는 것이 보통이다. 여성을 배려한 것은 아니고 여성들은 남성들에 비해 체크할 것이 더 많다는 얘기인데 결국 여성들이 생리적으로 더 살찌기가 쉽다는 것이다. 초경의 시작, 폐경 여부, 출산 횟수, 임신 시 체중 증가 정도 등이 고려된다. 그러니까 여성들은 남성들보다 핸디캡을 더 가지고 시작하는 것이다.

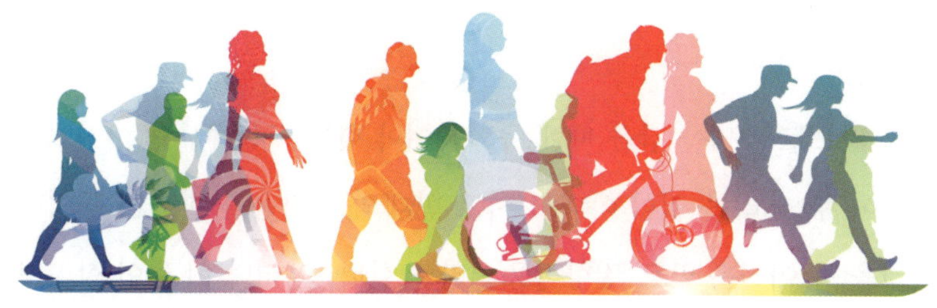

04

자율신경

　　비만에 관련된 우리 몸의 기능 중에는 자율신경이라는 것도 있다. 조금 어려운 부분이라 자세한 언급은 피하겠지만 대강의 지식은 알아두는 것이 좋을 것 같다.

　자율신경이란 말 그대로 우리 마음대로 조종할 수 없고 자동으로 작동하는 신경들을 말한다. 신경계는 뇌, 척수와 같은 중추신경계와 거기서 나오는 말초신경계로 나뉘는데 자율신경은 말초신경에 속한다. 그리고 이것은 주로 심장, 폐, 장과 같은 우리가 마음대로 멈추거나 움직일 수 없는 기관을 제어하는 역할을 한다. 물론 체중에 관한 문제도 다루는 역할도 한다.

　자율신경계는 교감(sympathetic)신경계와 부교감(para-sympatheti)신경계로 나누어진다. 여기서 para-를 부(副)라는 말로 표현했는데 이것은 '버금', 즉 다음, 둘째라는 뜻이라기보다는 '넘어', '반대편'이라는 뜻을 가지므로 개념을 잡을 때에 유의하여야 한다. 교감이 주(主)이고 부교감이 부(副)라는 것이 아니고 서로 반대되는 작용을 한다는 뜻이다. 이것을 좀 어려운 말로 '길항작용'이라고 한다. 그러나 이 둘이 항상 반대 방향으로 작동하는 것은 아니고 어떤 기관에 따라서 혹은 어떤 경우에 서로 같은 방향으로 작용하기도 한다.

교감신경계와 부교감신경계

교감신경계는 운동 등으로 몸을 많이 움직이거나, 스트레스를 받는 상태가 되면 그 작동이 활발해진다. 몸이 비상상태에 처해 있을 때에 몸의 기관들을 그것에 맞게 세팅시키는 작용을 하는 것이다. 잘 보아야 하므로 동공이 확대되고, 감각이 예민하여져야 하므로 소름이 돋는다. 엔진의 출력을 높여 놓아야 하므로 혈압과 심장박동수가 높아진다. 혈액이 뇌와 근육으로 많이 몰리므로 장은 상대적으로 혈류가 적어져서 소화흡수가 제한된다. 소화효소의 분비도 적어진다. 몸속의 에너지는 사용할 준비를 갖추게 된다. 결국 스트레스를 받게 되면 소화에 영향을 끼친다. 따라서 식사할 때에는 편안한 마음이 되도록 배려하고, 스트레스가 쌓인 상태이면 자극적인 음식보다는 소화가 잘되는 음식을 먹는 것이 좋다.

반대로 편안한 상태가 되면 부교감신경계가 활성화된다. 위와는 반대의 현상들이 나타난다. 심장박동수와 혈압이 낮아지고 소화기관에 혈액이 많이 돌아가고 소화효소의 분비가 활발해져서 소회 흡수가 활발하여지고 에너지를 확보하는 방향으로 온몸이 작동하게 된다.

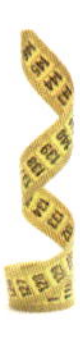

이런 것들을 보면 교감신경이 활발히 작동을 하여야 살빼기에 유리할 것이라는 것을 알 수가 있다. 이 신경의 이름이 자율이라고 해서 우리가 전혀 건드릴 수 없는 것은 아니다. 자율신경의 능력을 강화시킬 수는 있다. 그 방법은 첫째로 몸을 많이 움직이는 것이다. 운동을 정기적으로 하면 자율신경의 성능이 향상된다. 운동 부족이나 당뇨병 같은 경우에 자율신경의 활동이 현저하게 저하되어 있고 대부분 교감신경의 활동이 낮기 때문에 그런 사람들은 살이 찌기가 쉽다. 그러나 운동을 많이 하거나 활동이 많은 사람은 자율신경이 활발하여 살이 잘 찌지 않는다.

둘째로 외부 환경에 잘 적응하는 것이다. 추울 때는 조금 춥게 더울 때는 조금 덥게 사는 것이 그 방법이다. 난방과 에어컨이 잘 되어 있는 도시의 주거 환경은 운동 부족과 함께 자율신경의 성능을 떨어뜨리는 주범이다. 도시 생활의 특징으로 여겨지는 친절한 도구들(자동차, 엘리베이터, 에어컨, 난방기 등)은 우리의 자율신경의 성능을 저하시키는 요소들이다. '자연으로 돌아가라'는 루소의 말을 한번 새겨볼 만하다.

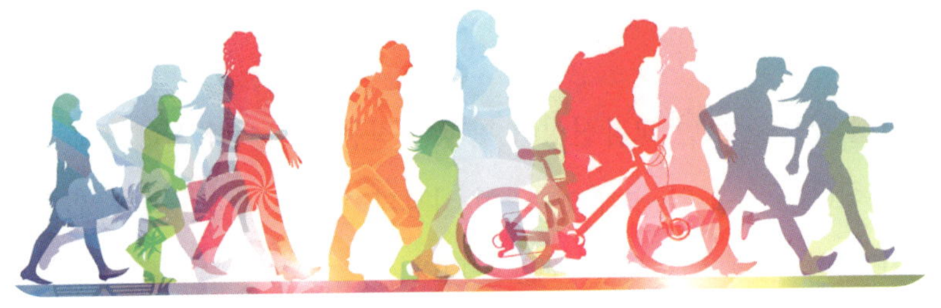

05

비만과 유전

날씬한 것은 내 탓
뚱뚱한 것은 조상 탓

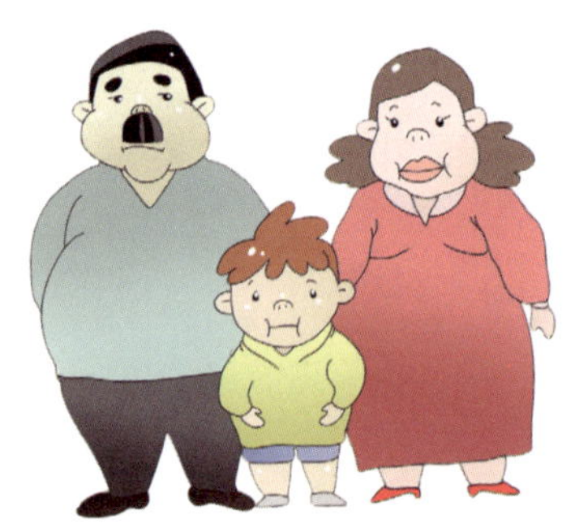

이 말은 날씬한 사람보다는 뚱뚱한 사람들이 더 공감(?)하는 말일 것이다. 원래 뚱뚱했든지 아니면 나중에 뚱뚱해졌든지 자기 자신의 잘못보다는 조상에게 혐의를 두려고 한다.

비만이 유전과 관련되어 있다는 것은 부정할 수 없는 사실이지만 일반적으로 비만의 원인 중에 30% 정도가 유전 때문이라고 말한다. 결국 많은 부분이 생활 습관 때문이라는 것인데 유전 부분에 대해서는 아직까지 손댈 수 없는 형편이지만 생활 습관에 대해서는 우리가 얼마든지 조절할 수 있기 때문에 희망이 있다.

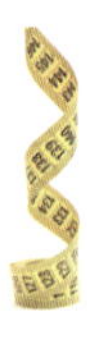

유전과 가족력

유전이라는 것은 DNA 속에 지정된 설계도에 따라 진행되는 것이지만 가족력이라는 것은 그 가족의 성향이 다음 세대에 대물림하는 것이다. 비만에 있어서도 가족력이 상당한 영향을 끼치는데 부모 모두 비만인 경우 아이가 비만일 확률은 70~80%이고 부모 모두 비만이 아닌 경우는 10% 내외라고 한다. 결국 양쪽 부모가 모두 비만이면 그렇지 않은 경우보다 7~8배 이상 비만이 올 확률이 높다는 것이다. 한쪽만 비만일 경우는 4~6배 이상 높다. 그런데 그 한쪽이 엄마일 경우가 아빠일 경우보다 비만이 올 확률이 더 높다. 또 비만 가정에 같이 사는 애완동물도 비만인 경우가 많다고 한다. 이것은 비만이 우리의 식생활을 책임지고 있는 주부의 습관에 따라 더 좌우된다는 것을 나타낸다. 즉 식습관이 일반적인 생활습관 중에서 가장 비만과 관련되었다는 것을 나타내 주는 것이다.

데자부(Dejavu)

기지감(旣知感)이나 기시감(旣視感)이라고 번역되는 말인데 이것은 실제로는 체험한 일이 없는 현재의 상황을 전에 체험한 것처럼 똑똑히 느끼는 현상을 말하는 것이다. 한 번도 본 적이 없는 사람인데도 어디서 많이 본 것 같은 느낌을 받고, 한 번도 와보지 않은 것이지만 언젠가 많이 와본 것 같은 느낌을 받은 기억은 대부분의 사람들이 가지고 있다. 그것을 데자부라고 표현하는데 신경학자들은 이것을 기질적으로 설명하려고 하기도 하고, 어떤 사람들은 윤회사상에 결부시켜 설명하려고도 하지만 정확한 것을 잘 모르는 것이다.

그러나 나는 우리 몸속의 DNA는 인간이 창조된 이후의 일에 대한 모든 정보를 기억하고 있어서 어떤 특정한 경우에 그 정보가 불쑥 튀어나와 데자부 같은 현상을 일으킬 것이라고 생각한다.

이와 같이 DNA는 우리 몸에 대한 모든 정보를 가지고 있어서 그 지정된 설계대로 몸의 형태를 구성하게 된다. 따라서 부모의 DNA를 받은 자녀들은 부모의 몸매를 따라갈 것이 자명하다. 다음에 말하는 절약 유전자도 아마 지금까지 인간이 지내오면서 경험했던 배고픔의 정보들이 DNA에 축적되면서 생긴 것일 게다.

미국 여행

우리나라가 잘살게 되면서 해외여행이 자유화된 것도 그리 오랜 일은 아니다. 요즘에는 우리나라가 워낙 잘살다 보니 미국에 가도 불편하여 빨리 돌아오고 싶어지지만 개방 초기에 갔던 미국은 정말로 별천지였다. 그런데 그 당시에 인상에 남았던 것은 그 사람들의 비만 상태였다. 그리고 그들의 몸 규격뿐만 아니라 그들이 먹고 마시는 음식의 규격에 다시 한 번 놀랐다. 아메리칸 커피와 콜라는 하나만 마셔도 하루 종일 배가 고프지 않을 것 같은 사이즈였고 그들이 식당에서 먹는 고기의 일 인분은 두세 사람이 먹어도 넉넉할 사이즈였다. 역시 그들은 위대(胃大)했다. 한국에서는 나름 비만이라고 생각했던 내 자신이 그 사람들 옆에 가면 고목나무에 매미 꼴이었다. 그 후로 나는 내가 비만이라고

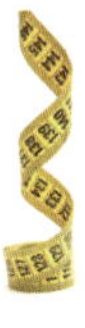

생각하지 않게 되었고 비만을 치료해야겠다는 생각도 쏙 들어가 버렸다.

그러나 오랜 시간이 지난 후에 비만이라는 것은 팔다리가 굵은 것이 문제가 아니라 복부에 기름이 차는 것이 문제라는 것을 알게 되었다. 외국 사람들은 사지 비만이 많은 데에 비해 우리나라 사람들은 상대적으로 체격이 작아 사지 비만보다는 복부 비만이 더 많다. 그러니까 미국 사람들은 뚱뚱해 보이지만 복부에 지방이 상대적으로 덜한 반면에 우리나라 사람들은 그리 뚱뚱해 보이지는 않지만 상대적으로 복부에 지방이 많다는 것이다. 어린 아이들의 경우는 운동량의 감소보다는 먹는 양의 증가로 인한 것이 많고 대체로 팔다리와 몸통 피하에 고루 축적되는 경향이 있어 살이 쪄도 귀염성이 있지만, 어른들의 경우는 활동의 감소로 인한 것이 많고 팔다리보다는 뱃살만 볼록 나오는 체형이 되기 때문에 외형상에 비호감이 되는 것이다. 이런 배 모양을 미적인 말로 표현하여 인격이라고 한다. 나도 그 인격을 30년간 유지하였는데 지금은 그 인격을 잃어버렸다.

절약유전자 가설

아시다시피 우리가 굶주림의 고통에서 벗어난 것은 채 몇십 년이 되지 않는다. 그리고 앞으로도 이렇게 풍요의 시대가 계속되리라는 보장도 없다. 우리 몸은 오래고 오랜 기간 동안에 배고픔의 아픈 기억을 가지고 있다. 요즘의 젊은 세대들은 모르겠지만 40세 이상인 사람들은 배고픔의 기억들을 모두 가지고 있을 것이다. 독일에 가면 집집마다 커다란 창고가 있고 그 안에는 몇 달 정도는 먹고 살 수 있는 식량과 비상품들이 채워져 있는 것을 볼 수 있다고 한다. 그것은 비록 지금은 평화 시대이지만 자주 전쟁을 치르다 보니 평상시에 그렇게 저장을 하던 습관이 아직도 남아 있어서 그렇다고 한다.

우리 몸도 마찬가지이다. 우리 몸의 유전자는 원시시대 이후로 그런 배고픔의 기억을 모두 저장하고 있다. 우리 몸은 환경에 적응하기 위하여 끊임없이 변화를 시도한다. 배고픔은 인류 역사상 가장 큰 스트레스였기 때문에 비상시에 쓸 수 있는 에너지를 비축해 놔야 하는데 그 방법이 우리가 쓰고 남은 에너지를 지방으로 바꾸어 몸에 축적하도록 유전자가 변하여 온 것이다. 이것은 우리 몸의 비상 체제에 속하는 것이고 전에 배고픔의 시대에는 유용한 것이었지만 근래의 풍요의 시절에는 좀 거북한 것이 되었다. 이렇게 변화한 유전자를 절약유전자라고 하며 이 설명을 절약유전자 가설이라고 하는데 아직까지는 가설이지만 상당한 설득력이 있는 주장이다.

이 유전자는 비만의 왕국이라고 하는 미국보다는 아시아인들에게 3배 정도 더 많다고 한다.

그리고 우리 몸은 그 옛날의 기억만을 가지고 있는 것은 아니다. 최근의 기억을 아주 생생하게 가지고 있고 최근의 상태에 따라 기민하게 변화하는 놀라운 기능을 가지고 있다. 살을 뺀다고 먹는 양을 급격히 줄이면 우리 몸은 비상 상태로 들어가서 영양소가 들어오는 대로 비축하려는 체재로 바뀌게 된다. 그래서 자칫 몸에 이상이 생기기도 하고 살빼기에 실패하게 되는 원인이 되기도 한다. 그러므로 살빼기를 하면

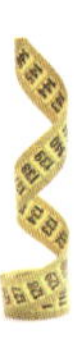

서 밥을 잘 먹어야 하는 것인데 몸이 비상을 걸지 않도록 하기 위함이다. 어떤 사람들은 살빼기 과정 중에 가끔 한 번씩은 과식을 하라고 하는데 아마 이것도 몸이 비상을 거는 것을 방지하는 방책 중의 하나일 것 같다.

살빼기에 성공했을지라도 우리 몸은 전날의 뚱뚱했던 기억을 가지고 그때로 돌아가려는 경향을 보이게 되는데 그것이 소위 말하는 요요현상이다. 살 빼는 것도 어렵지만 요요현상을 막는 것은 더욱 어렵다. 정상에 오르는 것보다 정상을 지키는 것이 더 어렵다고 하지 않는가. 그래서 어떤 사람들은 살빼기를 한 후 적어도 1년 동안은 빠진 몸무게를 유지해야 살빼기에 성공한 것으로 보기도 한다.

이렇게 DNA는 원자 폭탄보다도 수소 폭탄보다도 더 무서운 힘과 파괴력을 지녔다. DNA는 우리 몸과 마음의 모든 것을 장악하고 제어하고자 하기 때문이다. 살빼기라는 과정은 그 무지막지한 DNA와의 한판 싸움인 것이다.

내 몸은 정직한 몸

오래전에 교회에서 청년부를 담당하고 있을 때의 일이다. 수십 명 중에서 아직도 잊히지 않는 청년이 한 명 있다. 똑똑하고 얼굴은 탤런트 버금가게 예쁘고 일도 잘 해서 모든 사람에게 사랑 받던 자매였다. 키도 아담하고 몸무게도 50kg은 절대 넘지 않는 여린 소녀의 모습을 하고 있었다. 물론 몸매도 날씬해서 청바지가 잘 어울리는 자매였다. 그런데 내가 그 자매를 기억하는 것은 앞에 기록한 그런 사항들 때문이 아니다. 그 자매는 임원으로 일하고 있었는데 청년부 임원들과 두어 차례 회식을 한 적이 있다. 처음에는 고깃집을 갔는데 그 자매는 주변에 앉아 있던 남자 형제들보다 훨씬 잘 먹는 것이었다. 처음에는 배가 몹시 고팠나보다고 생각했지만 그다음에 뷔페에 갔을 때에 그게 아니라는 것을 알았다. 그 자매는 원래 그렇게 먹는다고 했다. 그런데 살이 찌거나 배가 나오지 않고 그 몸매와 몸무게를 유지한다는 것이다. 나와 같이 조금만 신경을 안 쓰면 바로 몸무게가 상향곡선을 긋는 사람에게는 정말로 부러운 존재이다. 이것을 보면 비만이 꼭 식생활의 문제 때문에 생기는 것은 아니라는 것을 알 수 있다.

젊어서부터 늙어서까지 마른 체형이 변하지 않는 사람이 있다. 그런 사람은 커다란 복을 하나 가지고 사는 사람이다. 좋은 조상을 만났기 때문이다. 조상으로부터 내려오는 체질과 유전은 무시할 수 없는 것이다. 부모, 조부모 혹은 그 이상의 조상들이 앓은 병이 있다면 그 방면에 대해서는 집중적인 관리를 해야 한다. 비만도 그 중의 하나이다.

내 몸은 정직한 몸이다. 의과대학 동창들이 나에게 지어준 별명이 하나 있다. 그것은 Alcohol Indicator라는 것인데 알코올이 약간만 들어가도 금방 붉어지고 그리고 계속 들어가면 점차 더 붉어지는 데서 얻은 별명인데 그것은 아직도 마찬가지이다. 비만도 마찬가지이다. 조금만 과식하고 신경 안 쓰면 바로 살로 되는 아주 정직한 몸의 소유자이다. 그 부분에서는 안 정직해도 되는데….

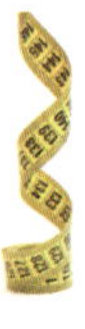

조상으로부터 아무리 먹어도 살 안 찌는 체질을 이어받지 못한 사람은 나와 같이 먹고 싶은 것 참고, 하기 싫은 운동해가면서 살 아나가야 한다. 어찌 보면 오히려 그것이 축복일지도 모른다.

내 살의 역사

내 살의 역사를 돌아보는 것도 살빼기를 하는 데 매우 중요한 정보가 된다.

나의 어릴 때 사진을 보면 젖살이 붙은 통통한 정도의 유년 시절을 지나고 나서 학교에 들어가고부터는 마르고 날씬한 몸매를 가졌다. 그 몸매와 체중은 의과 대학을 졸업하고 인턴 레지던트를 할 때까지 유지되었다.

그런데 20대 후반에 결혼을 하고 나서 살이 찌기 시작했는데 그때에 찐 살을 이번에 살빼기를 할 때까지 거의 일정하게 유지하였다. 체중이 불기 전의 무게는 65kg이 넘은 적이 없다. 그때는 살이 좀 쪄보는 것이 소망이었다. 아무리 먹어도 살은 더 늘어나지 않았다.

결혼을 하고 살이 찌기 시작했는데 아무래도 레지던트 후반기 때인 만큼 스트레스도 많고 회식 등의 먹는 기회도 많아졌기 때문이라고 생각된다. 우리 어머니는 전주에서 나고 자라신 분이라 음식 솜씨는 자타가 공인하는 분이다. 그래서 우리 식구들은 나가서 외식하는 일이 거의 없었다. 나가서 먹어도 집에서 먹는 것보다 좋은 것이 없었기 때문이다. 집에서 어머니가 해 주시는 밥만 먹었으니 살이 찔 이유가 없었을 것이다.

게다가 정형외과라는 특성상 당시에는 시도 때도 없이 끌려(?)나가 술과 고기를 마구 섭취해야 하였다. 칼잡이(?)라고 불리는 외과 계통의 의사들은 무슨 영웅호걸이나 되는 듯이 술을 잘 마셔야 한다는, 지금 생각하면 말도 안 되는 이상한 관념이 있어서 못먹는 술과 별로 좋아하지 않던 고기를 마구 밀어 넣어야 했다. 아마도 옛날 사람들은 삼국지를 너무 많이 읽어서 그런 것이 아닐까 여겨진다. 요즘 후배들을 보면 그런 분위기가 많이 없어진 것 같아 다행이다.

하여튼 그때에 불어나 고정된 살이 향후 30년간 나와 동거하게 된다.

나와 같이 젊어서 비만이 없었던 경우는 살빼기에 있어서는 청신호이다. 그러나 지방세포의 수가 늘어나 있는 소아비만이 성인비만으로 연결된 경우는 조금 어려운 점이 있다. 그래서 소아비만의 처리가 중요한 것이다.

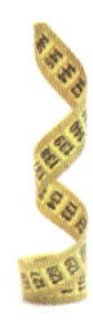

 살 뺀 의사의 살 빠지는 이야기

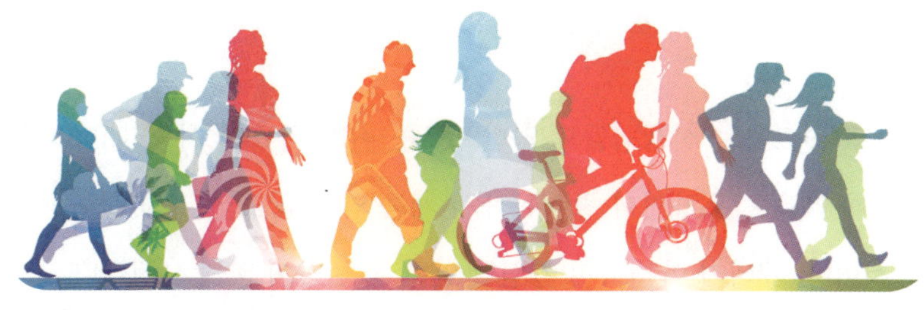

병원에서 치료하는 비만

살 빼는 약

살빼기를 시작하는 데 있어서 가장 우선 생각하여야 할 하나의 원칙이 있다. 그것은 절대로 약에 의존하지 말라는 것이다. 다이어트에 대한 책을 낸 의사 선생님들의 책을 보면 비만도 병으로 취급하여 약을 쓰고 수술까지도 감행하여 적극적으로 치료해야 한다고 강변하는 것을 볼 수 있다. 틀린 말은 아니지만 보통의 방법으로 해결되지 않는 고도 비만인 경우 외에 일반 비만에서도 그 방법을 적용하려는 움직임에 대해서는 우려하는 입장이다. 나의 좁은 소견으로는 또 하나의 수요를 창출하려는 왜곡된 의료 현실이 아닌가 생각한다. 그리고 비만을 전

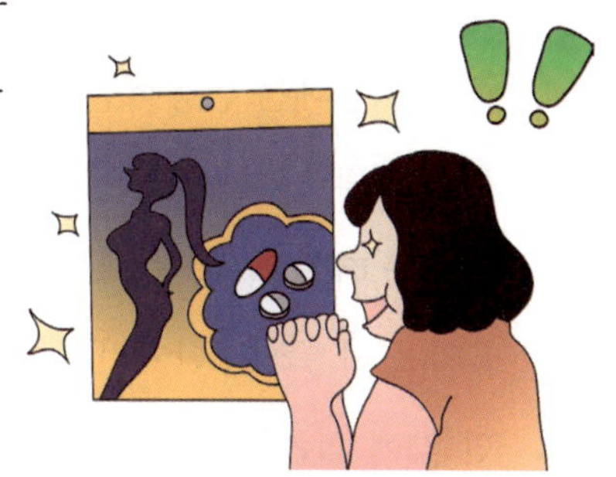

문으로 진료하는 선생님들도 약만으로는 비만 치료가 어렵다고 한다. 게다가 약을 사용하면서 줄어든 몸무게는 약을 끊으면 다시 불어난다는 것이다. 게다가 아직까지 안심할 만한 좋은 약이 없는 사정이다.

살 빼는 약을 찾는 사람들은 아마도 운동은 하기 싫고 먹는 것을 줄이는 것은 더욱 힘들고 해서 간편하게 약 하나로 해결하려는 심리인 것 같다. 운동도 하고 식사조절도 하면서 보조적으로 약을 사용하다면 그리 큰 문제는 아닐 것 같은데…. 살빼기에 동원되는 약들은 부작용이 많은 편이다. 물론 모든 약이 부작용을 가지고 있어 가능하면 안 먹는 것이 좋지만 여기에 사용되는 약들은 더욱 그런 경향이 있다. 실제로 얼마 전까지 미국 FDA에서 공인되었으며 안전하다며 널리 쓰이던 식욕 감퇴제도 나중에 그 부작용이 알려지면서 퇴출된 적이 있다. 그러니 지금 안전하다고 의사들이 권유하는 것도 믿을 수 없는 것이 현실이다. 과거에 팔다리가 없는 기형아 출산이라는 엄청난 재앙을 가져왔던 탈리도마이드 악몽이 재현되지 말라는 보장도 없는 것이다.

하지만 조금만 기다려보자. 세계적으로 엄청난 규모의 비만 시장을 세계의 메이저 제약회사들이 그냥 놔둘 리가 없다. 그러니 아직은 아니다. 정말로 부작용이 적고 값도 싼 약이 나와 준다면 살 빼는 고통을 약간이라도 줄이기 위하여 권장할 마음도 있지만 지금까지 나온 약들은 대개 처음에는 선풍적인 인기를 얻다가 한참 사용한 후에 부작용이 발견되어 퇴출되는 것들이 많았다. 모든 약은 독이라는 개념은 살빼기 약에서는 더욱 적용되는 개념이 아닐까?

약을 사용하면 단기간 내에 혹은 덜 고생을 하고 살을 뺄 수도 있겠지만 약에 의존한 우리 몸은 그 약의 효과가 없어지면 다시 전의 상태로

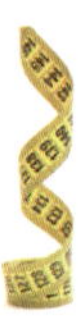

돌아가려고 할 것이 자명한 사실이다. 살빼기보다 뺀 살 유지하기가 더욱 어렵다는 사실을 기억한다면 약은 멀리하기를 바란다. 그래서 이 책에서는 약이라든지 수술법이라든지 하는 방법에 대해 자세한 언급을 안 할 것이다. 그것이 꼭 필요한 사람은 그것을 전문으로 하는 선생님에게 가서 직접 치료 받는 것이 원칙일 것이고 책을 보면서 공연히 잘못된 상상을 하는 것은 위험하고 낭비적인 일이기 때문이다.

수술법
(초고도 비만을 위한 치료 방법)

100kg을 훨씬 넘고 체질량지수가 35 이상인 초고도 비만 환자들이나 비만으로 인해 고혈압이나 당뇨병 같은 병이 겹쳐 생명에 위협을 받는 사람들 그리고 여러 차례 식사 조절과 운동으로 살빼기를 시도하였으나 계속 실패한 사람들은 수술이 효과적인 해결책이 될 수 있다. 아직까지는 위와 같은 극단적 비만이 아닌 사람들에게 적용할 만한 방법은 아니다. 하지만 그런 사람들에게도 좋은 방법이 될 가능성은 얼마든지 있다. 그렇지만 아직은 그냥 참고만 하고 지나가는 것이 좋겠다.

방법으로는 위의 용적을 작게 하는 수술, 영양소 흡수를 줄이기 위해 장을 우회시키는 수술, 위 속에 풍선을 넣는 수술 등이 있다.

지방 흡입술

지방 흡입은 살빼기를 위한 것이 아니라 국소적인 지방 제거를 통해 몸매를 좋게 하려는 것을 주목적으로 하는 것이다. 그래서 부분적으로 지방을 제거하는 것이야 큰 문제가 아닐 수도 있다. 그러나 지방흡입술을 살빼기 목적으로 하는 것은 상당히 큰 문제이다.

우리 몸의 시스템은 우리의 생각과 차원이 다르다는 점을 알아야 한다. 그동안 비상사태에 대비해서 열심히 모아둔 지방을 일시에 빼앗아 가니 우리 몸이 가만히 있을 리가 없다. 자기의 예금 통장에 가득 넣어둔 현금을 어떤 사람이 어느 날 상당부분 인출해갔는데 가만히 있을 사람이 어디 있겠는가. 사람의 생각도 그럴진대 그보다 몇 수 위인 몸의 시스템이 가만히 있을 리가 만무하다. 우리 몸은 조용히 시간을 두고 설득을 해야 반항하지 않고 조금씩 자기의 예금(지방)을 내어 놓는다. 갑자기 보물같이 아껴두었던 지방이 단숨에 날아갔으니 우리 몸은 다시 지방을 쌓으려고 노력을 할 것이다.

살빼기는 자기의 생각보다 몇 수 위인 몸의 시스템과의 소리 없는 전쟁이다. 전투를 안 하고 성을 빼앗는 장수가 최고의 장수이다. 전투는 필연적으로 상처와 후유증을 남기는 것이므로 몸에 지방 흡입이라는 싸움을 걸지 않는 것이 좋겠다. 처음의 간단한 승리로 기뻐할 수는 있어도 결국은 패배의 구렁텅이에 빠지게 될 확률이 더 높기 때문이다.

지방 흡입술은 처음부터 비만을 치료하기 위하여 개발된 방법을 아닌 것 같다. 지방종이라든지 남성형 유방 등의 치료 그리고 다른 성형외과의 수술에서 부분적으로 사용되던 방법이 비만 치료에 일반적으로 사용되기 시작한 것으로 보인다. 일부 의사들은 이것이 매우 안전한 것이라고 힘주어 말하지만 방송에 안 좋은 소식이 가끔 나는 것을 보면 그렇지도 못한 것 같다.

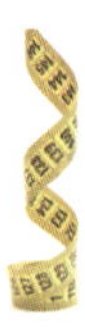

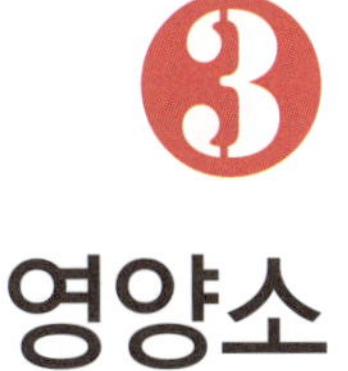

3

영양소

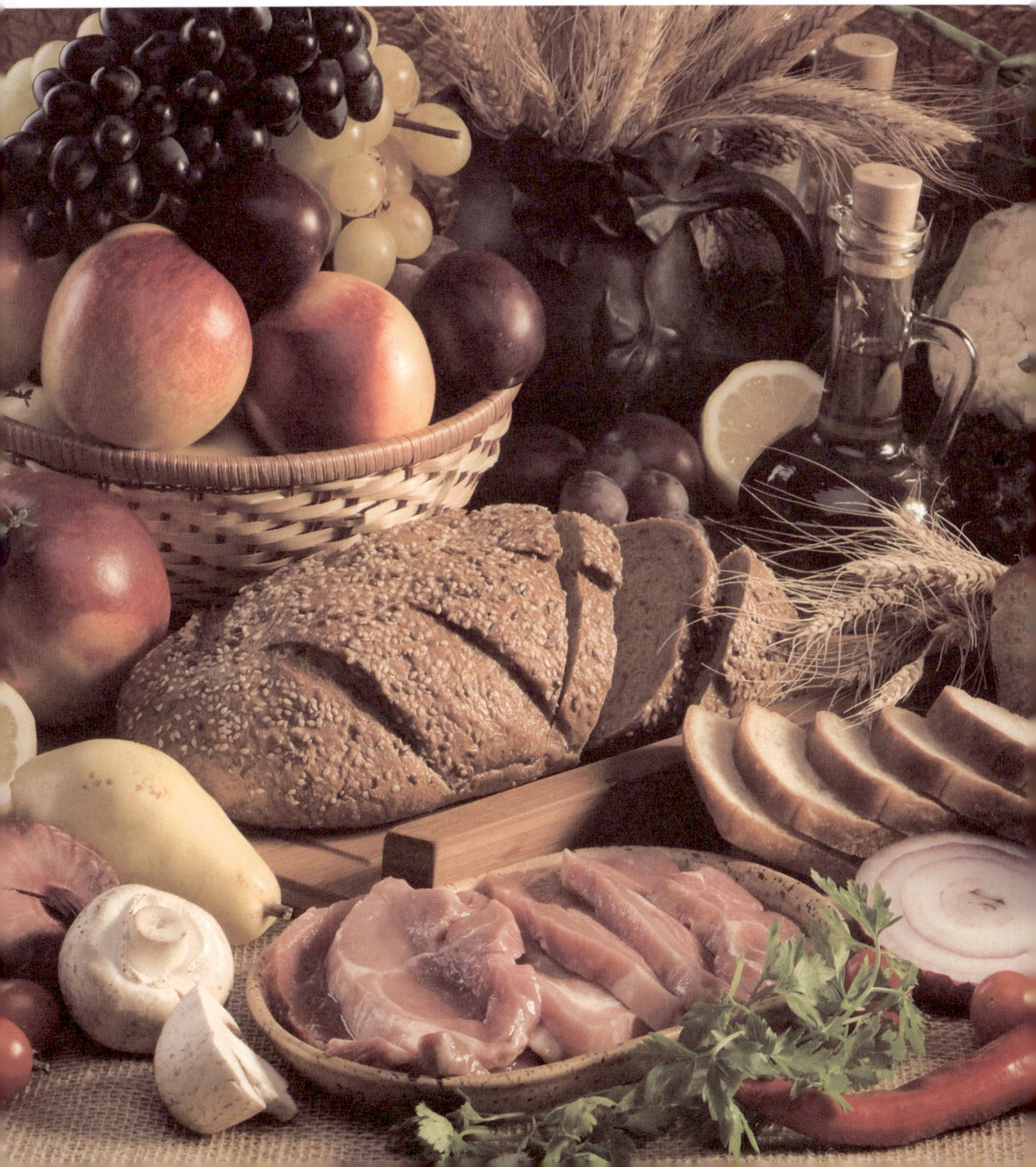

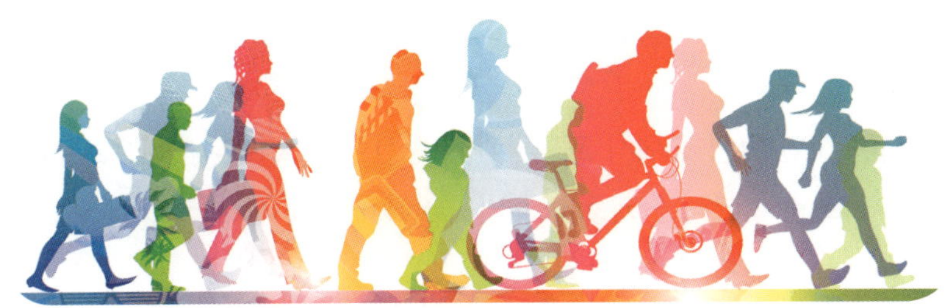

영양소는 그 기능에 따라 크게 2가지로 나눈다. 하나는 몸을 구성하는 영양소이고 둘째는 에너지원으로서 사용되는 영양소이다. 몸을 구성하는 영양소는 단백질이 주류이고 태워 없어지는 에너지원은 탄수화물과 지방이 주류이다. 따라서 살빼기 과정에 있는 우리는 체격을 키워야 하므로 몸을 구성하는 영양소는 평소보다 더 많이 섭취해야 하고 또 남는 열량은 없애야 하기 때문에 에너지원으로 사용되는 영양소는 줄여나가야 한다.

3대 영양소

우리 몸에 꼭 필요한 3가지 영양소란 다름 아닌 단백질, 지방 그리고 탄수화물이다. 탄수화물은 포도당으로, 지방은 지방산으로, 단백질은 아미노산으로 분해되어 에너지를 발생하게 되는 것인데 이 중에서 포도당과 지방산이 주요 에너지원으로 사용된다. 탄수화물은 바로 사용할 에너지로, 지방과 단백질은 오래 사용할 에너지로 이용된다.

영양소는 우리가 얻어 들이고, 사용하고, 남으면 쌓아두는 것이 우리의 재물과 비슷하다. 탄수화물은 현금, 지방은 증권 등의 유가증권, 단백질은 부동산과 비유될 것 같다. 현금(탄수화물)은 언제든지 사용할 수 있는 편리함은 있지만 현금을 무한정 지니고 다니지는 않는다.

건강한 사람은 위 세 가지가 적절하게 분배되어 재테크를 잘 한 사람과 같다. 집안 경제가 어려워지면 우선은 있는 현금을 쓰겠지만 그것은 금방 바닥이 난다. 그다음으로 현금화가 비교적 쉬운 증권을 내다 팔고 그것으로도 모자라면 부동산까지 팔아야 한다. 결국 살빼기를 할 때에 잘 먹지 않으면 단백질이 사용되어야 하므로 근육이 마르게 되기 때문에 조심하여야 한다.

예전에 먹을 것이 귀했던 시절에는 운동선수들은 평소에는 밥과 식물성 반찬이 주된 음식만을 먹다가 경기 전날이나 되어야 고깃집에 가서 고기를 배불리 먹곤 했다. 어떤 육상 선수는 라면만 먹고 운동을 했다고 해서 이야기거리가 되기도 했다. 그러나 경기 전날 고기를 먹는 것은 별 도움이 안 되는 것이다. 선수들이 다음 날 폭발적인 힘을 내야 하는데 단백질과 지방은 그렇게 빨리 반응을 해주지 못하지 때문이다. 평소에 고기를 자주 먹고 경기 전에는 탄수화물 식사를 하는 것이 좋은 방법이다. 물론 요새 선수들은 다 그렇게 하고 있다.

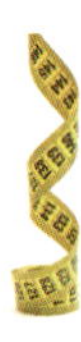

영양소의 섭취

다음에 각 영양소의 필요량을 각각 적어
놓기는 하겠지만 사실 g수를 따져가면서 음식을 먹는다는 것은 오히려
스트레스만을 더 키우는 결과를 낳는다. 전문 영양사가 일일이 계산을
해주고 요리사가 그에 맞추어 음식을 만들어 줄 수 있는 귀족과 같은
생활을 한다면 몰라도 가정과 정신의 평화를 위하여 일반적인 원칙 정
도만을 지키면서 식사를 하는 것이 좋겠다.

대부분 우리나라 사람들의 영양소 섭취 비율은 탄수화물:단백질:지
방=6:2:2 정도이다. 그런데 살빼기 과정에 있는 사람은 단백질의 섭
취 비율을 높이고 지방은 가능한 한 줄이는 것이 좋다. 단백질이나 탄
수화물은 조금 지나치더라도 흡수과정에서 열 생산에 쓰이기 때문에
남는 열량이 그대로 지방으로 축적되는 것은 아니지만, 지방은 남는 만
큼 그대로 지방으로 축적되기 때문이다. 결국 그 일반적인 원칙이란 식
물 섬유는 최대한 많이, 단백질은 많이, 탄수화물은 적당히, 그리고 지
방은 되도록 적게 먹는 것이다.

그리고 우리는 우리 몸이 필요로 하는 것보다 너무 많이 먹고 있기 때
문에 전체적으로는 지금 먹는 양보다는 많이 줄여야 한다. 그러면서도
우리 몸이 그것을 눈치 채지 못하도록, 다시 말하면 우리가 우리 몸 안
에서 작용하는 방어 시스템이 작용하지 않도록 해야 한다. 즉 항상 들
어오던 에너지가 줄어들면 저장 모드로 들어가는 본능적인 유전자를
자극하지 않도록 하는 것이 중요하다. 사람의 의지는 본능을 이기지 못
하기 때문이다.

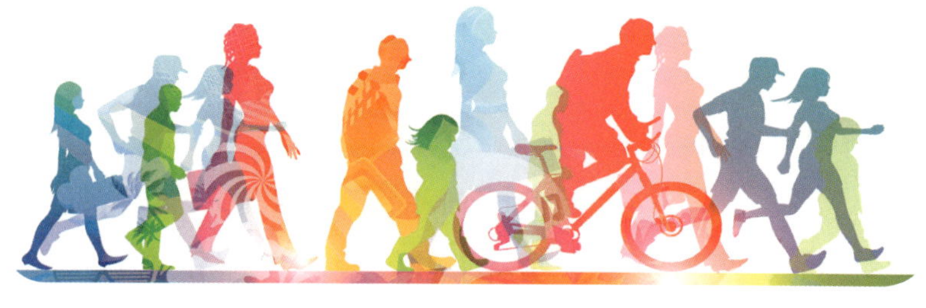

01

단백질

단백질은 당질이나 지방과 마찬가지로 우리 몸에서 에너지원으로 사용되는 영양소이기도 하지만 우리 몸의 중요한 구조를 이루고 그 외에 특수한 기능을 가지고 있다.

단백질은 지방이나 탄수화물이 하지 못하는 할 일이 많기 때문에 우리 몸은 단백질이 없어지는 것을 매우 경계한다. 따라서 몸속의 단백질은 거대한 에너지 저장 창고이긴 하지만 우선 지방과 탄수화물이 에너지로 사용되고 비상시에만 단백질이 에너지로 사용된다. 단백질을 꼭 에너지원으로 사용할 때에는 포도당으로 변화하여 사용하게 된다.

단백질의 섭취

하루에 필요한 단백질은 몸무게 1kg당 0.8~1g이다. 그러나 살빼기를 하는 경우에는 다른 영양소를 줄이고 단

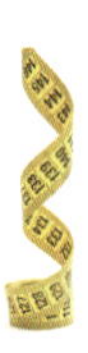

백질의 섭취는 1kg당 1.2~1.5g 정도로 늘려 잡는 것이 좋다. 이것은 일반 사람들의 필요량이므로 노동이나 과격한 운동을 하는 분들은 양을 1kg당 1.5~2g 정도로 늘려야 한다.

단백질은 아미노산이라는 형태로 나뉘어져 흡수된다. 아미노산 중에는 우리 몸에서 합성할 수 있는 것도 있지만 합성이 불가능해 꼭 섭취를 해야 하는 것이 있는데 이것을 필수 아미노산이라고 한다. 혼동하지 말아야 할 것은 이것이 필수 아미노산이라고 해서 다른 아미노산보다 더 중요한 것은 아니다. 단지 필수적으로 섭취를 해야 한다는 뜻이다. 동물성 단백질은 지방 함량이 높은 반면에 필수 아미노산이 풍부한데 식물성 단백질은 지방은 없지만 필수 아미노산이 적다. 그래서 총 섭취 단백질 중에 1/3은 완전 단백질로 섭취하는 것이 좋다.

단백질을 많이 섭취하면 신장(콩팥)에 무리를 주고 칼슘이 빠나간다고 우려하기도 한다. 그러나 그 정도가 되려면 예전에 유행하던 황제(엣킨스) 다이어트같이 모든 칼로리를 단백질로 채우는 방법으로 식사를 했을 때에나 가능한 것이므로 적절한 균형 식사를 하는 경우에는 걱정할 필요가 없다.

단백질이 살빼기에 좋은 이유

우리나라 사람들의 개념에는 단백질이라고 하면 고기, 특히 쇠고기나 돼지고기가 강하게 인식되어 있는 것 같다. 체중을 줄이라고 하면 우선 고기를 먹지 않아야 된다는 생각을 많이 한다. 식물성 음식이 대부분이었고 고기 먹기가 힘들었던 시절에 고기를 많이 먹은 사람들이 체격이 좋았던 것을 기억한 사람들이 고기를 먹으면 살이 찐다는 고정 관념을 가지게 된 것 같다.

그러나 실제로 단백질은 살찌는 것과는 거리가 멀다. 실제로 미국에서 연구한 바에 의하면 고단백 식사를 한 사람들과 일반 식사를 한 사람들과의 비교에서 고단백 식사를 한 사람들에게서 혈중 콜레스테롤의 수치나 심장병 발병률이 감소되었다고 한다. 단백질은 섭취 후 지방이나 탄수화물보다 포만감이 빨리 오고 효과도 더 크다. 게다가 포만감을 오래 지속시켜 주어 배고픔의 신호를 지연시켜 주는 역할을 한다.

단백질은 체내에서 흡수 대사되는 과정에서 지방이나 탄수화물보다 많은 열을 발생하며 소모된다. 먹고 나서 포만감은 생기지만 실제로 1/4 정도는 열로 없어진다고 하니 체중 조절에는 이만한 영양소는 없는 것이다. 탄수화물을 줄이고 단백질의 섭취를 늘리면 인슐린의 작용이 개선되는 효과가 있고 렙틴의 작용도 개선시킨다고 한다.

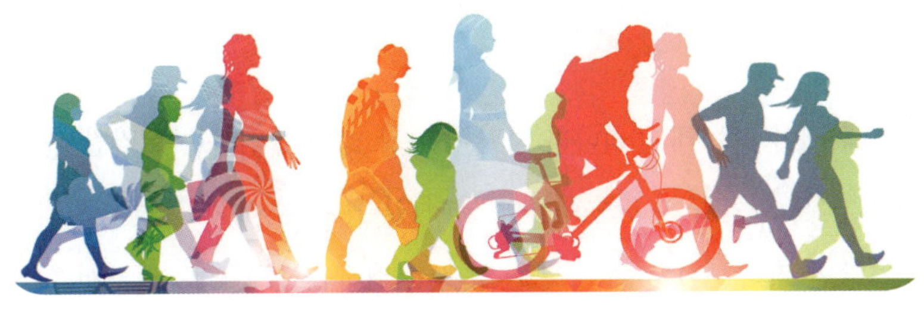

02

탄수화물

탄수화물이란

탄수화물은 당질과 섬유소를 모두 일컫는 말이지만 보통은 탄수화물이라고 하면 당질을 의미한다. 당질은 체내에서 소화 흡수되어 간과 근육에 글리코겐 형태로 저장되고 섬유소는 소화가 되지 않는 셀룰로오스 성분이다. 사람은 탄수화물을 주로 식물을 통해서 섭취해야 하는데, 식물은 전분의 형태로 포도당(Glucose)과 세포벽의 성분인 셀룰로오스를 가지고 있다.

탄수화물의 섭취

우리 몸은 탄수화물을 자체를 만들지는 못하지만 부족하면 단백질로부터 만들기 때문에 탄수화물이 부족하면 단백질의 감소를 초래하게 된다. 그래서 하루에 50~100gm의 탄수화물

을 섭취해야 하는데 우리나라 사람이 가장 많이 섭취하는 흰쌀밥 한 그
릇에는 65gm 정도의 탄수화물이 들어 있다. 결국 세끼 모두 흰쌀밥을
먹는다면 거의 200gm에 가까운 양을 섭취하는 꼴이므로 그래서 살빼
기를 할 때에는 매 끼마다 1/2 정도의 밥을 덜고 먹는 것이 좋다.

사오십 년 전에 우리나라 사람의 열량 섭취 중에서 탄수화물의 비율
이 거의 80%에 달했다. 그런데 그것이 요즈음은 60%대로 떨어졌지만
아직도 높은 상태이다. 우리나라 일반적인 사람에서는 60% 정도를 탄
수화물로 섭취할 것을 권유하고 있지만 살빼기를 하는 사람들은 그 비
율을 더욱 낮추고 단백질의 섭취를 늘려야 한다. 탄수화물의 과다 섭취
는 피하지방보다는 복부지방의 증가에 영향을 미치므로 복부 비만인
사람들의 경우는 더욱 탄수화물의 섭취를 낮추어야 한다. 탄수화물의
섭취량이 상대적으로 많은 동양인들이 복부 비만이 많아 상대적으로
비만율이 매우 낮은데도 불구하고 당뇨병 등의 대사 증후군의 발병률
이 서양과 비슷하게 보고되고 있다.

탄수화물을 줄이는 것은 열량 과다를 경계하기 위한 것이므로 흡수
가 빠르고 열량이 높은 설탕 같은 단순당보다는 흡수가 잘 되지 않는
전분 같은 복합당의 형태로 섭취하는 것이 좋다.

탄수화물의 대사

탄수화물은 우리 몸의 주요 에너지원으
로 1g당 4칼로리의 열량을 가지고 뇌, 근육 등의 조직에 빠르게 에너지
를 공급하는 역할을 한다. 사용하고 남은 탄수화물은 글리코겐이란 물
질로 간과 근육에 저장되는데, 이 글리코겐이 다 사용되지 못하고 남으

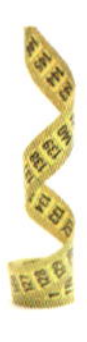

면 간에서 지방산이 되거나 글리세롤이란 물질로 변하여 지방으로 쌓이게 된다. 당질이 분해되어 생긴 포도당과 중성지방이 분해되어 생긴 지방산은 우리 몸의 중요한 에너지원이다.

간과 근육이 글리코겐을 저장한다고는 하지만 그 용량이 그리 크진 못하다. 간에는 최대 100g, 근육에는 최대 300g 정도인데 우리가 만약 계속 음식을 섭취하지 않는다면 한나절 정도 버틸 수 있는 양이다. 물론 운동을 하거나 몸을 많이 사용하면 몇 시간 내에 다 소진될 수 있다. 결국 포도당은 단기적으로 그때그때 필요한 에너지를 공급하는 데 쓰이는 것이다. 반면에 지방산은 좀 더 장기적인 에너지원으로 사용된다.

보통 건강한 사람은 혈중 당의 농도가 80mg/dl에서 120mg/dl 까지 사이에서 일정하게 유지하는데 그러기 위하여 상당히 많은 노력을 기울이는 것을 볼 수 있다. 그것은 탄수화물이 현금 같은 것이어서 우리가 아무리 부동산이 많고 주식이 많아도 당장의 생활에 필요한 현금은 항상 확보하고 있어야 되듯이 그런 확보의 차원이기도 하지만 우리 몸의 제일 중요한 기관인 뇌가 오로지 포도당만을 에너지로 요구하기 때문이다. 뇌는 전체 몸의 비하면 2% 밖에 되지 않지만 에너지는 전체 몸의 1/4을 필요로 한다. 그것을 모두 포도당으로만 요구하니까 혈당을 일정하게 유지해야 하는 것은 당연한 것이다. 그 반면에 지방이나 단백질은 그렇게 단기적으로 일정하게 유지하려는 노력은 보이지 않는다.

설탕

우리가 제일 많이 대하는 대표적인 탄수화물인 설탕은 포도당과 과당이 결합한 이당류이다. 사탕수수나 사탕무 등에서 추출되는데 문제는 이 원료에서 불순물을 제거하는 과정, 즉 정제 과정에서 당류 이외의 좋은 영양소가 모두 제거되고 순백색의 하얀 모습으로 바뀌는 것이다. 마치 술이 칼로리만 남은 액체인 것같이 설탕은 칼로리만 남은 정제 탄수화물이 되어버린다. 사람들이 설탕, 밀가루, 흰쌀같이 백색의 음식을 경계하는 이유는 그것이 근본적으로 나빠서가 아니라 너무 정제되어 먹는 양에 비해 칼로리 섭취 비율이 높기 때문이다. 특히 당뇨가 있는 사람들은 그것을 백색공포라고까지 부른다.

그런데 백색 공포에 놀란 사람들이 황설탕이나 흑설탕을 찾는 경우가 있는데 현미가 쌀을 덜 정제하여 나온 데 비해 설탕은 백설탕에 공정을 추가하거나(황설탕) 첨가물을 넣은 것이기(흑설탕) 때문에 차라리 그냥 백설탕을 먹는 것이 좋다. 실제로 덜 정제하여 만든 황색 혹은 흑색 설탕도 있지만 그것은 특수한 지역에서만 유통된다.

설탕이 그렇다고 설탕 대신에 단맛을 내기 위해 쓰인 것들은 더욱더 위험하다. 찻집에 가보면 올리고당, 아스파탐, 뉴슈가 등이 설탕 옆에 준비되어 있는 것을 볼 수 있다. 설탕은 정제만 한 것이지만 그들은 화학과정을 거치는 것들이다. 소량으로 칼로리를 줄일지는 모르지만 화학약품을 먹는다고 생각하면 된다. 차라리 그냥 백설탕을 먹든지, 정 걱정이 되면 안 넣고 먹든지 하는 것이 좋겠다.

과당(프룩토오스)

과일에 많이 들어 있어서 과당(果糖)이라고 불리는 것 같다. 실제로 과일에는 과당이 많이 들어 있다. 단 과일을 먹을 때에 우리는 설탕을 먹는 것과 같이 칼로리가 과잉 섭취될까봐 조금은 걱정을 하게 된다.

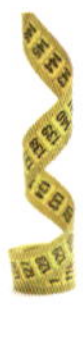

그러나 그렇게 많이 걱정할 필요는 없다. 우선 과당은 당 중에서 단맛이 가장 강하므로 조금만 먹어도 단맛을 느낄 수 있어 칼로리 섭취를 줄일 수 있다. 그리고 과당이 별로 없는 과일에 설탕을 잔뜩 쳐서 먹는 것과 과당이 많이 들어 있은 과일을 먹을 때의 차이를 느껴보기 바란다. 그리고 과당은 당의 흡수 속도를 나타내는 당지수가 낮다. 과당이 포도당과 같은 구조의 단순당이지만 다른 점은 포도당은 간에서 대사되지 않는 반면에 과당은 간에서 대사가 되므로 흡수된 후에 혈중으로 나와 혈당을 높이는 정도가 상대적으로 약하다는 것이다. 그래서 당뇨 환자라도 어느 정도의 과일은 섭취하기를 권하는 것이다. 과일에는 그 외에도 미네랄, 무기질, 식이섬유, 항산화물질 등 좋은 것들이 많이 들어 있기 때문에 당뇨환자뿐만 아니라 살빼기에도 좋은 음식이다.

그러나 장점이 있으면 단점도 있게 마련이다. 과당은 포도당에 비해 저장할 공간이 좁다. 포도당은 간과 근육에 모두 저장 가능하지만 과당은 근육에는 못 가고 오로지 간에만 저장된다. 즉 체내 활용도가 많이 떨어진다는 말인데, 따라서 과일이 설탕보다 안전하다고 많이 먹으면 살찌는 데에 기여를 하게 된다.

그래도 과일에 들어 있는 과당은 여러 가지 좋은 점이 많지만 식품에 많이 쓰이는 액상으로 된 과당은 상당히 많은 문제를 유발한다. 과당과 옥수수 시럽을 섞어서 만든 것이 액상 과당이다. 설탕 대신으로 주로 사용되는데 이것이 들어간 식품들의 문제점은 먹으면 먹을수록 식욕이 더 난다는 것이다. 포도당이 많이 있는 설탕에 대해서는 우리 몸이 예민하게 반응하여 어느 정도 포만감을 느끼지만, 액상 과당에 대해서는 잘 반응을 못 해 포만감을 느끼는 속도가 늦다. 게다가 그 맛이 입에 달라붙는 맛이기 때문에 액상 과당으로 만든 과자 한 봉지를 들면 어느새 다 먹게 되지만 다 먹도록 여전히 배가 허전함을 느끼는 것이다. 배가 불러진다기보다 더 허기가 지는 것을 느꼈을 것이다. 게다가 설탕은 물리적 과정으로 추출하지만 액상 과당은 화학적인 처리 과정을 거친다. 마지막으로 원료인 옥수수가 아직까지 그 폐해가 알려지지 않은 유전자 변형으로 대량 생산된 것이 대부분이라는 것이다.

무가당 과일주스

우리가 상품 선전에 현혹되어 잘못을 범하는 예가 여러 가지가 있다. 단점은 살짝 가린 채 장점만을 과대 선전하고 단점에 대한 정보를 주지 않아 해를 입는 경우이다. 무가당 과일주스라는 것이 그런 것 중의 하나일 것이다.

이름만으로 보아서는 이것이 당이 하나도 들어 있지 않을 것이라고 착각할 소지가 많다. 사람들은 과일의 다른 좋은 영양소는 섭취하면서 당은 섭취를 안 했으면 하는 생각에 이 주스를 선택할 것이다. 그러나 이 무가당이라는 것은 과일주스 원래 액에 당을 더 넣지 않았다는 얘기이지 당이 없다는 것이 절대 아니다.

주스는 과일에서 섬유질을 제거하고 농축된 것이기 때문에 원과일을 직접 먹는 것보다 더 높은 칼로리를 가지게 된다. 결국 주스 자체가 당이 농축되어 있는 것이므로 조심해야 하고 게다가 섬유질이 없으므로 더 빠르게 흡수된다는 사실도 알아야 한다.

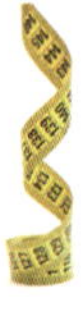

당지수(Glycemic Index)

당지수는 당질의 흡수속도를 나타내기 위한 것이다. 특정 식품 속에 포함된 50g의 당질을 섭취한 후 혈당의 반응곡선면적을 표준식품인 흰빵이나 포도당 50g의 당질을 섭취한 후 혈당반응곡선면적으로 나눈 값을 의미한다. 즉 표준식품(포도당)에 비해 얼마나 잘 흡수되어 혈당을 올리는 양이나 속도가 빠른가 하는 척도이다. 따라서 비만과 당뇨 관리에 있어서 꼭 알아두어야 할 사항이다. 결국 당지수가 높은 음식을 먹으면 혈액내의 포도당 수치가 급격히 올라가 인슐린의 분비를 과도하게 유도하므로 당뇨의 위험성을 높인다.

당지수가 낮은 음식은 소화와 흡수가 천천히 되므로 포만감이 오래

정도	당지수	종류
낮음	20~30	콩(25) 보리(25) 딸기(29)
	30~40	버터(30) 위스키(30) 치즈(31) 오렌지(31) 와인(32) 귤(33) 맥주(34) 정종(35) 배(36) 사과(36) 감(37) 토마토(38) 생크림(39)
중간	40~50	복숭아(41) 포도(43) 혼합잡곡(45)
	50~60	통밀빵(50) 바나나(53) 고구마(54) 메밀국수(54) 옥수수(55) 호밀빵(55) 스파게티(55) 현미밥(56) 오렌지주스(57)
높음	60~70	치즈피자(60) 황도통조림(63) 토란(64) 호박(65) 아이스크림(65) 파인애플(65)
	70~80	으깬감자(70) 당근(71) 수박(72) 팝콘(72) 꿀(73) 튀긴감자(75) 도넛(76)
	80~90	구운감자(80) 떡(82) 딸기잼(82) 흰쌀밥(84)
	90이상	초콜릿(91) 식빵(91) 설탕(109) 맥아당(105)

지속되는 장점이 있다. 그러나 당지수 하나만으로 좋고 나쁨을 판단하는 것은 잘못될 가능성이 있다. 당지수는 낮지만 칼로리는 높은 것이 있고 그 반대도 있기 때문이다. 과일이나 채소 중에 당지수가 높은 것이 있는데 그것들은 큰 문제가 없다. 열량이 적고 그것에 포함된 포도당 총량이 적으므로 몸에 미치는 영향은 적은 편이다.

그리고 당지수가 높은 음식이라도 섬유질이나 단백질 등과 같이 먹으면 흡수가 느려져서 당지수만큼의 인슐린에 영향을 끼치지 않는 경우도 있다. 결국 당지수 하나에만 매달리기보다는 그 식품의 칼로리와 함유된 당질의 양을 함께 따져보아야 할 것이다.

식이섬유

식이섬유는 식품 중에서 채소·과일·해조류 등에 많이 들어 있는 섬유질 또는 셀룰로오스로 알려진 성분이다. 이것도 탄수화물의 일종이지만 건강에 꼭 필요한 것이어서 여섯 번째 영양소로 취급하기도 한다. 소화되기 쉬운 단당류와는 다르게 사람의 소화효소로는 잘 소화되지 않고 몸 밖으로 배출되는 고분자 탄수화물(다당류)인데 대장에서 일부가 장내세균에 의해서 발효되기도 한다.

3대 영양소 외에도 살빼기에 중요한 것이 식이섬유이다. 살빼기를 하다보면 매일 들어오던 양의 음식이 들어오지 않기 때문에 위와 장이 혼란을 겪게 된다. 우리 몸이 전체적으로는 음식의 질과 양을 다 고려하겠지만 다행히 우리의 위는 질보다는 양을 중요시한다. 그래서 칼로리는 적으면서 양을 채워줄 것이 필요한데 그것에 가장 적합한 식품이 식이섬유이다. 식이섬유는 다른 영양소에 비해 가장 오래 포만감을 유지

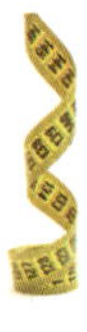

하게 해준다.

우리 몸에 필요한 식이섬유의 1일 필요량은 25~30g이다.

종류

식이섬유는 다음 두 가지가 적절히 배합된 것이 좋다.

1. 수용성 식이섬유 : 이것은 수분을 흡수하므로 섭취하면 팽창하여 포만감을 준다. 그리고 대변을 부드럽게 하고 지방의 흡수를 줄여준다. 과일과 해조류의 대부분과 일부 야채가 이 식이섬유를 가지고 있다.
2. 불용성 식이섬유 : 수용성 식이섬유에 비해 물을 흡수하지 않으므로 거칠다. 곡류, 야채류에 많이 들어 있다.

기능

1. 섬유질은 대장 내의 정상 세균인 대장균의 먹이가 되는 등 대장균을 활성화시켜 해로운 세균의 침범을 막아주고 발암 물질의 작용을 억제하거나 희석시킨다. 소화가 안 된 섬유소가 장내에서 발암 위험 물질이나 여러 독성 물질들을 닦아내는 역할을 해 독성 물질의 흡수를 방해하고 대장암을 예방한다. 식이섬유를 많이 먹으면 대장암 발생률을 30%까지 감소시켜 준다고 한다.
2. 섬유질은 콜레스테롤과 포도당 등의 영양소의 소화와 흡수를 더디게 해주므로 탄수화물의 당지수를 낮추는 역할을 한다. 따라서 고

지혈증과 당뇨 치료에도 많은 도움을 준다. 어떤 섬유질은 장내에서 염분과 결합하여 몸 밖으로 배출되어서 혈압이 올라가는 것을 막아 준다.

3. 식이섬유는 부피는 크고 칼로리가 매우 적기 때문에 그 자체로 포만감을 주어 다른 음식의 섭취를 줄이게 해주어 과식을 방지해 준다. 식사를 하기 전에 오이, 배추, 당근, 브로컬리, 상추 등을 푸짐하게 먹은 다음에 본 식사를 시작하는 습관은 살빼기와 함께 건강을 유지하는 좋은 방법이다.

4. 대장의 운동을 촉진시켜 변이 내장을 통과하는 시간을 짧게 하고 배변량을 증가시키므로 변비를 막아준다.

부작용

모든 것이 지나치면 좋지 않듯이 식이섬유도 지나친 경우에는 부작용을 유발한다.

1. 일부 식이섬유에는 제거되지 않은 독(毒)이 존재하기도 한다.
2. 대장에 필요 이상의 식이섬유가 들어오면 대장균들은 이상 발효를 하게 되고 오히려 장점막에 손상을 주기도 하고 변비를 악화시키기도 한다. 칼슘·철분·아연 등 무기질의 흡수를 방해하기도 한다.

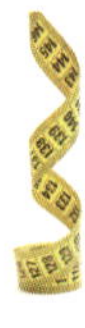

저 푸른 초원 위에

내가 어렸을 때에는 고기를 먹는 것이 쉽지 않은 시절이었다. 요새같이 매끼 상마다 고기가 올라온다는 것은 상상도 못할 일이었다. 도시락에 달걀부침이 올라앉은 애들은 그래도 잘사는 집 애들이었고 주변 아이들의 부러움을 사기도 하였다. 그 당시에 재미있던 일은 만약에 고기반찬이 있다면 가장 나중에 먹어야 한다는 것이었다. 왜냐하면 그래야 트림을 할 때에 고기 냄새가 나기 때문이라는 것이었다.

그래도 우리 집은 일 년에 한 번 정도는 고기를 구워 먹은 기억이 나는데 그 쟁탈전이 보통 치열한 것이 아니었다. 채 익지도 않은 고기를 집어 먹다가 익은 부분만 먹고 안 익은 부분은 다시 불에 구워먹어야 할 판이었다. 그런데 못 미더워서 남은 고기에 자기 침을 잔뜩 묻혀놓고 이것은 내 것이니 건드리지 말라고 해도 눈 깜빡하는 사이에 없어져서 다투었던 생각이 난다. 하여튼 고기는 아주 특수한 날이나 먹는 것이고 보통 때의 상은 온통 식물성으로 뒤덮여 있었다. 형제들이 고기를 먹고 싶은 마음에 가끔 밥상 앞에서 숟가락 젓가락을 들고 당시에 대유행을 하던 남진의 노래 '저 푸른 초원 위에'를 부르며 시위를 하기도 했다. 그런데 요새는 그런 밥상으로 돌아가고 싶어 하는 처지가 되었다.

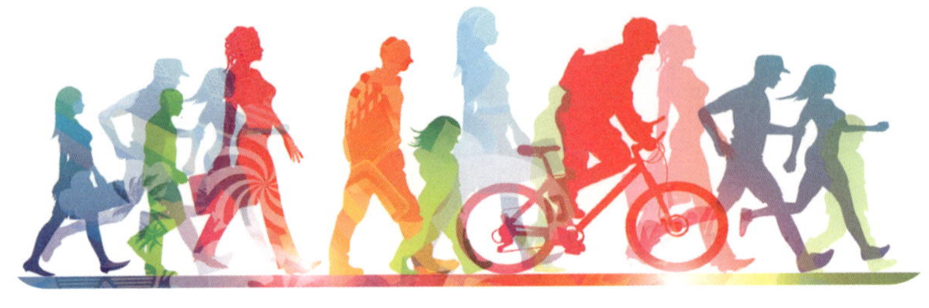

지방

지방은 우리의 적인가?

지방은 살빼기에 있어서 주적으로 생각하는 경향이 있는데 사실 우리나라 사람들은 탄수화물에 대한 경각심을 더 가져야 한다. 우리가 주로 한식으로 식사를 한다고 치면 지방 섭취는 지나치지 않으며 통계에 의하면 노인들은 지방 섭취가 많이 부족한 상태라고 한다. 그런데 탄수화물은 주식인 세끼의 밥만으로도 충분한데 대개는 그 이상의 탄수화물을 섭취하는 경향이 있어서 남는 에너지의 주원인이 되고 있다.

그래도 살빼기에 있어서 주요 목표는 지방이다. 먹는 지방보다는 몸속에 있는 지방 말이다.

우리 식구들은 음식점에 가서 식사를 할 때에 묘한 긴장감이 흐른다. 고기의 맛을 좌우한다는 기름에 대한 인식이 다르기 때문이다. 집사람

은 지방은 무조건 안 된다는 주의여서 삼겹살을 먹으러 가도 기름 없
는 부위를 줄 것을 주인에게 요구하고 고기에 붙은 기름은 박멸(?)의 대
상으로 삼는다. 거기에 비해 나와 아이들은 그 정도는 상관없고 기름을
떼어 버리면 고기 맛이 없어지기 때문에 먹어야 한다는 입장이다. 고기
에 붙은 기름은 다 구운 후에 떼어내게 되는데 나와 아이들은 그 기름
을 떼어내기 전에 집사람의 눈을 피해 얼른 먹어치우는, 전쟁 아닌 전
쟁을 치르기도 한다.

우리가 가장 경계해야 할 것은 고형화된 트랜스 지방산이고 그다음
이 일반 동물성 식품에 있는 포화지방이다. 트랜스 지방은 우리 몸에
아무 유익이 없지만 포화지방은 장점막을 보호해 주는 등의 그 나름대
로의 역할이 있다. 어류 등에 많은 불포화지방은 우리 몸에 매우 유익
하다. 그러니 지방을 너무 죄악시하지 않는 것이 좋을 것 같다. 즉 지방
을 먹느냐 먹지 않느냐가 중요한 것이 아니라 어떤 지방을 먹어야 하느
냐가 중요한 것이다.

지방은 생존을 위한 가장 중요한 에너지 창고로서의 역할 외에도 물
리적, 생리적인 유용한 기능들이 많다. 그런데 왜 지방은 천덕꾸러기가
되었을까?

에너지 저장 창고로서의 지방의 역할은 가장 중요하기도 하지만 이
것 때문에 문제를 가장 많이 일으키기도 하는 것이다. 그 저장 창고가
어느 정도 차면 더 들어오는 지방을 거부해야 하는데 이 욕심 많은 창
고(지방 세포)는 거의 무한대(?)로 받아들이려고 들기 때문이다. 아무리
좋은 것이라도 지나친 것은 항상 문제가 된다.

지방의 섭취

　　　　　　　　우리에게 필요한 총 열량의 20% 정도를 지방으로 섭취할 것으로 권장되고 15% 이상은 반드시 섭취해야 한다. 우리나라에서는 젊은 사람들은 지방 섭취가 많은 편이지만 노인들은 상당히 적은 편이다.

　살빼기 과정에서 지방 섭취를 줄여야 하는 이유 중의 하나는 섭취된 지방이 지방 세포에 저장하는 과정은 별 칼로리를 사용하지 않고도 쉽게 되기 때문이다. 반면에 단백질이 지방으로 저장되는 과정은 상당히 힘들다. 동물의 왕국을 보면서 북극곰이 물개를 잡아 지방만 먹고 고기는 버린다는 내용을 보고 의아해 했던 적이 있다. 북극곰이 원하는 것은 추운 지방에서 보온에 유용하고, 먹을 것이 충분치 않은 사정에서 장기적이 에너지원이 될 수 있는 지방일 것인데 그 지방을 축적하기 좋은 것은 소화가 어렵고 지방으로 변하기 어려운 단백질보다는 지방 세포로 쉽게 저장할 수 있는 지방일 것이다. 그러나 우리는 북극곰이 아니라 주변에 넘치는 지방으로 고민하는 인간이다.

　지방의 종류에 따라 포화지방산 : 단가(단일)불포화지방산 : 다가(다중)불포화지방산의 비율을 1:2:3 정도로 섭취하는 것이 좋다. 즉 포화지방산이 많은 동물성 기름은 되도록 피하고 트랜스 지방은 전혀 안 먹는 것이 좋다. 단가 그리고 다가 불포화지방산을 먹기 위해 신경 써야 하는데, 가끔 올리브유, 해산물이 풍부한 이탈리안 풍의 식사 후 과일과 함께 소량의 견과류를 디저트로 먹어주면 좋을 것 같다.

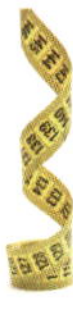

지방의 대사

섭취된 지방은 위와 소장에서 분비되는 리파아제에 의해 지방산과 글리세롤로 분해되어 흡수된다. 과잉에너지는 중성지방의 형태로 지방세포 내에 축적된다. 축적된 중성지방은 공복 시 가수분해 되어 글리세롤과 지방산의 형태로 혈류로 다시 나오게 된다. 지방산은 에너지로 사용되고 글리세롤은 간으로 들어가서 포도당을 만드는 데 이용되거나 다시 중성지방의 형태로 지방세포에 저장되게 된다.

지방 1g당 9칼로리 정도의 높은 에너지를 낸다. 지방이 연소할 때에 다른 영양소와 같이 물이 만들어지는데 그 양이 단백질이나 탄수화물의 2배가량 된다. 사막을 횡단하는 낙타는 물을 오랫동안 먹지 않고도 버틸 수 있는 것이 등의 봉에 저장된 기름을 태우면서 나오는 물을 사용할 수 있기 때문이라고 한다. 지방을 에너지로 변환될 때에는 1g당 7칼로리로 계산을 한다. 그 과정에서 약간의 열손실이 있기 때문이다.

지방의 대사는 여러 가지 다양한 호르몬에 의해 영향을 받게 되는데 우리가 눈여겨보아야 할 것은 인슐린이다. 우리가 보통 인슐린을 탄수화물을 분해하는 것으로만 생각하지만 실상 탄수화물을 분해하는 것은 지방으로 축적하려는 의도를 가지고 있기 때문이다.

복부 지방
(내장비만, 중심성비만)

우리 몸에서 지방은 세 군데에 존재한다. 피하지방, 내장 지방, 그리고 중성지방 형태로 핏속에 존재하는 지

지방세포(fat cell, adipocyte)

모양

세포내에 지방이 쌓이면 그들이 점점 융합하여 커지면서 세포체 대부분을 차지하게 되며, 고유의 세포질은 주변으로 밀려나서 초승달모양으로 찌그러지게 된다. 그래서 전체적으로는 반지 모양을 하지만 세포가 지방을 받아들이는 용량은 거의 무한대(?)이기 때문에 비만인 사람의 지방세포는 그냥 큰 기름 덩어리 모양이다.

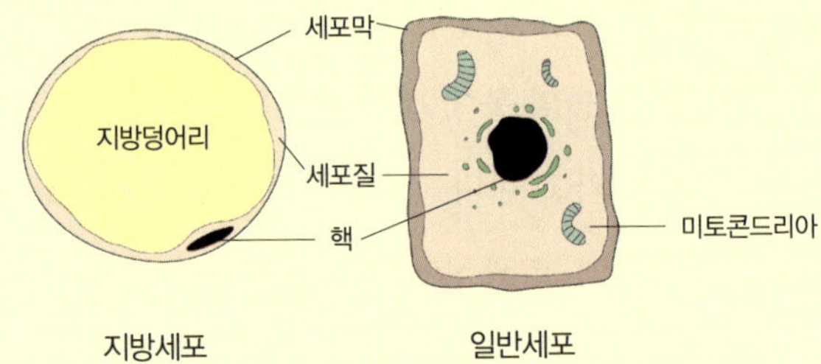

수와 크기

보통 정상인의 지방세포수는 250억~300억 개이다. 비만인 사람은 400~1,000억 개의 지방세포를 가지고 있다. 많은 경우에는 2,000억 개 이상인 경우도 있다고 한다. 수가 많아지는 것을 증식(hyperplasia), 크기가 커지는 것을 비대(hypertrophy)라고 한다.

비대(hypertrophy)

세포가 지방을 저장하면 크기가 커지는 것인데, 원 크기의 400배

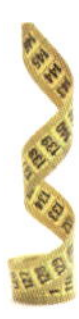

까지 커지는 놀라운 능력을 가지고 있다. 몸속의 다른 세포로서는 생각도 못할 대단한 일이다. 이것은 우리 몸이 에너지를 저장하려는 의지가 얼마나 강한가를 단적으로 보여주는 것이다. 이런 강력한 능력을 지닌 지방 세포를 만만하게 보아서는 절대 안 될뿐더러 연약한 의지력으로 그 막강한 능력과 싸우려들지 말아야 한다.

증식(hyperplasia)

수가 많아지는 증식(hyperplasia)은 일생 중에 3번의 생리적인 증식 시기로 살펴볼 수 있다.

① 자궁 내에서 : 태아 시절에 임신 말기경에 주로 지방 세포가 늘어난다.
② 1~3세 때 : 젖살이라고 하는 통통한 살이 붙는 시기이다. 이 시기가 소아 비만을 결정짓는 중요한 시기이다.
③ 사춘기(13~15세) : 이 시기는 여러 가지 호르몬이 많이 분비되어 지방 세포를 늘리게 된다.

이 시기에 증식하는 것은 우리의 몸을 유지하는 데 필요한 과정이기 때문에 어쩔 수 없지만 그 밖의 시기에 증식하는 것은 정상이 아니다. 성인이 되어서는 지방세포의 수는 늘어나지 않고 크기만 커진다고 알려져 왔으나 최근에는 꼭 그렇지 않고 성인에서도 수가 늘어난다는 연구도 있다. 그리고 살이 찌는 부위에 따라 지방세포의 증식이 위주가 되는 부위와 지방세포의 비대가 위주가 되는 부위가 다르다는 것을 발견했다고도 하지만 아직은 좀 더 지켜보아야 할 일이다.

방이다. 인격(?)이라고 미화된 복부 지방은 피하 지방보다는 건강에 좀 더 심대한 영향을 끼친다. 그렇다고 복부의 지방을 무조건 나쁜 것으로 매도해 버리면 안 되는데 그것은 장을 보호하고 건강한 대사에도 관여하는 필요한 부분이 있기 때문이다.

복부 비만은 직장 생활을 하는 중년 남자에게 가장 많은데 그것은 복부 비만의 원인들을 생각하게 해주는 것이다. 우선 그들은 잘못된 식습관과 만성 운동 부족에 처해 있고 다음으로 중요한 것이 과도한 스트레스이고 그다음이 술과 담배이다. 남자가 여자보다 2~3배 많다. 여자들의 복부지방은 아랫배 쪽에 치우쳐 있고 남자들은 주로 윗배가 많이 나오게 된다.

식습관 중에 또 하나의 요소는 과다한 당질 섭취이다. 우리가 먹고 소비하지 못한 당질은 지방의 형태로 저장되는데 당질이 원래 그 태생이 바로바로 사용하도록 되어 있는 것이라 그런지 지방이 되더라도 좀 더 빨리 사용되고자 하여 피하보다는 간과 내장 주변에 쌓이게 되는 것이다. 이런 성질은 지방이 빠질 때에도 같은데 피하지방에 비해 좀 더 빨리 대사되는 성질도 가지고 있다.

복부지방은 지속적인 스트레스에 의해 영향을 많이 받는다. 좀 더 자세히 말하면 스트레스 호르몬인 코르티솔에 의해 영향을 많이 받는다. 코르티솔은 복부 비만을 유발하는 동시에 인슐린 저항성을 증가시켜 대사성 질환들을 유발시킨다. 이것이 복부 지방이 위험한 이유이다. 일란성 쌍둥이를 대상으로 조사를 해보아도 스트레스를 받는 쪽이 복부 비만이 더 많다는 보고가 있는 것은 복부비만이 유전적인것 보다는 스트레스에 많이 기인을 한다는 것을 보여주는 것이다. 그래서 어떤 학자들은 피하 지방과 복부 지방을 완전히 다른 영역으로 분류하기도 한다. 전체 지방의 10~20%에 불과하지만 건강에 끼치는 영향을 일반 지방보다 10~20배나 높고 비만과 관련된 대사성 질환들이 거의 그 복부 지방 때문이니 그럴 수밖에 없는 것이라고 하겠다. 그 외에 복부 지방은 대장암, 유방암, 전립선암의 위험을 증가시킨다고 알려져 있다. 결국 몸에 지방이 얼마나 많은가가 중요하지만 지방이 어디에 있는가도 중요한 사항이다.

　복부비만은 허리둘레를 재는 것이 가장 기본적인 것이고 그 외에 복부 CT나 MRI로 볼 수 있다. 복부 비만은 코골이와 수면 무호흡증의 원인이 될 수 있다. 수면 무호흡증은 복부비만으로 축적된 지방이 체강 내 공간을 협소하게 하여 누우면 내장이 횡격막을 밀어 올려 호흡기의 공간이 작아지면서 생기기도 하고 호흡운동시 폐의 탄성에 장애를 유발하여 생길 수 있다. 게다가 목이나 가슴 부분의 피하지방 자체가 기도를 좁게 하여 생길 수도 있다. 수면 무호흡증은 장기의 산소 공급을 저해하므로 계속될 경우 건강에 나쁜 영향을 끼칠 것은 자명한 일이다.

특별한 지방 군살
(셀룰라이트, Cellulite)

　　　　　비만인 사람의 피부에 훈장같이 나타나는 것 둘이 있는데, 하나는 피부가 확장을 견디다 못 하여 살이 트는 것과 피하에 지방이 뭉쳐서 몽글몽글하게 되어 거친 오렌지 껍질같이 되는 셀룰라이트라는 것이다. 셀룰라이트를 부분 비만이라고 하기도 하는데 좀 부적당한 표현인데 그것은 그 구성이 일반 지방 세포와 많이 다르기 때문이다. 일반 비만은 단순히 지방 세포가 커져서 모여 있는 것이지만 이 셀룰라이트는 지방세포와 결합조직이 뒤섞여 뭉쳐 있고 그 위에 섬유질로 된 막이 둘러싸는 형태로 된 것이다.

Cell이라는 말은 일반적으로 세포라는 뜻으로 잘 알고 있지만 원래의 뜻은 작은 방이라는 뜻이다. 그래서 이 Cellulite라는 말은 작은 방으로 나누어져 있는 지방 세포를 말하는 것 같다. 보통 때엔 방으로 나누어져 있다는 느낌이 들지 않지만 섬유질 결합조직이 둘러싸면 지방세포가 각각 작은 방으로 나누어져 있는 것 같은 모습으로 보인다.

셀룰라이트가 생기는 이유는 기본적으로 지방세포가 늘어나는 것이고 그다음으로 늘어난 지방세포에 혈액 공급이 잘 안 되는 것이다. 셀룰라이트를 자세히 들여다보면 보통 지방세포에는 활발한 모세 혈관이 여기서는 눌려 있어 혈류가 감소되어 있는 것을 알 수 있다. 그러다 보니 지방세포가 변성이 생겨 주위에 결합조직들이 많이 생기는 것이다. 그 생성된 결합 조직들이 지방세포를 꽉 잡고 있으므로 겉모양도 울퉁불퉁해지고 지방도 빠져나가지 못하게 된다.

이것은 주로 여성의 허벅지, 엉덩이, 복부에 주로 발생하는데, 그 부분은 피부가 탄력이 없고 만져보면 약간 딱딱하기도 하고 다른 부위의 피부보다 차갑게 느껴지기도 한다. 여성의 90% 이상이 이 셀룰라이트가 있다는 보고도 있다.

이것은 지방세포가 단단한 결합조직에 붙잡혀 있으므로 다른 곳의 지방같이 잘 분해되지 못한다. 그래서 이 셀룰라이트는 지방흡입술 같은 방법으로 제거해야 하는 경우가 많다.

> 1. 여성호르몬 에스트로겐(estrogen)이 많아지면 결합조직이 증식되고 변성을 일으키기도 한다. 게다가 지방 세포에서 지방 합성을 증가시키기까지 한다.
> 2. 임신은 호르몬의 영향뿐만 아니라 체중이 증가하고 또 자궁의 크기가 커지게 하여 주변의 혈관들을 압박하게 되어 더더욱 혈액순환이 원활치 못하게 한다.
> 3. 지방이나 탄수화물이 많고, 섬유소가 적은 음식.
> 4. 운동 부족, 자세 불량, 고정된 자세로 오래 서 있거나 앉아 있는 것.
> 5. 허벅지나 엉덩이에 꽉 끼는 옷은 당연히 그 부분의 혈액 순환을 저해한다.
> 6. 스트레스, 유전, 가족력.

지방의 종류

포화지방

이것은 화학적으로 탄소 원자들이 수소 원자에 의해 완전히 포화되어 있어 포화지방산이라고 부른다. 즉 화학적으로 매우 안정된 상태이기 때문에 실온에서는 가장 안정된 구조인 고체의 형태를 가지게 된다. 대부분의 동물성 지방, 버터 등에 많이 포함되어 있으며 우리 몸에서 합성할 수 있다. 이것의 가장 중요한 기능은 에너지원으로 사용되는 것이고 그 외에 장점막을 유지하는 기능도 있다. 이렇게 에너지로 쓰기 위해 비축되는 고마운(?) 기름이지만 요새 식욕을 조절 못 해 비만과 성인병에 시달리는 사람들이 나쁜 기름이라는 누명을 씌워 놓았다. 이 지방이 포함된 음식은 먹을 것이 귀했던 옛날에는 귀한 음식이었다.

이제는 이 기름을 많이 먹었을 때에 일어나는 현상들을 생각해보자. 이것은 구조적으로 안정된 상태이어서 실온에서 고체 형태로 굳어지는 경향이 있기 때문에 우리 몸에 들어가서도 혈관 등에서 잘 굳어져 순환하지 못하고 침착하여 동맥경화를 일으킬 수 있다. 너무 많이 먹어서 다 사용되지 못하고 남는 포화지방산은 바로 지방세포에 쌓이게 된다. 또한 이것은 콜레스테롤 수치를 아주 잘 증가시키는데 우리가 콜레스테롤을 직접 먹을 때보다 포화지방을 먹을 때에 혈중 콜레스테롤이 더 많이 올라간다고 한다. 당연한 얘기겠지만 에너지원으로 사용되기 위한 것이니 그 자체가 칼로리가 매우 높아서 조금만 먹어도 금방 하루에 필요한 기본 칼로리를 넘어서게 된다.

문제는 그뿐만이 아니다. 많아진 포화지방산은 인슐린 저항성을 유발하고 더 나아가 렙틴의 저항성도 생기게 하여 비만의 치료를 어렵게 만든다. 대장암, 전립선암, 방광암 등의 암의 간접적인 원인이 된다고도 한다.

적당한 식사로 기름의 피해를 줄여야 하는데 트랜스지방과 포화지방을 합쳐서 하루에 30g 이상 먹지 말아야 하고 총 지방 섭취량의 30%를 넘지 말아야 한다. 가능하면 안 먹는 것이 더 좋다.

트랜스 지방

이것은 불포화지방산인 액체 상태의 식물성 기름에 수소를 첨가시켜

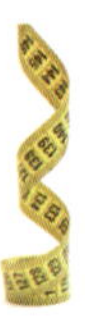

열을 가하여 굳혀 분자 구조가 트랜스형으로 바뀐 포화지방이다. 인공적으로 만든 포화지방이니 분명 자연적 포화지방보다 좋을 리가 없다.

식품의 보관과 유통 및 취급의 편의와 원가 절감을 위하여 만들어진 것이어서 지방 중에서 어떤 이유에서든지 환영을 받지 못하는 것이 이 트랜스 지방이다. 고소한 맛이 강하고 실온에서 잘 상하지 않으며 열에 강해서 열을 가해도 변성되지 않기 때문에 튀김을 하는 데 많이 사용된다. 열을 가하면 녹지만 식으면서 굳는데 고소하고 바삭하여 맛이 좋다. 저렴하고 편리하게 지방의 맛과 감촉을 유지할 수 있지만 건강에 아주 안 좋은 지방이므로 피하는 것이 좋다. 전에 우리가 알지 못하고 먹었던 마가린, 쇼트닝이 트랜스 지방의 대표적인 식품이다.

식품의 광고에 식물성 기름을 사용했다고 선전하는 문구에 조심하길 바란다. 이것이 트랜스 지방을 사용했다는 것을 감추기 위한 수단일 수가 있기 때문이다. 예를 들어 마가린은 버터가 포화지방이라는 이유로 기피되자 만든 것이다. 물론 식물성 기름으로 만들어서 재료는 불포화지방산인 식물성 기름이지만 결과물인 마가린은 포화지방산, 그것도 더 안 좋다는 트랜스 지방이다. 하지만 요새는 제조 방법이 바뀌어서 건강에 해롭지 않은 마가린도 생산되기도 한다.

이것은 몸에 좋은 고밀도 콜레스테롤의 수치는 낮추고 몸에 나쁜 저밀도 콜레스테롤의 수치는 높인다. 또 우리 몸에 이로운 필수 지방산의 기능을 방해하여 세포를 아프게 만든다. 트랜스 지방은 대부분의 인스턴트식품, 튀김, 스낵 과자류에 사용하였다고 보면 된다.

콜레스테롤(Cholesterol)

건강에 관심이 많은 요즈음 사람들에게 잘 알려진 물질이 콜레스테롤이다. 중성지방과 함께 심혈관계에 미치는 영향 때문에 유명해졌는데 아마도 중성지방보다도 콜레스테롤이 더 유명세를 타고 있는 것 같다.

이 물질은 처음에 담석에서 발견되었는데 그리스어로 chole(담즙)와 stereos(고체)라는 말이 합친 것이다. 사람의 경우 거의 모든 세포의 구성성분이고 특히 뇌, 척수, 신경조직 등에 많이 들어 있다. 그리고 성호르몬, 부신피질호르몬, 담즙산, 등 다른 스테로이드의 대부분은 콜레스테롤로부터 생합성 된다.

콜레스테롤은 세포의 외피인 막을 구성하는 주요 성분이며 세포막을 보호해준다. 혈관에서는 혈관벽의 탄력성을 유지시켜 주고 적혈구를 보호하여 준다. 따라서 콜레스테롤이 부족한 경우는 뇌출혈 등의 질환을 일으키기 쉽고 빈혈도 생기기 쉽게 된다. 이렇게 콜레스테롤이라는 물질은 우리 몸에 꼭 필요한 물질인데 혈관 벽에 콜레스테롤이 다량으로 침착하면 동맥경화의 원인이 되므로 사람들이 콜레스테롤에 대해 신경을 곤두세우는 것이다. 콜레스테롤은 대부분(60~70%) 간에서 합성되는데, 나머지는 음식물로부터 섭취된다. 혈중 콜레스테롤은 콜레스테롤을 직접 섭취하여도 높아지지만 포화지방산이 많은 동물성 지방을 많이 섭취하면 더욱 높아진다.

불포화지방산

이 지방산은 '불(不)' 이라는 부정적인 접두어가 있어서 첫 인상이 안 좋을지 모르지만 실제로는 포화지방산보다 우리 몸에 더 이로운 지방

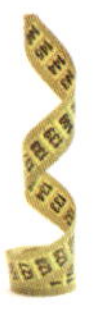

이다.

　이것은 화학적으로 탄소원자들에 수소 원자가 다 붙지 못하여 포화되지 못하고 남아 있는 부분이 있어 불포화지방산이라고 한다. 완성되지 못한 구조이기 때문에 불안정하여 실온에서 액체 상태로 존재한다. 따라서 몸속에서도 액체 상태이므로 혈관이나 조직이 침착되지 않는다. 구조가 불안정하므로 열에 약해서 열을 가하면 변성이 되어서 튀김 등에 사용하지 못하는데 참기름, 들기름 등을 튀김에 사용하지 않는 것은 이 때문이다. 상하기 쉬워서 보관에도 유의해야 한다.

　이것은 중성지방과 저밀도 콜레스테롤을 낮추고 고밀도 콜레스테롤을 높이는 효과가 있다. 그 외에 혈전을 방지하는 효과도 있어 혈관과 심장 질환 예방에 탁월한 효과를 지닌다. 항산화 물질도 포함하고 있어서 세포의 작용을 원활하게 하여주고 인슐린 저항성도 개선시켜 준다. 등 푸른 생선, 식물성 기름, 견과류 등에 많은데 생선에 있는 불포화지방산의 혈관보호 능력이 더 뛰어나다. 지중해 주변 사람들의 식습관과 질병 상황을 보면 이 불포화지방산의 위력을 알 수 있다.

　이렇게 포화지방에 비하면 우리의 건강에 매우 이로운 지방이지만 불포화지방산도 너무 많이 섭취하면 비만과 노화의 원인이 될 수 있다. 아무리 좋은 것도 적당하지 않으면 독이 된다는 것은 변함없는 사실이다.

불포화지방산의 분류

> 1. 단가(단일) 불포화 지방산(오메가-9계 지방산): 올리브유, 카놀라유, 땅콩기름 그리고 견과류(아몬드, 호두, 아보카도, 피스타치오) 등

에 많다.

2. 다가(다중) 불포화 지방산 : 이것은 몸속에서 만들어지지 않거나 너무 적게 만들어져서 반드시 음식으로 섭취를 하여야 하므로 필수 지방산이라고 한다. 이것을 비타민 F라고 하기도 하는데 이는 지방이 에너지원으로뿐만 아니라 성장이나 피부 유지에 필요한 것이기 때문이다.

오메가-3계 지방산과 오메가-6계 지방산이 있는데 우리 건강에 더 좋은 것은 오메가-3계 지방산이다. 아래서 보는 바와 같이 오메가 3계 열의 주 공급원은 해산물이고 오메가 6계열의 주 공급원은 식물성 기름이다.

a. 오메가-3계 지방산(알파 리놀렌 산) : 들깨기름, 콩기름, 땅콩, 시금치 등에 있지만 주로 등 푸른 생선 등의 해산물에 많은데 추운 곳이나 심해에 사는 어류일수록 더욱 많이 가지고 있다. DHA, EPA 등이 여기에 속한다. 육식만 하는 에스키모들에게 심혈관 질환이 적은 것이 이것 때문이라고 연구되고 있다. DHA는 뇌세포를 구성하는 물질이어서 특히 성장기 어린아이들에게는 중요한 영양소이다. 아직은 논란이 많지만 고지혈증의 치료제로 사용되기도 한다.

b. 오메가-6계 지방산(리놀 산) : 콩기름, 참기름, 들기름, 해바라기씨, 옥수수기름, 달맞이꽃 종자유 등에 많다.

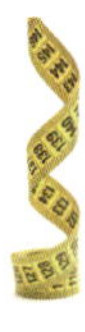

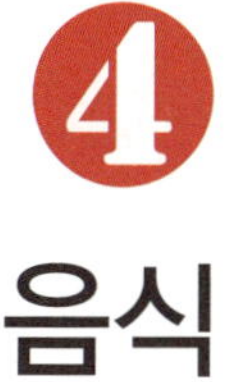

음식

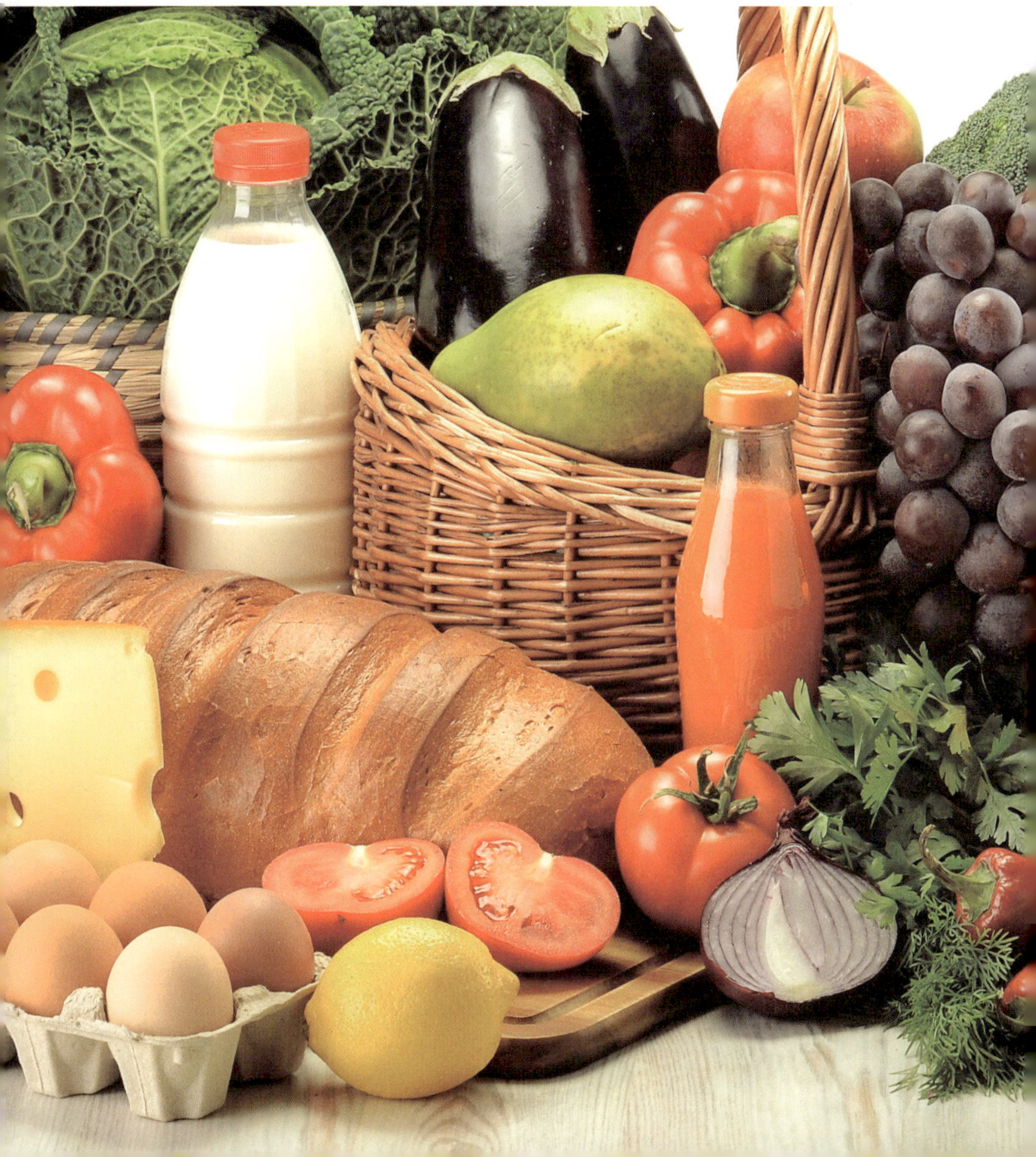

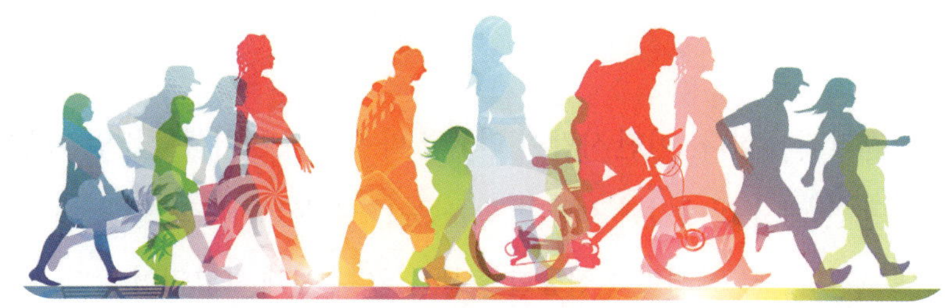

　　살빼기를 한마디 영어로 표현하면 '다이어트'라고 한다. 다이어트(diet)란 단어의 원 뜻은 식이(食餌)요법이라는 뜻인데 요새 와서는 살빼기와 다이어트가 같은 뜻인 것같이 쓰인다. 살빼기는 식이요법, 운동요법, 심리요법, 행동요법 등등이 결합되어 완전한 결정체가 되는 것이지만 우리는 가장 중요한 특성을 그 이름으로 정해버리는 경우가 많다. 마찬가지 방식으로 식이요법이 살빼기와 동의어가 된 것 같다. 결국 살빼기에서 식이요법은 가장 중요하고 아무리 강조해도 지나침이 없는 것이다. 그렇다고 식이요법만으로 완전한 살빼기가 된다는 것은 아니다. 살을 빼는 데는 성공할지 몰라도 뺀 살 유지하는 데는 상당한 어려움을 겪을 것이기 때문이다.

　　식사 조절 없이 운동만으로 살을 뺄 수 있을 것이라는 환상은 이제 버리기 바란다. 운동은 살빼기에 있어서는 보조 수단일 뿐이라는 사실을 알고 시작해야 한다. 어떤 사람이 연구한 바에 의하면 식생활을 안 바꾸고 운동만 해서 살빼기에 성공할 확률은 1%에 불과하다고 한다. 물론 식사 조절만으로 살빼기에 성공할 확률은 좀 더 높게 보고되어 있다.

무엇을 먹을까 무엇을 마실까

이어령 선생의 《디지로그》라는 책을 보면 우리나라 사람 언어 사용의 많은 부분에서 먹는 것을 직·간접적으로 대비시킨다고 한다. 욕도 먹고, 골(goal)도 먹고, 마음도 먹고 … 먹는 것은 우리 민족의 마음속에 굉장히 큰 이슈로 자리 잡고 있음이 틀림이 없다. 민족 전통의 병 치료법을 보더라도 약이나 어떤 식품을 먹는 것이 주종을 이룬다.

나의 환자들 중에는 고지혈증과 비만 때문에 상담을 받는 분들이 많다. 그들은 대부분 고혈압이나 당뇨 또 가끔은 통풍 등의 성인병을 같이 가지고 있는데 그런 것들이 관절염이나 요통에 직·간접적으로 영향을 끼치기 때문에 내가 그 분야에 대해서도 상담을 해 줘야 한다. 그런데 재미있는 것은 그 병을 앓고 있는 많은 분들이 '무엇을 먹어야 낫느냐'고 물어보는 것이다. 위에 열거한 성인병이나 비만은 너무 많이 먹는 바람에 생긴 병들인데 그 위에다 무엇인가를 더 먹어서 낫겠냐는 것이다. 나는 그런 분들에게 대답하기를 '무엇을 먹을까 고민하지 말고 무엇을 먹지 않을까 고민하라'고 말한다.

살빼기에서도 마찬가지이다. 살을 빼기 위해 무엇을 먹을까, 무엇을 마실까 하는 고민을 하지 않는 것이 좋겠다. 그것이 약이건 식품이

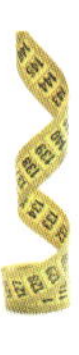

건 음식이건 간에 말이다. 한약이건 양약이건 간에 살빼는 약이라고 나온 것들이나, 살이 빠지는 식품이라고 선전하며 비싸게 팔고 있는 것들이나, 어떤 특정한 음식을 먹고 살이 빠졌다고 하는 광고들에 현혹되지 말았으면 좋겠다. 우리는 지금 너무 많이 먹고, 너무 많이 마시고 있다. 그렇게 많아서 넘치는 것 중에서 무엇을 뺄 것인가로 고민하는 것이 우선일 것이다.

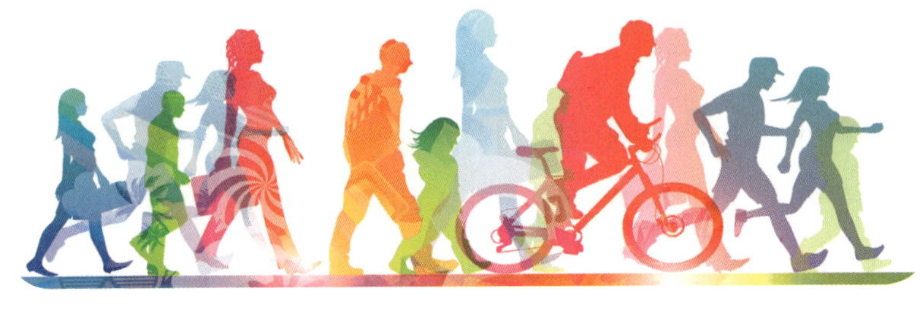

01

물을 마시는 방법

사람의 생명 유지에 가장 중요한 것이 공기이고 다음이 물이며 마지막이 음식이다. 공기가 없이는 견디는 시간은 5분, 물은 5~7일, 음식은 40~50일 정도가 한계이다. 그러니 물에 대해서 알아둬야 할 것이 많은 것은 당연하다. 우리 몸의 70%가 물로 이루어져 있다는 한 가지 사실로 물의 중요성을 더 이상 얘기할 필요가 없겠다.

물만 먹어도 살이 쪄요

물만 먹어도 살이 찐다는 말은 진료실에서 많이 듣는 말 중의 하나이다. 그것은 엄살이 아니라 과학적 근거가 있는 맞는 말이다. 물에 무슨 칼로리가 있다고 그렇단 말인가 하고 반박하는 사람도 있겠지만 그게 사실인데 어떡하랴. 살이 찐다는 말이 조

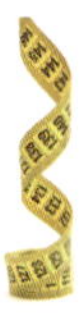

금 틀린 말이긴 하다. 살이 찐다기보다는 체중이 늘다든지 붓는다든지 하는 말이 더 적합하다. 그러면 왜 물만 먹어도 살이 찌는 것일까?

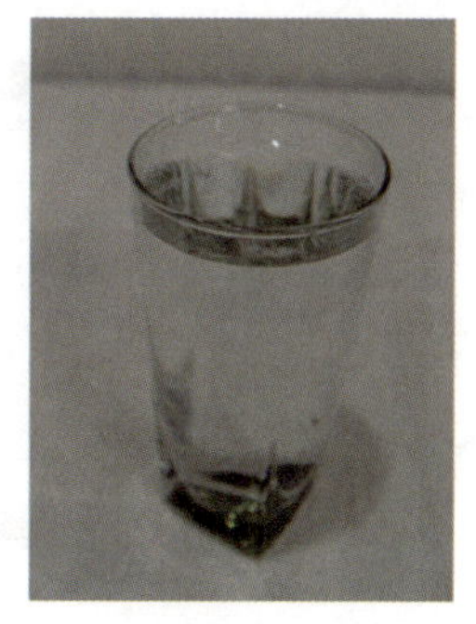

우리가 하려는 살빼기에는 두 가지 대상이 있는데 그 하나는 수분이고 또 하나는 지방이다. 즉 수분 감량과 체지방 감량이 조화롭게 이루어져야 좋은 살빼기가 되는 것이다. 그러니까 그 감량의 대상인 물도 경계를 해야 한다는 것이다. 그런데 우리 몸의 70% 이상이 물이고 또 물을 많이 먹어야 좋다고들 하는데 그 물을 어떻게 줄인단 말인가?

첫 번째 이유 : 소금

살빼기를 작심한 사람들의 먹는 방법 중에 가장 우선적으로 지켜야 할 것을 고르라면 적게 먹는 것보다도 싱겁게 먹는 것이다. 적게 먹는 것은 체지방 감소를 위한 것이고 싱겁게 먹는 것은 수분 감소를 위한 것이다.

어느 임금님이 세상에서 가장 맛있는 것을 가져오는 사람에게 자기 딸을 주고 나라를 물려주겠다는 포고를 내리는 동화가 있다. 무엇을 가져온 사람이 그 주인공이 되었을까? 사람들은 세상의 진미를 연구하고 만들어서 가져왔지만 실상 선택된 사람은 소금을 가져온 사람이었다. 소금 자체가 맛있다기보다는 소금이 없는 음식은 맛을 내기가 어렵기 때문일 것이다.

얼마 전에 빵을 만드는 곳에서 실수하여 소금을 안 넣고 만든 빵을 먹어 본 적이 있다. 그 빵이 입에 들어가서 씹히고 녹는 데에 엄청 노력이

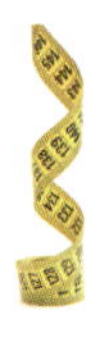

드는 것이었다. 그만큼 뻑뻑하다는 말인데 그것은 소금이 우리 입 속에서 침을 돌게 하여 맛을 내게 하는 중요한 역할을 하기 때문이다. 나는 빵에도 그렇게 많은 소금이 들어간다는 데에 깜짝 놀랐다. 하여간 소금이 들어간 빵과 안 들어간 빵 사이의 차이는 상당하였다. 하지만 소금이 안 들어간 빵을 오래 씹고 있으면 잔잔하고 깊은 빵의 본래 맛이 느껴지기도 한다.

염분은 이같이 우리의 입맛에 가장 중요한 부분을 차지하고 있고 또 우리 몸속에서 가장 중요하다고 할 정도의 생리학적인 역할을 하는 것이지만 그것이 과잉될 때에는 즉각적이고 심각한 문제를 유발하는 물질이다. 우리가 먹은 염분은 장에서 흡수되어 혈액을 고장성(Hypertonic)으로 만든다. 고장성이란 염분 농도가 높은 짠 상태를 말하는 것인데, 민물과 비교하여 짠 바닷물 정도로 생각하면 될 것 같다. 그 고장성이 된 혈관은 삼투압의 원리에 의해 물을 많이 빨아들이게 되고, 세포는 물을 빼앗기게 되니까 뇌에 물을 요구하는 신호를 보낸다. 몸에 전체적으로는 물이 부족하지 않지만 물을 계속 마시게 되는 것이다.

결국 염분이 몸속에 많으면 혈관이 물을 계속 빨아들여 저장하려 하기 때문에 물을 많이 먹게 되고 또 그 물이 세포 사이에 갇혀 있게 되므로 배출이 안 되어 몸무게가 늘게 되는 것이다. 그러니 물만 먹어도 체중이 는다는 분들의 말은 틀린 것이 아니다. 그분은 분명히 음식을 상당히 짜게 드는 분이 틀림없다.

두 번째 이유 : 당질

우리가 당질을 섭취하고 그것을 그때그때 다 사용하지 못하면 남은 것을 간과 근육에 글리코겐으로 흡수하게 된다. 그런데 문제는 글리코겐이 저장될 때에 혼자서만 저장되는 것이 아니라 자기의 2.5~3배의 물을 동반하고 저장되는 것이다. 그러니 1g의 글리코겐이 저장되는데 2.5~3g의 물이 합쳐져서 3.5~4g이 저장되는 것이다. 그러니 당질이 많은 식사를 하면 자기가 먹은 양은 얼마 안 되어 보여도 마시는 물까지 가세하여 체중을 늘리게 되니 물만 먹어도 살이 찌는 것같이 느끼게 되는 것이다. 이런 것을 보통 사람들이 물살이라고 한다.

그래서 살빼기 초기에 식사량을 줄이면 저장되었던 글리코겐과 함께 물이 빠지게 되므로 급격한 체중 감소 곡선을 보이는 것이다. 그러나 그것은 우리의 목표인 지방 감소와는 상관없는 일이므로 그리 기뻐할 일은 아니다. 조금만 부주의하면 금방 제자리로 돌아가는 상태이기 때문이다.

그래도 물은 많이 마셔야 한다

물에는 칼로리가 없는 것은 확실하다. 사람들은 보통 필요량보다 물을 적게 마시고 있는데 특히 나이 든 분들은 화장실 가는 것이 귀찮다는 등의 이유로 물을 더 적게 마신다. 실제로 우리나라 노인들은 만성적으로 탈수 현상에 빠져 있는 경우가 많다. 그래서 기력이 없어 병원에 온 노인들에게 간단한 포도당 정맥주사만을 놓아주어도 증세가 많이 호전되는 것을 볼 수 있다.

그리고 우리나라 사람들의 습관에 식사 도중에 물을 마시는 것을 매우 싫어하는 경향이 있다. 그것은 아마도 식사 도중에 마시는 물이 소화효소를 희석시키기 때문에 소화가 잘 안 된다는 생각(그래서 식후에도 물을 마시지 않는 경우도 있다)과 물을 식사 중에 마시면 밥을 많이 먹을 수 없다는 생각 때문인 것 같다. 그러나 그 정도 마시는 물로 소화효소 희석에 대한 걱정은 할 필요가 없을 것 같고 식사 중에 물을 마심으로써 식사량을 줄일 수 있으며 가득이나 부족한 물 섭취량을 식사시간에 채울 수 있으므로 식사 중 물 마시기는 권장해야 할 사항이다.

그리고 물병을 항상 옆에 두고 보이는 대로 혹은 마시고 싶은 대로 마시는 것이 좋다. 그래야 하루에 2L 이상의 물을 마실 수 있다. 수면에 지장이 없다면 녹차를 마시는 것이 생수를 마시는 것보다 좋다. 그리고 허기가 느껴질 때에 우선 물을 한번 마셔보자. 허기가 싹 가시는 수가 있다. 그것은 목마른 것이 허기로 느껴졌기 때문이다. 그리고 물 자체가 허기를 늦춰주는 역할도 한다.

식이섬유와 함께 물을 많이 마시는 것은 살빼기의 적인 변비 해소의 좋은 방법이다.

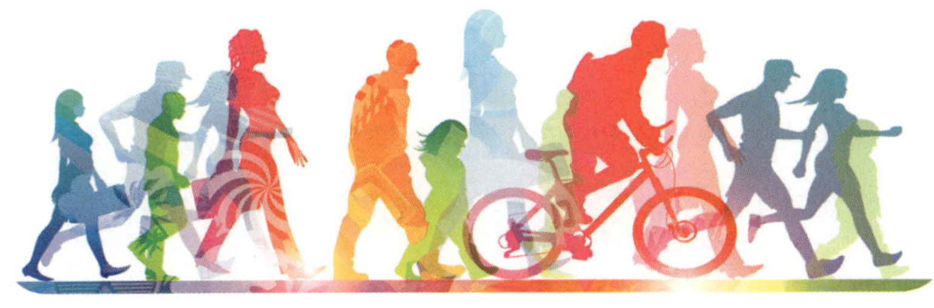

02

음식을 먹는 방법

나는 음식에 대한 전문가도 아니면서 음식에 관한 이야기를 하려고 한다. 음식에 관해서라면 매일 음식을 위해 여러 시간을 할애하는 주부들이나 음식을 직업으로 하는 요리사들이나 음식을 학문적으로 연구하는 영양사들이 더 할 말이 많을 것이다.

그러나 음악에 대해 말하는 사람들은 실제로 음악을 연주하거나 작곡하는 음악가들이 아니라 음악을 듣는 청중이나 평론가들이다. 음식에 대해서 말하는 사람도 아무래도 그것을 소비하는 사람이 말하는 것이 적격일지 모른다.

음식은 우리 삶에서 누리는 기쁨 중의 하나이다. 실상 우리의 삶 중에 먹는 즐거움을 뺀다면 상당히 고달픈 삶을 살아야 할 것 같다. 살빼기를 할 때에 삶의 기쁨의 많은 부분을 담당하고 있는 음식을 친구에서 적으로 바꾸어야 한다는 것이 고달픈 일이다. 음식을 여전히 친구로 두면서 살을 빼는 방법은 없을까? 사실은 그것이 건강한 살빼기의 가장 중요한 포인트이다. 음식을 적으로 바꾸는 것이 아니라 전과는 좀 다른 친구로 만드는 것이다.

또 우리가 음식을 지배해야지 음식이 우리를 지배하게 해서는 안 된다. 그 친구(음식)가 해야 할 일은 우리를 배부르고 행복하게 해주는 것이다.

어떻게 먹어야 하나?

살빼기를 하는 사람에게는 보통 사람들과는 다른 밥 먹는 방법이 있어야 한다. 옆의 사람이 아무리 맛있게 먹더라도 그것을 돌같이 볼 수 있는 마음을 먹어야 하고 밥상에 진수성찬이 차려져 있을지라도 자기가 필요한 종류와 양만큼만 먹을 수 있는 의지도 갖추어야 한다. 이것은 물론 외식을 할 때에는 힘들기 때문에 살빼기 과정에 있는 사람들은 가능하면 외식을 자제해야 한다. 그리고 식구들이 다같이 모여서 밥상을 대하는데 자기만 따로 음식을 먹으면 눈치가 보이기도 하지만 그런 눈치쯤은 과감히 이겨내야 한다. 식사량을 줄이는 것도 중요하고 그동안 늘어난 위의 크기를 줄이는 것도 중요하다. 그러기 위해서 음식을 조금씩 여러 번 먹는 방법도 있다. 3끼만 고집할 것이 아니라 5끼, 6끼로 늘려 소량으로 먹는 것은 좋은 방법이긴한데 무척 번거롭다. 그리고 앞에서도 얘기했듯이 식단을 짜고 칼로리를 계산해서 먹는다는 것은 자기와 음식을 준비하는 사람(같은 사람일수도 있지만)을 매우 괴롭히는 일이어서 가정과 정신적 평화를 위하여할 일은 아닌 것 같다. 그래서 일반적인 밥 먹는 방법을 정해서 식사를

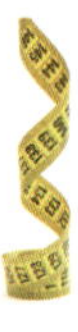

하면 밥상의 평화를 이룩할 수 있다.

살빼기를 하는 사람마다 자기 고유의 밥 먹는 방법이 있을 것이지만 내가 했던 방법을 소개한다.

가장 중요한 것 중의 하나는 식사에 들어가기 전에 채소를 먹는 것이다. 오이, 당근, 배추, 브로콜리 등등의 섬유질이 많고 칼로리는 별로 없는 채소들을 한가득 쌓아놓고 고추장이나 간장 등의 양념을 곁들여서 허기가 없어질 때까지 우선 먹는다. 양념 없이 그냥 먹는 것이 좋겠지만 그러면 입에서 잘 받아주질 않아 먹기가 괴롭다. 그러니 조금의 양념은 허용하는 것이 좋겠다. 그러고 나서 다른 식구들이 먹는 음식을 같이 먹기 시작한다. 다시 말하지만 허기는 채소로 채우는 것이 좋다.

밥공기에 담는 양을 평소의 1/2~2/3 정도로 줄여야 하는데 야채를 많이 먹고 나면 자연적으로 그렇게 된다. 살빼기 동안에 '추가'라는 말은 사용하지 않도록 하자.

채소로 허기가 가신 후에는 정식 식사에 들어간다. 단백질은 다소 많이, 탄수화물은 적당히, 지방은 가능하면 적게 먹는다. 단백질은 주로 해산물로 섭취하도록 하고 지방 중에도 불포화지방은 제한을 두지 않는다.

그다음은 가장 어려운 것 중의 하나인데 배에 포만감이 들기 시작하면 숟가락은 과감하게(?) 내려놓아야 한다. 그립고 아쉬움에 가슴 조이는 이 밥숟갈 놓기를 성공하느냐의 여부가 승패의 갈림길이라고 할 정도로 중요하다. 그렇다고 배고픔이 가시지 않았는데 숟갈을 놓으면 안 된다. 그러면 나중에 허기를 이기기가 어려워진다. 그리고 살빼기 과정에서 후식은 잊도록 하자.

그다음에 운동화를 신고 밖으로 나가야 한다. 보통은 식사 후 30분 정도 지나서 운동을 하라고 되어 있지만 밥 먹은 후에 잠깐 집에 있는 사이에 게으름이 밀려오기 쉽다. 살빼기 과정에서 모든 행동과 행동 사이에 여백을 짧게 주는 것이 좋다. 살빼기 과정은 유격 훈련과 같다고 생각해야 된다. 그러나 너무 긴장하지는 말기 바란다. 살빼기에 성공하고 뺀살 유지하기에 들어가면 훨씬 느슨해진다.

천천히

천천히 꼭꼭 씹어 먹는 것이 건강의 비결이라는 것은 초등학교 때부터 배워온 것이어서 모르는 사람이 없을 것이다. 그러나 우리 식습관은 그렇지 않다.

빨리빨리

해외여행을 여행사가 정해 놓은 대로 따라가는 패키지 여행은 가장 재미없고 남는 것이 없는 방법이지만 처음 가는 곳을 갈 때에는 그만큼 효과적인 방법이 없다. 반대로 자유여행을 할 때에 가장 문제가 되는 것이 식사를 해결하는 일이다. 여러 나라를 다녀보면서 느낀 것 중의 하나가 식당 주인이나 종업원 들이 가장 많이 아는 한국어가 '안녕하세요'나 '사랑합니다' 같은 말이 아니고 '빨리빨리'라는 말이라는 것이다.

우리나라 사람들은 외세의 침략을 하도 많이 받다 보니 언제 어디로 도망하여야 할지 모르므로 '빨리빨리'라는 말과 '밤새 안

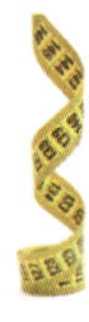

녕하셨냐'는 등의 말과 습관이 생겨났다고 한다. 그 덕분에 밥 먹는 모습은 다분히 전투적이고 오로지 음식을 밀어 넣는 것만이 그 시간의 목표인 것처럼 먹는다. 식사 중에 대화를 한다는 것은 낯선 풍경이다. 실상 예전에 어른들은 밥상에서 말을 하는 것을 많이 싫어하셨다. 복이 나간다고….

빨리빨리 덕분에 우리나라가 단기간에 이렇게 발전할 수도 있었겠지만 사실 이 빨리빨리는 살빼기에는 아주 안 좋은 습관이다. 천천히 먹으면 더 많이 먹을 것 같지만 사실은 그렇지 않다. 사람이 음식을 먹고 배부르다고 느끼는 속도가 우리의 생각보다 그리 빠르지 않다고 한다. 대체로 포만감을 느끼는데 20분이라는 시간이 필요한데 우리나라 사람들이 밥 먹는 속도로 먹는다면 포만 중추가 배부름을 느끼기 전에 이미 적정 식사량을 넘어서게 된다. 그리고 오래 씹음으로 인해 열량을 많이 소비하게 하며, 더욱 중요한 것은 가족 간의 대화를 많이 할 수 있다는 것이다.

일본 사람들의 식사법

얼마 전 일본 도쿄를 자유여행으로 간 적이 있다. 자유여행으로 다니는 것의 어려움 중의 하나는 식사를 해결하는 것이지만 도리어 그들만의 음식을 먹어야 할 경우가 생기게 되는 것이 장점이기도 하다.

그 여행에서 지금까지 수십 년간 생선 초밥을 잘못 먹고 있었다는 것을 깨달았다. 초밥을 먹을 때면 반드시 따라 나오는 것이 락교라는 것이 있는데 그것은 우리의 식습관상으로 비추어 반찬으로 여겨질 수밖에 없다. 밥과 국과 반찬으로 구성되어 있는 우리나라 식탁에선 밥과 국이 하나로 되더라도 반찬은 꼭 있는 것이다. 아무것도 없는 어려운 사정이 있어도 간장 종지 하나는 반찬으로 놓이게 마련이다.

그러나 일본 식당에 가면 대체로 반찬이라는 개념이 별로 없다. 있어도 아주 제한적이다. 거기서 나는 락교가 반찬이 아니라는 것을 깨달았다. (남들은 벌써 다 아는 얘기인데 그때서야 나 혼자 깨달은 것 같다.) 그것은 초밥을 하나 먹고 다음 초밥을 먹을 때에 전에 먹은 초밥의 맛을 씻어내기 위하여 먹는 것이라는 것이다. 나는 그제야 일본 사람들에게 비만이 적은 이유를 알 것 같았다. 그들이 먹는 음식의 종류와 양 때문이라기보다는 그들의 먹는 방법이 큰 이유 중의 하나일 것이다. 나는 초밥 하나를 먹고 중간에 반찬으로 락교도 먹고 그것을 넘기기 전에 다음 초밥을 입에 넣는, 지극히 한국적인 방법으로 초밥을 먹었었다.

빨리빨리 공화국 우리나라 식습관은 빨리 많은 양을 먹기 위해서 여러 가지 음식을 한꺼번에 입속에 넣고 먹는데 사람들은 그렇게 게걸스럽게 먹는 것을 복스럽게 먹는다고 한다. 비빔밥이라는 문화도 그런 맥락에서 나온 것일 테다. 우리나라 사람들은 음식 하나하나의 풍미를 느끼면서 먹는 습관을 찾아보기는 힘들다. 밥 하나만도 오래 씹으면 단맛이 난다. 그 단맛이란 단맛의 대명사인 설탕맛과는 차원이 다른 그런 단맛이다. 그런데 밥에서 단맛이 날 때까지 씹어 먹는 사람이 과연 얼마나 될까?

나는 땅콩을 매우 좋아하는데 그 땅콩을 먹는 원칙이 있다. 우선 하나씩 입에 넣는 것이고 하나를 다 씹어서 삼킨 후에 다음 것을 입에 넣는 것이다. 그렇게 되면 맛도 제대로 느낄 수 있고 많이 먹게 되지 않는다. 음식도 그렇게 먹으려고 노력한다. 한 가지 음식을 입속에 넣은 후에 다 삼키고 나서 다음 음식을 입에 넣는, 초밥을 먹는 것 같은 방법으로 말이다.

우리나라 사람들이 왜 그렇게 위염, 위궤양이 많고 위암도 그리 많은 것일까? 스트레스를 많이 받아서, 맵고 짠 음식 때문에, 술을 많이 마셔서 … 등등의 이유가 있겠지만 음식을 너무 급하게 마구 섞어서 먹는 습관도 하나의 원인이 된다고 생각한다.

음식을 한 번에 한입씩만 먹는 습관은 건강에도 좋지만 살빼기에도 매우 좋은 방법이다. 밥 먹을 때에 서둘지 말고 침착하길 바란다.

만찬

예전에 프랑스로 학회를 간 적이 있다. 학회 마지막 즈음에 주최자들이 만찬을 대접하겠다고 해서 식당에 갔다. 우리식으로 말하면 풀코스로 제대로 나오는 정통 프랑스 식당이었다. 우리 일행은 그런 만찬을 접해보지 못한지라 어떻게 먹어야 할지 몰랐다. 나중에 알고 보니 세 번의 코스로 나오는 것이었는데 한

코스당 5~6가지의 음식이 나오는 것이었다. 그래서 처음부터 음식을 조금씩 덜어 먹고 대화하고 놀아가면서 천천히 먹어야 하는 것이지만 우리 일행은 먹는 습관 자체가 한 번에 빨리 먹는 것이라 첫 번째 코스가 끝났을 즈음에는 배가 불러서 더 이상 먹을 수 없게 되었다. 초저녁에 시작된 만찬이 12시가 넘도록 진행되었고 2번째 코스부터 나오는 음식은 우리 일행에게는 괴로움이 되었다. 물론 음식은 뒤로 갈수록 점점 맛있는 음식이 나오고 있었지만 이미 배가 다 부른 우리들에게는 그림의 떡에 불과했다. 주위를 둘러보니 서양인들은 끝까지 와인과 함께 나오는 음식들을 유쾌한 대화와 함께 즐기고 있는 것이었다. 우리 일행은 괴로움을 억지로 감추기 위해 음식이 나오면 대충 먹는 표시만 내고는 밖에 나가서 방황하다가 다음 음식이 나올 때쯤에 다시 들어가곤 했다. 주위 사람들이 무식하다고 놀리는 것 같아 얼굴이 화끈거리기도 했다.

우리나라 사람들은 너무 많이 먹어서 살이 찌기도 하지만 너무 빨리 먹어서 살이 찌는 것도 생각해야 한다. 빨리 먹는 습관을 조금 고친다면 건강을 쉽게 얻을 수 있을 것이다.

젓가락으로

젓가락은 단순히 음식을 먹는 도구라는 개념을 넘어서 우리나라 사람들의 마음속에 깊이 뿌리 박혀 있는 문화코드이다. 숟가락은 우리 고유의 것과는 좀 거리가 있어 보인다. 왜냐하면 젓가락은 우리나라를 비롯한 아시아 동쪽 나라들에서만 사용되는 것이지만 숟가락은 전 세계,

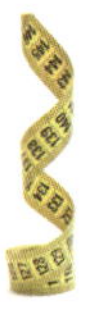

전 세대를 거쳐 사용되는 보편적인 것이기 때문이다. 이 이야기는 이어령의《디지로그》에 잘 묘사되어 있다.

여기서 젓가락을 언급하는 것은 우리의 한식이 살빼기에 좋은 식단인 것처럼, 젓가락도 살빼기에 유용한 도구이기 때문이다. 어떤 사람들은 아주 빼빼한 사람을 와리바시(割箸, わりばし, 나무젓가락)라고 부른다. 물론 젓가락이 마른 사람과 무슨 상관관계가 있는 것은 아니고 오직 모양만을 보고 이야기하는 것이겠지만 우연히도 젓가락은 다이어트와 많은 상관관계를 가진다.

젓가락과 살빼기의 상관관계는 간단하다. 살빼기를 하는 사람은 음식을 젓가락으로만 먹는 습관을 필요로 한다. 그러면 음식을 조금씩 먹게 되고 천천히 먹게 된다. 게다가 살빼기의 주적 중의 하나인 국물을 안 마시게 되니까 좋은 것이다. 젓가락으로 국물을 떠 마실 수는 없기 때문이다. 다만 성질을 못 이겨서 그릇째 들고 벌컥벌컥 들이키는 일만 없으면 된다. 국물이 우리의 중요 음식 문화인 점을 생각하면 좀 어려운 일이기는 하지만 살을 빼기 위해 반드시 포기해야 할 것 중의 하나가 국물이다. 그리고 음식을 너무 급하게 먹는다고 생각하는 사람은 가능하다면 자신이 잘 안 쓰는 손으로 젓가락질을 하기 바란다. 처음에는 조금 어렵겠지만 조금 하다보면 잘 되고 또 음식을 급히 먹는 습관을 벗어날 수 있다.

숟가락은 비만의 친구이고 젓가락은 살빼기의 친구이다.

야식증후군

　증후군(Syndrome)이라는 말이 언제부터인가 일반인들에게 회자되고 있는데 보통 정확한 의미는 잘 모르고 사용하고 있는 것 같다. 병(Disease)이란 말은 어떤 원인에 의해 발생하는 증세들을 말하지만 증후군이란 그 원인이 명확하지 아니하거나 단일하지 않고 몇 가지 증세들이 함께 나타나는 것을 말한다. 야식증후군도 어떤 하나의 명확한 원인이 있는 것은 아니고 불안, 우울, 그리고 스트레스 같은 정신적 문제 때문인 것으로 생각된다.

　일반적으로는 저녁 7시 이후의 식사량이 하루 전체의 50% 이상을 차지하는 증상을 가리키는데 불면증 등 수면장애 증상을 동반하는 병적인 것도 있지만 우리가 일반적으로 밤에 야식을 즐기는 현상을 말하기도 한다.

　한참 이성과 감성이 뒤섞여 정신을 차리지 못하던 젊은 시절에 한밤중에 편지를 쓰고 아침에 다시 읽어보고는 도저히 보내지 못할 내용인 것을 느끼고 찢어버렸던 기억이 있을 것이다. 분명히 밤에 쓸 때에는 참 잘 썼다고 생각했는데 아침에 보면 스스로 낯이 뜨거워지는 그런 느낌…. 그것은 밤에는 감성이 사람을 지배하고 낮에는 이성이 지배하기 때문이다. 그러니까 밤에는 살을 빼야 한다는 이성보다는 먹고 인생을 즐기자는 감성이 우세해지기 때문에 음식의 유혹에 넘어가기가 쉬운데 이것도 분명히 야식증후군을 일으키는 원인 중의 하나일 것이다. 병적인 개념으로 정의된 백과사전의 설명보다는 감성을 이기지 못해 밤에 음식을 먹게 되는 것이 일반 사람들에게는 더욱 적합한 설명일 것 같다.

　밤에 깨어 먹이를 찾아다니는 야행성 올빼미와 달리 사람은 낮에 일

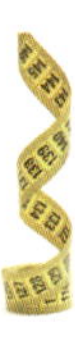

하고 밤에 자는 주행성이기 때문에 어두워지면 몸은 정리 작업을 하게 된다. 하루 종일 피곤하게 사용하여 손상된 근육을 재생시키는데 만약에 보통 사용 시보다 과도한 손상이 와 있으면 근육은 수를 더 늘려 재생을 하게 된다. 그래서 알통은 운동할 때 생기는 것이 아니라 밤에 쉴 때 생기는 것이다. 피부도 마찬가지로 낮에 온갖 유해물질과 자외선에 손상된 것을 밤에 회복한다. 그래서 미인은 잠꾸러기라는 말이 나온 것 같다. 에너지 사용에 관한 메커니즘도 밤이 되면 바뀌게 되는데 낮에는 에너지를 사용하는 방향으로 돌아가다가 저녁이 되면 스위치를 돌려서 에너지를 축적하는 방향으로 바뀌게 된다. 다음날 다시 활기 찬 생활을 하기 위함이다. 그래서 살을 빼려는 사람에게 자기 전에 음식을 먹는 것을 적극 말리고 있는 것이다.

야식증후군을 막는 가장 좋은 방법은 해가 떠 있을 때에만 음식을 먹고 일단 해가 지면 물 이외에는 아무것도 안 먹는 것이다. 그러나 동지섣달 긴긴밤이 이어지는 겨울에는 그것이 어렵기 때문에 시간을 정하는 것인데 자기 5시간 전에는 안 먹는 것이 좋겠다. 그것이 너무 가혹하다고 느껴지거나 생활 방식 상에 취침 5시간 전을 지키기 어려우면 적어도 3시간 전에 안 먹는 것은 꼭 지키는 것이 좋겠다.

그리고 저녁 7시 이후라는 개념에는 조금 문제가 있는 것 같다. 저녁 7시에 퇴근하여 저녁식사를 하는 나로서는 그 범주에 들어갈 수밖에 없는 것이다. 게다가 식구들이 모두 모여 한자리에서 먹는 것은 저녁시간밖에 없는데 그 시간을 침범한다는 것은 아무리 살빼기를 강조하더라도 가정의 화평을 위해서는 해서는 안 될 일이다.

이 야식증후군을 피하는 방법은 저녁을 충분히 먹는 것이다. 살빼기

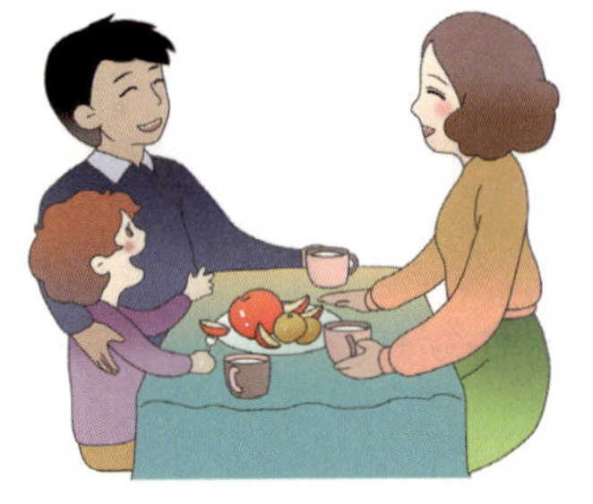

를 한다고 저녁식사를 불충분하게 먹고 나면 우리의 위는 금방 신호를 보내게 된다. 내 속을 채우라는 위의 신호를 무시하기가 감성이 지배하는 밤에는 견디기 어려워지는 것이다. 둘째로는 빨리 자는 것이다. 배에서 신호가 오기 전에 말이다. 아침형 인간이 살빼기에는 좋은 형태이다. 셋째로 저녁에 운동을 하는 것이다. 운동을 하고나면 식욕이 감퇴되기도 하고 운동한 것이 아까워서 음식을 안 먹게 되기도 한다.

그러나 이 원칙에 매여 식사 후에 가족들이 모여 과일을 먹고 대화를 나누는 자리에서 빠지는 매정함보다는 조금 양보를 해서 가정의 행복과 정신 건강을 위해 한두 조각 먹고 즐기는 여유는 있어야 하지 않을까? 물론 이것은 뺀살 유지하기 과정에서의 말이다.

얼마나 먹어야 하나?

요새 전자기기들은 배터리의 발전으로 휴대성이 향상되어 우리의 삶을 풍요롭게 해준다. 그런데 그 배터리를 유지 관리하는 데에도 기술이 필요한 것 같다. 여러 가지가 있겠지만 과충전하는 것은 수명을 단축시키는 첩경이라고 한다. 얼마 전 구입한 노트북 컴퓨터에는 설정을 하면 배터리가 70% 정도 충전되면 더 이상 되지 않도록 하는 프로그램이 있다.

우리의 위도 마찬가지이다. 항상 위의 최대 용량을 채우려 하면 위는 더 받아들이기 위해 용량을 늘린다. 위가 늘어난다는 의미이다. 식량이 모자란 아프리카 아이들이 배가 볼록 나온 것은 그들이 복부지방 때문

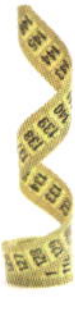

이 아니라 영양가 없는 것을 너무 많이 먹다보니 위가 늘어나서 생기는 현상이다. 위장이 늘어나 있으면 우리 몸은 늘어난 위의 용량을 채우라고 자꾸 재촉한다. 위가 무한정으로 늘어나지는 않지만 건강을 위협할 정도로는 충분히 늘어난다. 위도 최상의 작업량을 계속 요구하면 고장이 난다.

그래서 우리도 위장이 70% 정도 차면 더 먹지 못하는 프로그램을 가동시켜야 한다. 지금까지는 100% 다 찼을 때 포만감을 느꼈다면 70% 충전되었을 때에 포만감을 느끼는 훈련을 해야 한다.

위는 단백질로 구성되어 있기 때문에 사용을 안 하면 점차 줄어든다는 데 희망을 가지자. 계속적으로 30%를 비우는 습관을 가지면 남은 30%의 위 용량은 줄어들게 마련이다. 위가 줄어들면 우리 몸이 요구하는 식사량도 줄어든다. 그러면 도대체 1인분이란 어느 정도를 말하는 것일까? 고깃집에 가 봐도 가게마다 1인분이 다르다. 120g이라고 되어 있는 곳도 있고 180g으로 되어 있는 곳도 있다. 더 헷갈리는 것은 음식마다 1인분이 다르다는 것이다.

음식을 먹는 양은 허기를 벗어나 약간 배가 부른 정도, 즉 위가 70% 정도 차는 것이 가장 좋다고 했지만 우리가 어떻게 우리의 위의 용적을 잴 수 있단 말인가? 그래서 1인분이라는 개념을 가지고 있는 것이 좋겠다.

- 덩어리 음식이면 자기의 주먹만한 크기.
- 곡류이면 한 손에 담을 수 있는 양.
- 액체이면 두 손을 모아 담을 수 있는 양.

우리나라의 식습관대로 좀 설명을 하면 밥은 한 손에 담을 만한 양으로 한 것이니 작은 공기 하나 정도. 국은 두 손을 모아 담을 수 있을 정도이니 작은 국그릇 하나 정도. 반찬은 다 합해서 뭉치면 자기 주먹만한 크기.

명곡 편식

세상에 수많은 음악이 있지만 그 중에 오랫동안 남아 사람들에게 선택되어 들려지는 음악은 아주 소수로 한정되어 있다.

요즘 음반 업계가 총체적으로 불황인지라 그들도 살기 위해 과거에 녹음해 놓았던 음악들을 전집류로 엮어 싸게 내어 놓는 일이 많아졌다. 그래서 유명 작곡가와 유명 연주자의 전집은 요사이는 어렵지 않게 구할 수 있다. 그 중에 대표적인 사람들은 바흐, 하이든, 모차르트, 베토벤 등이다. 음악을 좋아하는 나로서는 놓칠 수 없는 것들이어서 많이 구입을 했다. 나는 나름대로 그들에 대해서 많이 알고 있다고 생각했었는데 그들의 전집을 듣다가 깜짝 놀란 일이 한두 번이 아니다. 내가 아는 곡보다 모르는 곡들이 훨씬 많은 것이었다.

명곡들은 긴 세월 동안 수많은 사람들에 의해 검증되어 온 것이기 때문에 누가 들어도 대개는 좋은 느낌을 선사한다. 음악을 오래 듣고 내공이 쌓인 사람들에게도 물론 명곡은 듣기가 좋고 손이 많이 간다. 그러나 그 명곡만을 듣다보면 음악에 대한 편식을 하게 되고 균형 잡힌 감상을 못 하게 되어 동맥경화와 비만에 이르게 된다. 세상에 잘 알려지지 않았지만 꼭꼭 씹어보면 단맛이 나는 곡들이 많고 맛은 없지만 들으면 도움이 많이 되는 음악들도 많다.

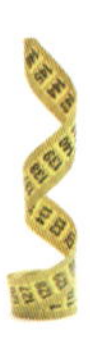

음식에서 맛있는 것만을 먹는 것을 편식이라고 하고 그것은 비만의 원인이 된다. 맛있는 것은 대개 칼로리가 높기 때문이다. 맛있는 것은 대개 입맛을 돋우어 식사량을 많게 한다. 게다가 중독성이 있기도 하여 그 음식을 먹지 않으면 불안해지기까지 한다.

식탁을 처음 대할 때에 고기 같은 맛있는 음식부터 젓가락이 가는 것은 인지상정이다. 나물이라든지 야채같이 맛이 없는 음식은 식탁 구석으로 밀려 젓가락질 한번 받기가 힘든 경우도 많다. 그러나 맛있는 음식보다 맛없는 음식을 의식적으로 많이 먹는 것이 살빼기와 건강의 첩경이다. 대체로 맛이 없는 음식이 건강에는 더욱 좋다.

저기 멀리 밀려나 있는 나물 무침, 콩자반, 멸치 볶음 같은 음식들은 자기 앞으로 모으고 고기반찬은 식구들 앞으로 놔주면 가족들에게 인기도 얻고 자기의 건강도 얻을 것이다. 그렇다고 고기반찬을 먹지 말라는 것은 아니고 가끔 먹어주어야 가족과의 유대감도 생기고 건강에도 좋을 것이다.

일본 스모 선수들의 살찌는 방법

일본에서는 인기가 있지만 우리나라 사람에게는 생소한 일본의 스포츠 중에 스모가 있다. 그 경기의 규칙은 잘 모르지만 선수들의 기이한 복장과 외모는 눈길을 끈다. 아마도 상대 선수를 경기장 밖으로 밀어내는 것도 승리의 수단이라 그렇게 한도 없이 체중을 늘리는 것 같다. 그들은 명색이 운동선수이지만 그들의 몸은 아무리 보아도 근육은 아니다. 이 세상 운동선수 중에 지방을 무기로 삼는 운동은 그것이 유일하지 않을까 생각된다. 그러면 그들이 인공적으로 비만을 만드는 방법을 알면 비만을 치료하는 데 조금은 도움이 될 것 같다.

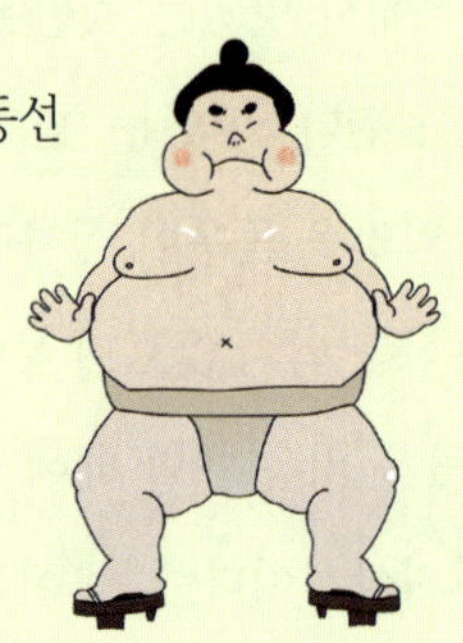

이들은 아침에 운동을 3~4시간 정도 하고 난 다음에 매우 허기가 지는 상태에서 아침 겸 점심식사를 하고 바로 낮잠을 자며, 또 저녁 자기 전에 식사를 하고 바로 잔다고 한다. 이들은 보통 사람이 10배가량인 하루에 약 15,000칼로리 정도를 먹는다고 한다. 그들이 먹는 음식을 짱고나베라고 하는데 이것은 닭고기, 해산물 등의 육류를 주로 하여 밥이나 국수를 넣어 끓이는 고칼로리의 죽이다. 게다가 사케나 맥주를 많이 마신다고 한다. 이런 식사로 인해 지방과 근육을 한꺼번에 얻는 것이다.

15,000칼로리를 섭취하려면 먹는 그릇도 다를 것이다. 그들은 일반 그릇보다는 다라이(대야)로 먹는다고 한다. 그리고 양이 너무 많기 때문에 소화의 한계를 줄이기 위해 죽 같은 상태로 먹어야 할 것이다. 결국 별로 씹을 일이 없이 마시듯이 음식을 먹는다.

이것을 보면 살 찌는 방법들이 나열되어 있음을 볼 수 있다.

첫째로 먹고 바로 자는 것이다. 먹은 음식의 열량이 소비되지 않은 채 수면 상태로 들어가기 때문에 남는 에너지는 고스란히 지방으로 축적된다.

둘째로 많이 먹는 것이다. 그보다도 폭식을 하는 것이 더 중요하다.

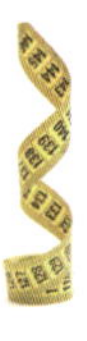

 살 뺀 의사의 살 빠지는 이야기

셋째로 부드러운 음식을 먹기 때문에 음식을 씹고 소화시키기 위한 에너지 소비를 하지 않는 것이다. 음식을 씹으면 교감신경을 자극하여 열을 더 생산한다고 한다. 게다가 음식이 들어가 소화되고 흡수되는 과정에도 많은 열이 발생을 한다. 정확한 수치는 잘 모르겠지만 상당히 많은 에너지가 소비된다. 그러니 음식을 꼭꼭 씹으면서 소화를 시켜가며 천천히 먹는 것은 비만을 예방하는 좋은 방법이다.

넷째로 칼로리가 높은 맥주를 곁들여 칼로리를 증진시킨다는 것이다. 식사에 반주를 하는 습관은 비만의 친구가 되는 지름길이다.

음식의 양과 가짓수

우리나라의 식습관, 특히 손님을 접대하는 관습은 '상다리가 부러지도록'이라는 수식어가 잘 말하여 준다. 그것은 '모자라지 않도록'이라기보다는 '남을 정도로'라는 표현이다. 그 관습이 현재 우리나라를 음식물 쓰레기에 관한 한 매우 후진국으로 만들고 있다. 그뿐만 아니라 비만 공화국을 이루는 일등 공신 역할을 하고 있다. '넘치는 것은 모자람보다 못하다'는 말은 우리나라 음식 문화에서는 적용되지 않는 말이다.

또한 요즘의 밥상은 임금님 수라상에 못지않은 화려함과 다양함을 자랑한다. 수라상은 아닐지라도 신분 높은 양반들이나 먹었던 음식들이 이제는 우리 일상에서 대하는 것이 되었다. 연구된 사실은 아니지만 왕들이나 양반들의 수명이 짧은 것은 너무 잘 먹고 활동을 하지 않아서라고 하는데 그것은 수긍이 가는 말이다.

우리의 삶에서 다양성은 삶의 가치를 높여주는 것같이 음식의 다양성은 우리의 삶의 즐거움을 더해주지만 살빼기에 있어서는 아주 부정적인 요소이다. 비싼 뷔페에 가서 맨 앞에 놓인 야채와 연어만 배불리 먹고 나올 수 있는 사람은 깊은 산에 들어가지 않아도 이미 도를 터득한 사람이라고 봐도 무방할 것이다. 다양한 음식을 다 맛보려면 더 많은 칼로리를 섭취할 것은 당연한 일이다.

음식을 먹는 장소

내가 어렸을 때만해도 어른들이 엄격히 금하는 것이 몇 가지가 있었다.

그중에 생각나는 것이 음식을 들고 다니면서 먹지 말라는 것이었다. 그것은 거지들이나 하는 것이라고 하였다. 이것도 요새는 그리 이상하게 여겨지지 않는 습관이다. 그리고 나도 그렇게 하는 데 별 거부감을 느끼고 있지 않다. 그러나 살빼기에 있어서 음

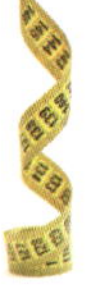

식을 먹는 장소를 한정하는 것은 상당히 매우 중요한 습관이다. 음식을 반드시 식탁에서만 먹는 습관만 들여도 살빼기에 상당한 도움을 받을 수 있다.

아마도 비만에 상당히 공헌을 하고 있는 것 중의 하나가 테이크아웃 커피라고 생각된다. 식사 후에 식사 때 먹은 칼로리보다 더 많은 칼로리를 가진 달디 단 커피를 컵 하나 가득 담고서 여유롭게 즐기는 모습은 보기에는 좋지만 살빼기에는 아주 피해야 할 행동이다.

무엇을 먹어야 하나
(음식의 선택)

세상은 넓고 먹을 음식은 많다. 그 수많은 음식들의 유혹을 견디기도 어렵지만 일생 동안에 먹을 수 있는 양이 정해져 있으니 잘 선택하는 것도 중요하다. 그렇다고 고대 로마인들처럼 먹다가 토하고 다시 먹기를 하는 야만적인 방법을 쓰기는 어렵지 않은가. 그래서 다음과 같은 기준을 가지고 음식을 선택하면 건강에 많은 도움이 될 것 같다.

자연의 모습을 지니고 있는가?

음식 혹은 식품을 선택할 때에 가장 먼저 생각할 것은 그 식품이 자연 그대로의 모습으로 나왔는가 아니면 변형되어 나왔는가 하는 것이다. 일단 자연 그대로의 모습이 훼손되어 있다면 경계 대상이 된다. 물론 끓이거나 굽거나 하는 과정에서 변형된 것은 예외이다. 이 원칙에 따르면 아무래도 동물성보다는 식물성 음식들이 원형태 보존에 유리한 면이 있다. 동물을 원형 그대로 먹는다는 것은 제한적일 수밖에 없지만 상당한 이점이 있다. 예를 들어 멸치와 참치를 생각해보자. 멸치는 음식을 해도 그것이 멸치라는 것을 알 수 있게 조리된다. 그러나 참치는 그 잘라 놓은 부분만을 보고는 참치라는 것을 아는 데에 한계가 있다. 동물은 대체적으로 오래 사는 것들이 덩치가 크다. 오래 산다는 것은 우리의 식품 가치로 봐서는 질이 떨어지는 것이다. 오래 살면 온갖 노폐물이나 특히 중금속이 많이 축적되기 때문이다. 결국 작고 수명이 짧은 것들이 우리의 건강에는 더 좋은 식품이다. 그리고 그런 것들이 대부분 우리가 먹을 때에 자연의 본 모습을 유지하고 있는 것들이다.

이런 것도 이 기준에 적합할 것인지는 모르겠지만 우리가 소위 말하는 육해공의 고기들 중에 물속에서 자라는 고기들이 가장 양호한 영양소를 제공하는데 그것은 세 종류의 고기들 중에 물고기들이 대체로 원형 그대로 우리 식탁에 오르는 것과 연관이 될 수 있을 것 같다.

원재료의 함량이 높고 화학적 물질 첨가가 적은 식품인가?

다음으로 중요한 것이 음식에 첨가되는 인공감미료이다. 이것은 겉으로 드러나지 않지만 음식의 맛을 변화시킨다. 물론 먹기 좋은 쪽으로 변화시키지만 그 자체로 식욕을 증진시키고 체중을 증가시키는 효과가 있다. 그런 인공감미료의 발전으로 우리가 먹는 음식의 맛은 원재료에서 나오는 것이 아니라 인공적인 첨가물에 의해 만들어지게 되었다. 결

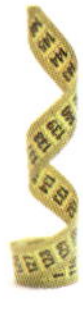

국 원재료를 줄이고 값싼 화학 첨가물을 넣음으로써 경제적 이익을 추구하지만 그것을 먹는 소비자는 우롱을 당하는 것이다. 얼마 전까지 아이들에게 무척이나 인기가 있던 '바나나 우유'라는 제품이 있었다. 그러나 그것은 실제로 바나나가 들어가는 것이 아니고 단지 바나나 맛을 화학적으로 내는 것에 불과한 것이어서 소비자를 현혹하였기 때문에 이름을 '바나나 맛 우유'로 바꾸어야 했다.

자연적인 모습이 훼손된 음식에는 그런 인공감미료가 들어갈 확률이 더욱 높아진다. 음식의 재료가 자연의 모습에서 훼손되었다고 하더라도 자연에서 나온 것만으로는 괜찮지만 화학제품을 사용하는 음식은 절대 피해야겠다.

가공식품인가?

동물성, 식물성을 떠나 경계해야 할 것은 가공식품이다. 포장만 뜯어서 물에 넣어 끓이기만 하면 된다고 선전하는 식품들은 가능하면 멀리하자. 그런 식품은 제조자들은 유해하지 않다고 주장하지만 실제로는 몸에 매우 안 좋은 첨가물들로 범벅이 되어 있는데 그것은 좀 튀는 맛을 내기 위해 또 부패를 방지하기 위해 들어가는 것들이다. 어떤 보고에 의하면 미국 사람들이 총에너지 섭취의 72%를 가공 식품에서 얻는다고 한다.

아이들의 입맛을 사로잡는 것 중의 하나가 소위 불량식품이란 것들이다. 몸에는 매우 해로운지 알면서도 어떻게도 그렇게 입에 딱딱 달라붙게 만들었는지…. 누구나 어린 시절의 불량 식품에 대한 기억은 조금씩 있을 것이다. 그래서 어른이 되어서도 그 불량 식품을 찾아다니는 사람들도 있다.

가공식품이라는 의미는 전통적인 방법이 아니고 대량생산 혹은 유통 기한 연장을 위해 공업적인 방법이 추가되었다는 것을 말한다. 우리가 모든 음식을 원재료로부터 요리를 해서 먹을 수는 없는 것이므로 상품 화된 식품을 어느 정도는 사서 먹어야 하는 것이지만 그 중에서도 전통 적인 방법으로 제조된 것을 가려서 사는 것이 좋겠다.

패스트푸드인가 슬로푸드인가?

그다음으로 고려해야 할 것이 패스트푸드이다. 언뜻 보아서 감자튀 김같이 트랜스 지방이 들어간 것이나 콜라같이 열량이 높은 음료수를 제외하면 별문제 없어 보인다. 햄버거의 빵이나 그 속에 들어간 것을 보 면 그리 탓할 만한 것은 보이지 않는다. 그리고 그것을 운영하는 회사 는 세계적인 대기업들이어서 사실 그들의 위생과 품질 관리는 우리 집 안의 식탁보다 더 철저하고 맛과 멋을 만들어 내는 것도 전문가답다. 그 러면 무엇이 문제인가? 좀 신경을 써서 들여다보면 그 재료들은 가공식 품이고 즉석식품들이다. 원재료를 가져다가 요리사들이 지지고 볶아서 나오는 음식이 아니라 젊은 아르바이트생들이 포장지를 뜯어 오븐이나 가열기에 데워서 나오는 음식이다. 그런 것을 생각하면 가맹점 형태의 음식점이나 대형 브랜치를 가진 빵집도 같은 부류인 패스트푸드점이라 고 보아도 될 것이다. 주방장이 아침 일찍 시장에서 장을 보느냐 아니냐 가 그 갈림길이 되는 것이다.

이런 식품들은 일정한 맛을 유지하지만 그 맛을 유지하기 위하여 화 학조미료나 트랜스 지방을 많이 쓸 확률이 많다. 그런 경우에 많이 먹

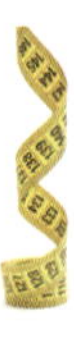

어도 배가 자꾸 고파지게 되는 현상과 함께 살빼기의 주요 적이 되는 것이다.

슬로푸드란 패스트푸드에 반대되는 개념으로 일컫는 말인데 음식의 종류를 말한다기보다는 좋은 재료로 직접 요리한 음식을 말한다. 그것은 어떤 특정 집단의 이익 창출을 위해서 음식이 도구로 사용되는 패스트푸드와는 달리 먹는 사람의 개인적인 건강을 위해서 만들어지는 음식이다. 빵을 유명 베이커리에 가서 사오는 데는 10분이면 충분하다. 그러나 직접 빵을 구워먹는 데에는 반나절의 시간이 걸린다. 돈도 더 많이 든다. 그러나 직접 만든 빵을 먹을 때의 편안함과 기쁨은 사온 빵을 먹을 때와는 비교할 수가 없다. 이익을 창출하기 위해서는 최소 노력으로 최대 효과를 올려야 하는 경제 법칙이 항상 적용된다. 그 과정에서 항상 피해를 보는 쪽은 왕이라고 떠받들어지는 소비자들이다.

유통기간이 긴 것인가?

다음으로는 그것이 신선한 것인가 아니면 저장되었다가 나오는 것인가 하는 것이다. 이것은 건강상의 문제이기도 하지만 맛의 문제이기도 하다.

우리나라 사람들이 즐겨먹는 음식 중에 걱정스러운 것 중의 하나가 삼겹살이다. 기름이 많은 것도 그렇지만 그것은 일단 돼지고기를 냉동시킨 것을 녹여 먹는 것이다. 그렇기 때문에 유통기한을 길게 할 수 있긴 하지만 그만큼 우리의 건강에는 이득될 것이 없다.

얼마 전에 독일에 간 일이 있었다. 그곳 사람들도 돼지고기를 좋아하기는 우리나라 사람들 못지않은데 반면에 그들은 절대로 냉동한 고기는 먹지 않았다. 그리고 삼겹살 부위는 버렸다고 하는데 우리나라 사람들이 이주하면서 냉동 삼겹살을 자주 찾는 바람에 독일 사람들이 삼겹살을 만들어 팔게 되었고, 그들은 그것으로 이익을 많이 남기게 되었다는 말을 들었다.

일단 유통기한을 길게 만든 것은 경계의 대상이다.

조작이 많이 가해졌는가?

축산업의 발달로 인한 우리에서 키워진 동물도 이 범주에 들어간다. 산과 들을 마음대로 뛰노는 야생 동물들과는 달리 사육된 동물들은 단백질 함량이 적고 상대적으로 포화지방산이 많으며 근육 사이사이에 중성지방이 많이 분포되어 있다. 혹시 사육장을 한번 가보신 분들은 느끼셨겠지만 사육장이란 곳은 생명이 자라는 곳이라기보다는 공장이라는 생각이 더 든다. 동물은 제품을 생산해 내는 원료에 불과한….

문제는 거기서 그치지 않는다. 좀 과장된 이야기로 항생제를 비롯해서 사육 동물에게 사용하는 약들이 사람들이 쓰는 약품의 양보다 더 많다는 것이다. 사람들이야 약을 쓰더라도 좋은 약을 의사의 처방에 의해 쓰겠지만 어디 동물들에게야 그렇겠는가. 그런 질이 낮은 약을 우리가 육류를 먹으면서 같이 먹어야 하는 것이 슬픈 일이다. 채소나 곡류에 농약이 많이 묻어 있는 것을 알고도 먹는 것처럼. 그러나 어떻게 하랴. 단백질은 먹어야 하겠고 우리가 산과 들과 바다로 나가서 수렵을 해올 수도 없는 일이고 하니 말이다.

요즘은 그런 조작 말고도 유전자 자체를 조작해서 만든다고 한다. 그것이 아무 해악이 없다고는 하지만 현재의 지식으로 그렇다는 말이고

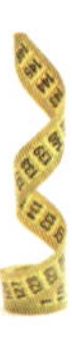

나중에 그런 식품을 오래 사용하고 난 후에 좀 더 알게 되면 그것이 무슨 나쁜 영향을 끼칠지는 아무도 모른다.

직접 만들어 먹는 빵

　어느 날 친구 집에 갔더니 못생기고 맛없는 빵을 내어 놓았다. 취미로 만든 통밀빵이라고 하였다. 처음 맛은 소금을 좀 많이 넣었는지 조금 짭짤하고 딱딱하였는데 한참 씹으니 빵 맛이 조금씩 나는 것이었다. 한 입 베어 물으면 달콤하고 바삭바삭하여 입에서 살살 녹는 제과점 빵에 익숙한 입맛에는 영 아닌 맛이었지만 친구의 성의에 감탄하여 맛있는 듯 먹었다. 그 친구가 빵을 만들고자 한 이유는 제과점에서 사온 빵을 10일간 실온에 방치를 하였는데 전혀 곰팡이가 슬거나 상하지 않는 것을 보고 놀라서였다고 한다.

　나는 빵을 무척 좋아하는 사람인데 빵을 멀리하게 된 이유가 여럿 있다. 우선 맛이 너무 달고 고소하여 칼로리가 무척 높을 것이라는 생각이었다. 둘째로 빵값이 너무 비싸다. 조그만 빵 한 조각이 한 끼 식사 값보다 비싼 것이 보통이니 말이다. 마지막으로 사용재료와 방부제 등의 첨가물에 대한 불신 때문이었다. 실제로 그 친구의 말은 듣고 와서 먹던 빵을 그냥 실온에 방치해 두었는데 보름이 지나도록 빵은 아직도 생생한 것을 보고 가슴이 철렁하였다. 그 위에 뿌려진 아몬드는 다 상하였지만 말이다. 내가 그동안 이런 빵을 먹고 있었다니!

　　이젠 내가 빵을 만들어 먹어야겠다고 생
각했다. 인터넷을 뒤져 빵 만드는 기구를 구
입하고 우리밀을 비롯하여 가장 자연적
인 재료들로 준비했다. 그리고 인터넷
에 얼마든지 올라와 있는 레시피를
공부하였다. 라면 끓이는 것과 전기
밥솥으로 밥 짓는 것 이상은 해보지
않은 사람으로서는 보통 힘든 일이 아니
었지만 헤매고 있는 것을 보다 못한 집사람의 도움으로 무사히
시제품(?)을 만들 수 있었다. 맛을 내는 것은 자신이 없으니 안
심하고 먹을 수 있는 빵을 만드는 것이 목표였다. 그것은 재료의
선택에 해답이 있다. 우리밀, 자연산 유정란, 천일염, 저지방 우
유, 익스트라 버진 올리브 오일…. 뭐 이렇게 가능하면 몸에 좋
다고 하는 것들을 엄선(?)하여 가능한 한 설탕과 소금을 적게 하
여 만들었다. 그리 성공적이라고 말할 수는 없는 맛이지만 마음
은 뿌듯하였다. 딸들도 축하해주고 인증샷을 찍어 주었다. 내가
빵을 만들었다는 자부심도 그렇지만 칼로리, 트랜스지방, 방부
제 같은 걱정 없는 빵을 먹을 수 있다는 것이 마음을 뿌듯하게
해주었다. 식구들도 맛있다고 하며 잘 먹어주니 반갑다. 진짜 맛
있는 것인지 그러하다고 해 주는 것인지 모르지만…. 조그만 노
력으로 안심하고 먹을 수 있는 빵을 먹을 수 있다는 것이 행복하
였다.

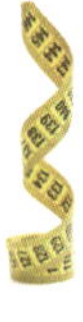

 살 뺀 의사의 살 빠지는 이야기

체질식

　방법이 많다는 것은 제대로 된 방법이 없다는 말과 같고 이론이 많다는 것은 확실한 정론이 없다는 말과 같다. 한방에서 말하는 체질이라는 것은 분명히 구분되어야 한다고 보지만 그 구분 방법이 중구난방이다. 체질을 나누는 방법과 체계가 통일된 것이 없고 하나의 체계를 말하는 사람들 사이에서도 그 적용하는 기준들이 서로 달라 혼동이 가중된다.

　목 체질이 어떻고, 토 체질에는 어떤 음식이 좋고 … 하는 등의 내용이 사람마다 다르다. 집사람은 그 체질에 푹 빠져 있고 독일에 사는 누나는 그 체질을 종교와 같이 숭배하고 있다. 그런데 그 두 사람이 하는 말을 듣고 있으면 누구 말이 맞는 것인지 헷갈릴 때가 많다. 어떤 사람이 무슨 체질인가를 결정하는 데서부터 이견이 생기기 시작한다. 원래 한의학이라는 것이 그렇게 딱 부러지게 결론이 나오는 게 아닌 것인지? 게다가 어떤 때에는 한 사람이 얘기하는 것도 상이하다.

　젊었을 때에는 소화력이 왕성하여 자기에게 맞지 않는 음식을 잘 구별해 내기가 힘들다. 그러나 나이가 들어가면서 소화력이 약해지면 자기에게 맞지 않는 음식들이 점차로 구별되기 시작한다. 물론 우유나 밀가루 속의 글루텐 등에 의한 알레르기는 젊어서부터 나타나기도 하지만 젊어서는 먹어도 아무 탈이 없던 것들이 나이가 들면 불편해지기도 한다. 나에게는 쇠고기나 돼지고기 같은 육식이 나이가 들면서 불편해졌다. 소량은 괜찮은데 고깃집에 가서 먹고 오는 날에는 가끔 탈을 일으킨다. 두 여자는 그것이 체질 때문이라고 강력하게 주장하지만 그 체질에서 주장하는 것들이 일부는 맞고 일부는 틀리니 얼른 용납하기가 힘들다.

음식과 소화라는 관점에서 서양 의학적 관념은 조금 용납하기가 어렵다. 위염이나 궤양 같은 질병 수준 아래에 있는 증세들에 대해서는 매우 무관심한 것이 서양 의학이다. 친구가 미국에서 유학을 하다가 급체를 하여 병원에 갔던 일이 있었다고 한다. 우리나라에서는 체했다고 하면 의사나 약사가 다 알아듣지만 영어에 없는 체했다는 말을 표현하는 데 실패하여 그냥 소화제만 처방 받고 왔다고 한다.

얼마 전부터 나온 과민성 대장염이라는 진단이 있다. 그것은 장에 무슨 일이 일어나긴 했는데 뭔지는 잘 모르겠다는 말이다. 아마도 장에 생기는 질병 수준 아래의 증세를 뭉뚱그려 나타낸 유일한 말일 것 같다. 그 병은 음식 섭취의 잘못 혹은 스트레스에 의한 것이지만 의사들은 몇 알의 약으로 그 병을 치료하려 드는 것이 문제이다. 환자도 자기의 식생활이나 생활태도를 바꾸기보다는 약으로 고치기를 원한다.

결국 음식을 선택하는 데 있어서 체질 같은 골치 아픈 이론을 들이댈 것이 아니라 자기의 배를 기준으로 삼아야 할 것이다. 체질의 분류가 어느 정도 사고체제를 형성하는 데 도움을 주기도 하겠지만 그것이 만능은 아닌 것 같다. 자기가 먹어서 소화가 잘 되고 잠을 설치지 않는 음식이 자기에게 좋은 음식이다. 생식이 좋고 채식이 좋고 하는 등의 말들은 그냥 일반적인 이론이고 참고로 할 것이지 절대적인 기준으로 삼지 않는 것이 좋겠다. 자기에게 맞는 음식은 자기가 먹고 나서 뱃속이 편한 음식이다.

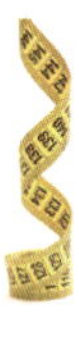

하루 중 어떤 음식을
언제 먹어야 할까?

시간에 따라 음식의 종류를 조절할 수 있는 사람은 행복한 사람이다. 그렇게 할 수만 있다면 시간별로 음식을 선택해서 먹는 것이 좋다. 즉 낮에 먹는 음식과 저녁 때 먹는 음식이 다르면 좋다는 말이다. 문제는 탄수화물인데 낮에는 고탄수화물 쪽으로 저녁에는 저탄수화물 쪽으로 선택을 하는 것이 좋다. 그 이유는 다음과 같다.

낮에는 고탄수화물 / 저녁에는 저탄수화물

1. 탄수화물을 많이 소비하는 뇌가 낮에는 활발하게 운동을 해야 하지만 저녁에는 대체로 활동을 줄이므로 탄수화물의 사용도가 떨어진다.

2. 저녁에는 뇌뿐만 아니라 신체의 활동량도 뚝 떨어진다. 우리 몸은 저녁이 되면 에너지 저장 모드로 전환되므로 가능하면 안 먹는 것이 좋다.

3. 인슐린도 오전에는 활발하게 분비되지만 저녁에는 잘 안 나온다. 인슐린이 잘 나오지 않는데 일을 많이 시키면 인슐린도 저항을 하기 마련이다.

4. 인슐린이 저항을 덜 하면 렙틴도 저항을 덜 하게 된다. 즉 렙틴이 더 활성화되어 지방 세포를 잘 다스릴 수가 있게 된다.

5. 당은 식욕을 증가시키는 경향이 있어서 저녁에 탄수화물을 많이 먹어 놓으면 밤에 입이 심심하게 되고 그다음 날까지도 영향을 미치게 된다.

어렸을 때에 과학 선생님의 말씀이 생각난다. 미래에는 손가락만한 과자 하나만 먹으면 하루 종일 아무것도 안 먹어도 되는 때가 올 것이란 말씀이었다. 그 당시에는 배불리 먹는 것이 좀 어려웠던 시절이라 그 말씀은 환상 그 자체였다. 그러나 요새 생각해보면 먹는 즐거움은 어떻게 할 것인가 하는 생각이 든다.

세상에는 하나의 식품으로 완전한 영양을 다 충족시킬 수 있는 것이 없다. 우유와 달걀이 근접하긴 하지만 그것도 완벽하진 않다. 그래서 원푸드 다이어트라고 하는 것이 안 되는 것이다.

하루에 30가지 이상의 식품을 먹어야 완전한 영양소 균형을 이룰 수 있다고 한다. 한 음식에 5가지 정도의 식품이 들어간다고 한다면 적어도 6가지 이상의 음식을 먹어야 한다는 것이다. 우리나라 식사법으로 생각하면 밥(1) 국(4) 찌개(5) 반찬5개(20) (괄호 안의 숫자는 음식에 들어가는 식품의 수) 정도 먹어야 하는 것이다.

숫자상으로 보면 매우 번거로운 일이고, 칼로리를 맞추는 것도 어려운 일이고, 항상 끼니마다 맛있게 먹는다는 것도 쉽지 않아서 음식의 개수를 줄이거나 아예 한 가지 식품으로 다이어트를 하려는 경향들이 생기는 것 같은데 그것은 참으로 위험한 일이다. 특히 나이가 많은 분들이나 성장기에 있는 아이들에게는 특히 그러하다.

그리고 사회현상의 하나로 알려진 풍선효과는 살빼기에서도 적용된다는 것을 인식하고 있어야 한다. 지방 같은 영양소를 무조건 제한하면 그와 동일한 에너지를 얻기 위해 다른 영양소를 더 찾게 되는 것이다. 미국에서 비만을 줄이기 위해 지방 섭취를 줄이자 사람들은 탄수화물 섭취를 늘리는 바람에 오히려 비만이 더 늘어난 단적인 예가 있다. 그

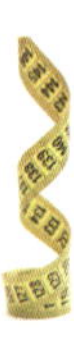

래서 균형적인 식사가 더욱 중요해지는 것이다.

전통 음식 vs 지중해 식단

우리 것이 소중한 것이여~

이것은 예전에 박동진 명창이 어느 제약회사 CF에 나와서 한 대사이고 얼마 전부터는 신토불이(身土不二)라는 새로운 사자성어가 나왔다. 이런 말들을 유행시킨 것은 아마도 처음에는 파도처럼 밀려들어오는 외국 약품과 식품에 대한 경각심과 우리 것을 많이 판매하기 위한 전략일 수도 있다. 그러나 이제는 우리에게 절실히 공감되는 말이 되었다. 외국에서 들여오는 식품에 대한 불신감 때문에 원산지 표시를 의무화하는 것을 보면 더욱 그렇다.

외국에서 들여온 식문화나 식품들은 대게 우리의 건강에 위협을 주는 것으로 인식되어 있고 실제로 햄버거나 피자나 도넛 등등의 외래 음식들은 건강뿐만 아니라 비만의 주범이라는 말을 듣고 있다. 그들이 우리에게 나쁜 인식을 심어주고 있지만 실제로 그 나라에는 그런 음식들만 있는 것은 아니다. 미국에 가면 미국 특유의 건강식품이 있고 이태리에 가면 역시 그들만의 건강식품들이 있다. 다리 달린 것은 책상과 의자 말고는 다 먹는다는 음식의 나라가 중국인데 소비되는 식품 중에 얼마나 좋은 음식이 많겠는가? 그러나 아마도 그런 것들은 값이 비싸기 때문에 수입이 안 되거나 특수층에서만 소비되어 알려지지 않은 것이고, 값싸고 칼로리 많고 자극적인 것들만 일반에 널리 유통되는 바람에 그들의 식생활이 모두 그러리라고 생각하는 것은 잘못이다.

하여간 외국에서 들어온 음식들은 대부분 저질이거나 지방이 많거나 고열량이거나 자극적인 것들이 대부분이다. 그런 음식들이 우리의 몸에 좋을 리가 없고 살빼기에 좋을 리가 없다. 실제로 칼로리를 재어보니 한식은 배부르게 먹어도 1000칼로리를 넘지 않으나 소위 패스트푸드라는 것은 요기만 하는 정도에도 1000칼로리가 훨씬 넘어간다고 한다. 조상 때부터 내려오는 우리의 음식들은 대부분 천연식품이고 열량이 적어 살빼기에는 안성맞춤 식품들이 많다.

지중해식 식단

이태리 음식으로 대표되는 지중해식 식단은 신선한 해산물과 올리브유 그리고 그 외에 견과류, 채소와 과일 등이 첨가된다. 음식의 내용을 보면 알겠지만 그들은 열량의 40% 이상을 지방에서 얻는데 주로 몸에 좋은 불포화지방을 많이 섭취하는 것이다. 이런 식단으로 먹는 사람들은 심혈관 질환, 암, 치매, 그리고 일반적인 사망률이 다른 그룹에 비해 10% 내외로 감소한다고 한다. 알래스카에 사는 에스키모인들도 전체 열량의 3/4 정도를 지방으로 얻고 있지만 그들도 심혈관계 질환이 적다고 한다. 그들도 좋은 지방을 먹기 때문이다.

한식이나 지중해식 같이 몸과 살빼기에 좋은 음식을 양에 상관없이 먹는 것은 비만에 아무 영향을 끼치지 않는다는 연구가 많다. 결국 음식의 양보다는 음식의 질이 비만에 더 영향을 끼친다는 말인데 그것은 포만감을 유지함으로써 우리 몸이 비상사태에 들어가지 않도록 하여 스트레스를 줄일 수 있다는 것과 좋은 지

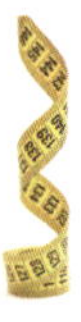

어떤 색의 음식을 먹어야 할까?

당뇨에서도 마찬가지이지만 살빼기에서도 백색은 경계하여야 하는 색깔이다. 건강 전반에 걸쳐서도 백색 음식은 피하는 것이 좋다. 백색은 심하게 정제되었다는 것을 의미하기도 한다. 설탕, 소금, 흰쌀, 밀가루…. 이런 것들이 우리 주변에서 건강을 위협하게 된 것은 그리 오래된 일이 아니다. 예전에 그것들은 비싼 편이어서 잘 먹지 못하던 것들이었다. 그러나 이제는 우리 주변에 그런 것들이 주류를 이루고 색이 있는 식품들은 특별한 취급을 받게 되었다.

그 중에서 밀가루는 심각한 문제를 유발할 수 있다. 밀가루 음식을 좋아하는 사람이 밀가루 음식을 끊는 것은 술이나 담배를 끊는 것 이상으로 어렵다. 밀가루가 쌀에 비해 위험한 점은 쌀을 중심으로 하는 한식보다 음식을 만들기가 용이하고 간단히 먹기도 쉽기 때문이다. 게다가 밀가루 음식은 대개 설탕, 소금, 버터 등의 첨가물이 많이 들어간다는 것이 큰 문제이다. 그래서 밀가루로는 다양한 모양과 맛의 음식을 만들 수 있다. 그에 비해 쌀은 밥과 떡 이외에는 그리 다양한 변신을 볼 수 없다. 게다가 밥은 반찬과 같이 먹는 데 비해 빵은 그냥 먹게 되어 있다. 이러다 보니 밀가루 음식에 대한 탐닉은 탄수화물 중독을 유발할 수 있다.

원래 곡식의 색은 흰색이 아니다. 대부분 색이 있다. 그리고 색이 있는 부분에 대부분의 이로운 영양소들이 있다. 단 그 부분은 거칠고 맛이 없어 제거 대상이 되는 것이다. 하지만 소화에 자신이 없거나 알레르기가 있는 사람들은 그냥 정제된 음식을 먹는 것이 좋다.

그리고 식욕을 증가시키거나 감소시키는 색이 있다고들 한다. 일률적으로 정해진 것은 아니고 사람에 따라 그리고 민족에 따라 좀 다르게 나타난다. 과일이나 채소가 나타내 보이는 색들은 대개 식욕을 자극한다고 하고 음식과 상관없는 색들은 대개 식욕을 감퇴시킨다고 한다. 빨강, 주황색, 금색은 식욕을 증가시키는 반면, 파랑이나 보라색은 식욕을 감퇴시킨다고 한다. 어떤 사람이 매우 좋아하는 음식이 있다면 그 음식의 색은 식욕을 증가시고 같은 음식이라도 그 음식을 싫어하는 사람은 그 색을 보면 식욕이 감퇴된다. 본인이 그것을 체크하여 자기가 느끼는 것을 알아낸 다음에 자기의 식욕을 감퇴시키는 색이 있으면 식기의 색깔이니 식당 주변의 색들을 그렇게 바꾸는 것도 하나의 다이어트 방법일 것이다.

어떤 맛의 음식을 먹어야 할까?

음식의 맛에는 단맛, 신맛, 짠맛, 쓴맛의 4가지 기본적인 맛이다. 그 외의 맛으로 매운맛, 떫은맛 등이 있는데 이

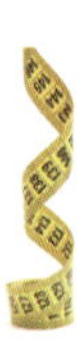

것은 기본 4개의 맛의 복합적인 미각이거나 입안의 다른 감각에 의해서 느끼는 것이다.

살빼기에서 중요한 덕목 중의 하나가 입맛교정인데 어릴 때부터 익숙해진 입맛을 바꾸는 것이 어려울지 모르겠지만 꼭 해야 되는 것이다.

살빼기에 관련된 맛은 단맛과 짠맛인데 외식을 하면서 항상 느끼는 것이지만 대부분의 음식들이 너무 달고 짜게 조리되어 있다. 단맛은 칼로리가 높기에, 짠맛은 수분 대사에 지장을 주기에 살빼기에는 피해야 할 맛이다. 따라서 싱겁고 쓴맛을 찾아다녀야 하는데 그렇게 하면 인생을 무슨 재미로 사느냐고 반박할 분이 많을 것 같다.

는 것이 아니라 무언가 스트레스를 대체할 방법을 찾기 위함이
므로 자기 의지와는 다르게 단시간에 많이 먹게 된다는 것이 문
제이다.

5. 단맛은 신맛이나 쓴맛 등에 대해서 억제작용이 있고 알코올 등의
강한 자극적인 맛이나 미각에 불쾌한 느낌을 주는 맛, 냄새 등을
완화시켜 주는 작용이 있다. 그래서 대부분의 음식에 단맛을 추
가하게 된다.

6. 단맛은 어른보다 어린이가 더 좋아하며 미각도 더 발달되어 있
다. 따라서 소아비만에서 어른 비만보다 더 조심하여야 할 것이
단맛이다.

짠맛은 그 자체의 맛보다는 다른 맛을 부각시키는 효과가 있다. 예를
들어 설탕을 치는 음식에 소금을 소량 치면 단맛이 강해지게 되는데 이
것을 대비효과(contrast effect, 對比效果)라고 한다.

음식 맛이 좋음을 말할 때 짭짤하다는 표현을 쓰는데 그것은 다른 음
식의 맛과 잘 조화되어 느껴지는 짠맛을 표현하는 것이다. 그러다보니
짠맛도 살빼기에 유용하지 못한 맛이다. 짜게 먹으면 맛은 좋을지 몰
라도 수분을 몸속에 잡아 놓게 되어 부종이 생기고 혈압이 올라가게 된
다. 그리고 짠 음식을 먹으면 다른 음식을 더 많이 먹는 경향이 생기는
데 짠맛을 가리기 위해 다른 음식, 특히 밥을 더 섭취하게 하는 경향이
있기 때문에 가능하면 싱겁고 담백한 맛을 찾는 것이 좋다.

그래도 소금을 쓰지 않을 수 없으니 가능하면 천일염을 사용하도록
하면 좋다.

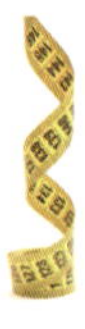

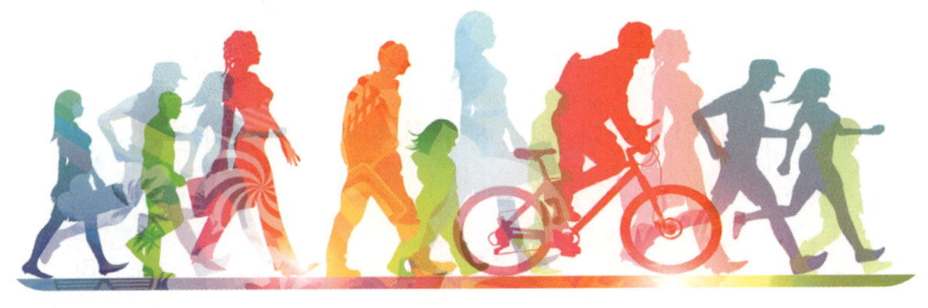

03

음식 속으로

장수음식 10가지

몇 년 전에 미국의 시사주간지 〈타임〉은 건강한 삶을 다룬 기획기사에서 10대 건강식품을 소개했다. 이들은 비타민과 미네랄 등 각종 자연화합물이 듬뿍 든 식품으로서 질병치료제일 뿐 아니라 장수의 지름길이라고 소개했다. 서양인 기준으로 선택한 것이라 우리에게는 조금 어색한 것이 있지만 그래도 기본적인 생각은 설득력이 있어서 여기 소개해 본다.

그 10가지 중에 동물성 식품은 딱 1가지인데 그것도 어류인 연어이다. 이 선택은 식물성이 우리 몸에 더 좋다는 것을 말하려 하는 것 같다. 이 10가지 식품이 좋다고 하지만 그것들로만 모든 영양소를 포함할 수 있는 것은 아니다. 필수 영양소인 지방과 단백질 부분이 매우 부족하기 때문이다. 즉 이 10가지 식품은 기본 영양을 섭취하는 조건에서 몸에 좋은 식품들일 것이다. 각각에 대한 설명은 다음에 하기로 한다.

- 토마토   - 시금치   - 적포도주   - 견과류   - 브로콜리
- 귀리   - 연어   - 마늘   - 녹차   - 머루

좋은 단백질 음식

완전식품이라는 말이 있다. 그것은 우리 몸에 필요한 영양소를 모두 가지고 있는 식품을 말하는데 과연 그런 것이 있을까? 실제로 그런 것이 있을 리는 만무하고 식품을 광고하는 문구에서나 자주 보는 그런 말이다. 그러나 우유와 달걀은 완전식품에 가까운 특성을 가지고 있다고 본다. 그러나 우유와 달걀 같은 것들이 대부분의 영양소를 가지고 있다고 하더라도 양이 충분치 않기 때문에 그것만으로 모든 영양소를 충족시킨다는 것은 어려운 일이다. 그렇지만 그런 식품을 잘 활용하면 건강과 살빼기에 유용한 효과를 거둘 수 있다.

살빼기에 있어서 단백질의 섭취는 많이 늘리는 것이 좋다. 에너지원으로서보다는 근육 손실을 막고 몸의 여러 가지 신진대사를 원활하게 하기 위함이다.

우유

예전에 어려웠던 시절에 요즘같이 좋은 분유도 없고 엄마의 젖을 더 이상 기대할 수 없는 애들은 소젖이나 양젖을 먹고 컸다. 그 하나만 먹고도 쑥쑥 자라는 애들을 보고 우유라는 것이 대단히 좋은 식품이라는

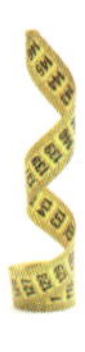

인식이 나의 뇌리에 박히게 되었다. 그래서 요새도 하얀 우유만 보면 기분이 좋아지고 물 대신에 꿀꺽꿀꺽 마시기도 한다. 영양을 생각하는 집사람이나 우유 배탈을 하는 딸아이는 근심스럽게 쳐다보기도 하지만.

단백질 특히 필수 아미노산뿐만 아니라 칼슘 등의 무기질도 풍부하다. 그러나 우유가 완전식품이라는 말을 듣는 것은 그 외에도 당질과 지방이 같이 들어 있어 3대 영양소가 골고루 들어 있는 편이기 때문이다. 당질은 락토오스(유당)라는 것에 들어 있는데 종종 이것을 분해시키는 효소인 락타아제가 결핍된 사람들이 있어 우유를 먹으면 설사 등의 장애를 일으킨다. 지방으로는 포화지방이 많아서 살빼기에 돌입한 사람들은 탈지시킨 우유를 먹는 것이 좋지만 맛이 없는 불편은 감수해야 한다. 그 맛있는 우유를 약같이 먹어야 하다니….

요구르트와 치즈 등의 유제품도 같은 맥락이다. 흰 치즈는 지방이 적고 여러 가지 아미노산이 풍부하다.

달걀

어린 시절 도시락 위에 얹혀 있던 달걀프라이는 부의 상징이었다. 그 시절을 지낸 사람들이라면 달걀에 대해 모두 호감을 가지고 있을 것이다. 요새야 싸고 흔한 음식이 되었지만…. 아직도 나는 우유와 함께 달걀을 최고의 음식으로 생각하고 있다.

달걀은 흰자와 노른자 두 부분으로 이루어져 있다. 흰자는 그야말로 특A급의 단백질 덩어리이다. 달걀 흰자 하나에 4g이나 되는 단백질이

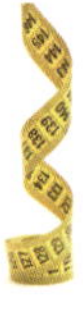

있고 이것은 매우 활용도가 높다. 그러나 노른자는 좀 다르다. 달걀이 완전식품에 가까운 것은 단백질 이외의 성분들이 모두 노른자에 들어가 있기 때문인데 물론 노른자에도 단백질이 있지만 포화지방과 콜레스테롤이 유난히 많아서 문제이다. 하루에 한두 개 정도 먹는 것은 괜찮지만 그 이상을 먹으면 지방의 섭취가 과량이 될 위험성이 생긴다. 달걀 하나에 포화지방이 2g 정도, 콜레스테롤이 200mg 정도 있기 때문이다. 그러나 우리 몸에 유익한 필수지방산도 많이 들어 있다. 혈중 지질이 높지 않으면 두 개까지도 괜찮지만 높은 사람은 노른자는 피하는 것이 좋겠고 살빼기를 하는 사람도 노른자는 하나만(흰자는 여러 개) 먹는 것이 좋겠다.

생으로 먹거나 덜 익혀 먹으면 살모넬라균에 감염될 수도 있으니 조심!

콩

고기를 많이 먹지 못하던 우리나라 사람들이 그나마 단백질을 보충하고 살 수 있었던 것이 이 콩의 덕분이라고 생각한다. 콩도 나름 완전식품의 범주에 들어가는 모양이다. 콩밥이라는 것이 별로 좋지 않은 것으로 인식되어 있지만 사실 그것 하나로 대부분의 영양소를 대신했다는 뜻도 된다. 콩은 콩 자체로보다는 된장, 고추장, 간장 그리고 두부라는 유익한 음식으로 우리의 식생활에 큰 도움을 주고 있다.

콩을 흔히 밭에서 나는 쇠고기라고 하는데 거기에는 고기를 능가하는 고품질의 필수아미노산을 고루 함유한 단백질이 40%나 함유되어 있기 때문이다. 이것은 식물성 단백질 중에서 함유량 제1위이다. 곡식이라기보다는 고기라고 부르는 것이 더 좋을 정도이다.

그 외에도 철분, 비타민도 많을 뿐 아니라 품질이 좋은 지질도 많아 식용유의 원료로도 쓰인다. 과거에 우리의 선조들이 겨울에 비타민 결핍에서 벗어날 수 있었던 것은 이 콩과 김장 김치의 덕분이라고 한다. 콩을 콩나물로 키우면 비타민 C가 풍부하게 새로 생긴다고 한다.

그 외의 콩의 효과

1. 지질 대사를 개선시켜 준다 : 나쁜 LDL 콜레스테롤을 20%까지 감소시켜 주고 좋은 HDL 콜레스테롤을 증가시켜 준다. 따라서 심혈관계의 질환을 예방하는 효과가 크다.
2. 많이 함유된 식이섬유가 당의 흡수를 막아주어 혈당을 줄여주고 인슐린의 양도 줄여준다.
3. 함유된 레시틴은 어린이 뇌 성장에 도움을 주고 어른들에게는 치매 예방을 도와준다.
4. 유방암이나 전립선암의 예방에 도움을 준다.
5. 함유된 이소플라본이라는 물질이 여성의 에스트로겐과 같은 역할을 하여 갱년기 장애나 갱년기 골다공증에 효과가 좋다. 게다가 콩 자체가 우수한 단백질이고 칼슘을 함유하고 있어 그 자체로 골다공증에 상당한 효과가 있다.

콩 자체는 소화가 잘 되지 않아 생으로 먹으면 안 된다. 냉콩국수 같은 음식을 먹고 배탈이 많이 나는 것도 소화가 잘 안 되기 때문인데 두부로 만들면 그 소화율이 거의 완전에 가깝게 변한다. 또 하나 조심할 부분은 퓨린이라는 성분이 많은데 이것 때문에 통풍이 있는 사람들은 콩 섭취를 줄이는 것이 좋다.

콩 발효 식품(된장, 고추장, 간장)들은 콩 자체가 가지고 있는 것보다 훨씬 증가된 효능을 발휘한다. 게다가 동물성 단백질보다도 칼로리가 낮아서 많이 먹어도 열량 초과의 불안이나 소화 걱정은 별로 안 해도 되는 거의 환상적이 단백질이다.

닭고기

고기로서는 쇠고기와 돼지고기보다 선호도가 떨어지지만 요새는 다양한 조리 방법으로 오히려 제일 선호되는 고기로 올라오지 않았나 하는 생각이 들 정도이다. 특히 우리나라에 '치킨'이라는 이름으로 판매되는 다양한 닭요리는 다른 나라에서는 볼 수 없는 특색 있는 한국형 음식이 되었다. 게다가 요즘에 웰빙 바람이 불면서 닭고기에 대한 선호도가 한층 높아졌다. 그 중에서 닭 가슴살은 살빼기와 몸만들기의 대표적인 음식이자 자연산 단백질의 대표선수가 되었다.

하늘을 나는 동물들은 몸이 무거우면 안 되기 때문에 필요한 지방은 대개 껍데기에 얇게 위치하고 근육 사이에는 지방이 적은 것이 특징이다. 닭고기도 다른 육류보다 포화지방이 적고 단백질의 질이 좋다. 날개나 다리 부위에는 지방 함량이 다소 많은 편이지만 가슴살에는 아주 적어 저지방 고단백 식품의 대표가 될 만하다. 껍질에 지방이 많이 몰

려 있으므로 고소한 맛은 베이징덕과 같이 껍질을 요리하는 음식에서
맛볼 수 있다.

해산물(생선, 갑각류)

해산물은 양질의 단백질뿐 아니라 몸에 좋은 불포화지방산의 공급원
으로도 탁월하다. 포화지방의 걱정 없이 다량의 단백질을 먹을 수 있는
좋은 식품이다. 단백질 공급원으로서 더 이상 설명이 필요 없는 좋은
식품이다.

육류

단백질의 질과 식품으로서 단백질 섭취의 용이성을 따지자면 육류를
따라올 것이 없다. 해산물이나 식물성 단백질보다 단위 무게당 가장 양
질의 아미노산을 포함하고 있다. 그러나 문제는 포화지방과 콜레스테
롤이 많다는 것이다. 그래서 부위별로 지방이 적은 부분을 잘 가리고
지방을 잘 제거하고 먹는 것이 필요하다. 그러나 살코기 사이에 끼어
있는 지방은 어쩔 수가 없다. 아무리 지방을 잘 제거하여도 고기 사이
에 끼어 있는 지방은 7% 정도를 차지한다. 자연에서 자란 동물보다 우
리에서 운동을 못 하고 사육된 동물들이 지방 함량이 많다.

좋은 탄수화물 음식

과일과 채소

살빼기에 있어서 과일과 채소는 음식이 아니라 보약이다. 그들에게

들어 있는 많은 좋은 성분들은 말할 것도 없고 식이섬유로서의 기능은 살빼는 사람의 입장에서는 간과할 수 없는 것이다.

과일과 채소는 많이 먹어도 크게 지나침이 없는 음식이다. 그러니 영양소의 균형을 맞추기 위해 3대 영양소의 섭취는 최소로 하고 나머지 배를 채우는 일은 칼로리 지수가 낮은 과일이나 채소로 하면 더 말할 나위가 없다. 포만감은 칼로리로 결정되는 것이 아니라 양으로 결정되기 때문이다.

과일에 대해

단단한 씨가 없는 식물(야채)이나 씨 자체를 먹는 식물(곡식)에는 사람에게 해가 되는 요소가 있다. 그것은 그 자체의 생존을 위한 수단으로 동물의 먹이가 될 수 있는 부분에 독소를 만들어 냄으로써 희생을 최소한으로 줄이고자 하는 것이다. 그러나 과일은 그렇지 않다. 과일의 생존 전략은 일부러 동물에게 먹힘으로써 씨를 널리 퍼뜨리는 데에 있으니 그 특성을 이용하면 과일과 동물은 서로 필요하고 유익한 존재가 되는 것이다.

그렇기 때문에 씨가 익기 전의 과일은 해롭다. 속의 씨가 다 익어야 과일이 달게 되고 먹기 좋게 된다. 덜 익은 과일은 배탈을 일으키는 주요 원인이다. 당연히 씨 자체를 먹는 것은 유해한 일이다. 씨에는 사람에게 해로운 독소들이 많이 포함되어 있다. 그리고 씨껍질은 우리의 강력한 소화액에도 파괴되지 않을 정도로 강력한 것이라 그 자체를 우리의 장이 용납을 못 한다.

모든 과일이 다 우리 몸에 좋지만 좋은 과일을 구별하는 방법은 그 과

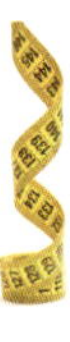

일이 사람이 손으로 직접 딸 수 있는 위치에 열리는가 하는 여부이다. 사과, 배 등의 과일들은 대개 사람의 키 높이에 열리므로 사람을 위해 좋은 열매이지만 나무 높이 열려 있는 과일들은 사람보다는 새나 날짐 승들에게 더 좋은 과일들이다.

붉은 악마 토마토

나는 기독교인으로서 붉은 악마란 말을 별로 좋아하진 않지만 토마 토에 관해서는 그 별명을 꼭 쓰고 싶다. 토마토의 원산지는 남미의 서 부 고원지대라고 하는데 1000년 무렵에야 외부로 퍼져나갔다고 생각 되며 1500년경에 스페인의 정복자들이 중남미에 서식하던 야생 방울 토마토를 유럽에 퍼뜨림으로써 서방세계에 알려지게 되었다고 한다. 그렇다고 바로 식용을 하지는 않았던 것 같다. 미신이 많이 지배했던 그 시기에는 사람들이 그 빨간색과 모양을 보고 토마토를 독초라고 생 각하여 먹지는 않고 오랫동안 관상, 약용식물 등으로만 이용되다가 1700년대 초반에 이르러서야 식용으로 사용되기 시작했다. 이와 같이 토마토는 처음에는 붉은 악마라는 별명을 갖기에 충분한 내력을 가지 고 있었다.

실제로 토마토의 잎, 줄기, 그리고 익지 않은 푸른 열매는 솔라닌이라 는 독을 담고 있는데 그것은 Mandrake, Belladonna(독약이나 제한적으 로 약품으로 쓰임) 등과 유사성이 많다. 이 솔라닌을 섭취한 경우, 위장장 애와 신경장애를 일으킬 수 있고 더 많은 양을 섭취한 경우 사망에 이 를 수도 있는 성분이다. 그러나 약을 사서 포장을 뜯어 그 안에 들어 있 는 사용설명서에 기재되어 있는 주의사항을 읽어보면 도저히 약을 먹

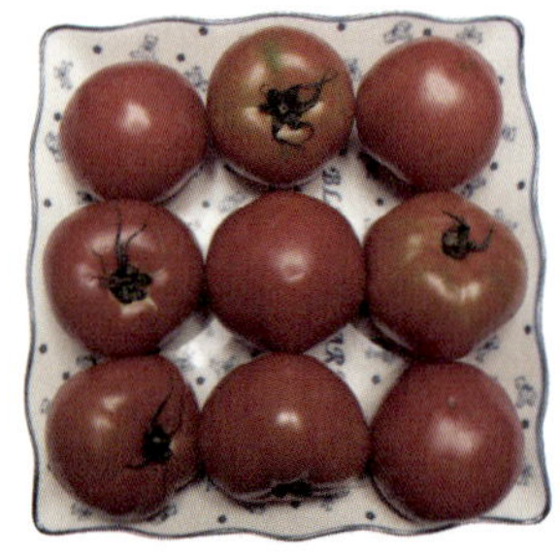

을 기분이 안 드는 것처럼 위의 설명을 읽다 보면 겁이 나서 토마토 먹는 것이 힘들 것 같다. 하지만 어느 정도 익은 토마토 열매는 솔라닌을 포함하지 않는다. 그리고 토마토 입과 줄기를 먹는 사람도 없거니와 아직 익지 않아 푸른 토마토를 독성이 나타날 정도로 억지로 먹는 사람도 없을 것이니 그리 걱정할 것은 아닌 것 같다.

그런데 요새는 토마토가 우리 몸의 산화 과정과 우리를 공격하는 각종 암들이 무서워하는 붉은 악마의 역할을 톡톡히 하고 있다. 비만에 대해서도 토마토는 붉은 악마임이 틀림없다.

토마토는 열량이 적어서 많이 먹어도 에너지 과잉에 대한 걱정을 하지 않아도 된다. 비타민 C도 많아 상당히 유용한 식품이다. 게다가 지방은 전혀 없고 다른 과일과 채소에는 없는 단백질이 상당량 들어 있다.

토마토에는 라이코펜이란 영양소가 매우 중요한데 그것은 세포막에 단단히 붙어 있어 날로 먹으면 잘 용해되지 않아 그냥 대변으로 배출된다. 그런데 익히면 그것이 떨어져 나온다. 과일이나 야채는 비타민 때문에 날것을 먹는 것이 좋지만 토마토는 예외이다. 그러나 토마토가 완전식품은 아니다. 이것 하나로 식사를 대신하는 것은 위험한 일이다.

이렇게 토마토에 대해 길게 설명하는 것은 살빼기를 하려면 이 토마토와 친하게 지내야 할 필요가 있기 때문이다. 살빼기 과정의 가장 어려운 부분인 허기를 참는 일에 가장 유용하게 쓸 수 있는 식품이다. 게다가 농사법의 발달로 일 년 사시사철 쉽게 구할 수 있는 것이기도 하다.

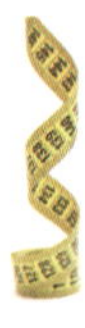

시금치

뽀빠이라는 만화 자체는 잘 알려져 있지만 그것이 시금치로 만든 식품을 선전하는 것이라는 것을 모르는 사람들이 많다. 시금치를 먹으면 과연 힘이 갑자기 생겨서 블루토에게 시달리는 올리브를 구할 수 있을지는 잘 모르겠지만 하여튼 건강에 좋은 식품이라는 것은 분명하다. 음식으로서 하나의 문제는 맛이 별로 없다는 것이다.

시금치에 많은 베타카로틴과 비타민 C는 항산화 효과가 있어서 노화 방지, 면역력 증가, 암 예방 등의 효과가 있다. 그리고 식물인데도 불구하고 단백질, 칼슘, 철분이 많다. 이 세 가지는 특히 자라는 아이들에게 꼭 필요한 것들인데 미국 아이들이 이 시금치를 잘 안 먹기 때문에 뽀빠이 아저씨가 등장한 것이다. 또 임산부들에게도 중요한 식품인데 그것은 철분뿐만 아니라 엽산 성분이 많이 들어 있기 때문이다. 엽산은 태아의 성장과 발달에 매우 중요한 역할을 한다. 식탁에 시금치가 올라오면 다른 사람에게 양보하지 말고 들기 바란다.

브로콜리

설포라페인이 들어 있어 유방·대장·위 암 발생 억제에 효과가 있다. 위장의 염증을 완화시키고 기능을 강화시키는데, 위염과 위암의 원인으로 지목되는 헬리코박터균을 억제한다. 또 무기질, 섬유질, 철분과 비타민 C가 풍부해 미용효과도 뛰어나고 성장하는 어린이들에게 좋다.

그 외의 좋은 탄수화물

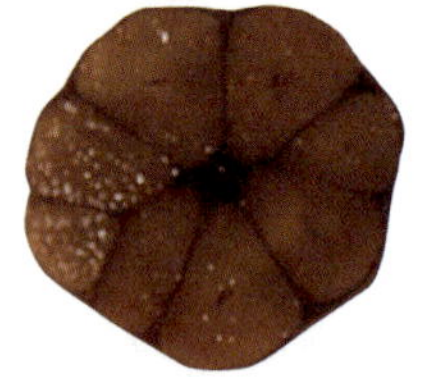

감자와 고구마　　당지수(GI)가 낮고
식이섬유가 많아 포만감을 주기 때문에 살
빼기 음식으로 적합하다. 그 외에 비타민이
풍부하고 칼륨이 많아 혈압을 낮추어 주는 작용도
한다.

마늘　　드라큘라도 겁내는 냄새와 매운맛만
제외하고는 탓할 것이 없는 만병통치 식품이다. 심
장병 예방과 항박테리아, 항곰팡이, 항암 작용에 탁
월한 효과가 있다. 혈액 순환뿐만 아니라 기력을 돋우는 데도 좋아서
이 성분 하나로 만든 영양제가 아주 큰 인기를 얻고 있다. 소화를 돕고
신경을 안정시키는 효과도 있으며 해독작용은 매우 강력하다.

수수·팥·조　　이런 곡식들을 통틀어 잡곡이라고 한다. 특히 쌀,
콩과 더불어 수수, 팥, 조를 섞어 지은 밥을 오곡밥이라고 한다. 이들
잡곡은 영양가가 많거나 균일하지는 않지만 그 나름대로 섬유질과 비
타민 등의 유익한 성분이 많고 또 특히 당지수가 낮아 당뇨와 살빼기에
유익하다.

오트밀(귀리)　　이것이 미국 타임지가 발표한 장수하는 10대 식
품에 속한 것은 우연이 아닐 것이다. 귀리에는 다른 곡물보다 단백질과

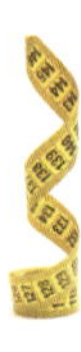

불포화지방산의 비율이 높다. 게다가 비타민도 풍부하며 아침에 이것 하나로 한 끼를 채우는 데에 부족함이 없어 보인다. 식이섬유가 많고 항염 효과도 뚜렷하여 살빼기에는 상당히 좋은 식품이다. 베타글루칸이라는 물질은 내장 콜레스테롤을 제거해 주고 풍부한 칼륨은 혈압강하 효과가 탁월하다. 우리나라 사람들은 잘 먹지 않지만 요즘 들어 오트밀이라는 식품으로 많이 접하게 되었다.

보리 식이섬유가 쌀이나 밀가루에 비해 매우 많이 들어 있다. 그래서 보리밥을 많이 먹으면 소화가 덜된 식이섬유가 대장으로 넘어가서 방귀를 유발하는 것이다. 귀리와 같이 베타글루칸이 많고 폴리페놀 화합물이 있어 항염, 항 알레르기 효과가 있다.

통밀과 현미 이것은 우리가 가장 많이 먹는 밀과 쌀을 도정하지 않은 것을 말한다. 사람들이 도정을 하여 하얗게 만들어 먹는 이유는 맛의 문제 이외에도 소화의 문제도 있다. 이 두 가지의 문제에 자유로운 사람들은 가능하면 통밀이나 현미를 먹는 것이 좋다. 도정을 하면 몸에 좋은 식이섬유, 영양소 등이 다 떨어져 나가기 때문이다.

나물 나물이란 사람이 먹을 수 있는 풀이나 나뭇잎 등을 통틀어 이르는 말이다. 그 수는 세기가 어려울 정도로 많고 그것을 이용한 음식도 매우 다양하다. 그래서 그 나물들의 효능을 일일이 열거하는 것도 어려운 일이다. 하지만 비타민 등의 영양소와 식이섬유 등이 많아 우리가 살빼기에 있어서 항상 친하게 지내야 할 식품이다.

삼색나물

　우리 집 명절 음식 중에 빠지지 않는 것이 있는데 그것이 삼색나물이다. 시금치, 고사리, 도라지 이 세 개로 이루어진 나물이다. 그 외에도 숙주나물이나 무나물 등이 나올 때도 있다. 하여튼 색깔로는 녹색, 고동색, 흰색이다. 그렇게 귀한 음식도 아닌데 예전에 어머니께서는 명절 때만 되면 만들어 놓으셨다. 기름지고 맛있는 음식 가운데서 삼색나물은 개밥에 도토리 같은 존재였다. 끝까지 남아 있다가 명절 끝에 가서 남은 음식 모아서 비빔밥 만들 때에나 사용되고는 하였다.

　그 삼색나물은 요즘 명절 때도 어김없이 상에 오른다. 그러나 나에게 있어서 그 삼색나물을 대하는 태도는 사뭇 다르다. 어릴 때에는 왜 먹지도 않는 나물을 자꾸 만드시나 하고 생각했었지만 요새는 그렇지 않다. 특히 살빼기를 하는 동안에 맞은 명절은 공포(?)의 대상이다. 사육되는 가축과 같이 가만히 앉아서 계속 제공되는 음식을 먹어야 하기 때문이다. 명절음식이라는 것이 대부분 기름진 것들인데 평소에 먹던 야채류를 찾기는 힘들다. 다행히 요새는 샐러드를 명절 음식으로 만들어 오기도 한다.

　하여간 빠지지 않는 삼색나물은 명절 동안에 다이어트를 도와주는 고마운 반찬이다. 남들은 고기나 동그랑땡 같은 음식에 젓가락을 자주 이동하고 있는데, 혼자서 아무도 안 먹는 삼색나물을 열심히 먹으면 음식을 만든 사람이 좀 섭섭할지 모르겠다. 그러나 나물을 열심히 오래 씹으면 고기보다 좋은 맛이 우러난다.

좋은 지방 음식

　우리 몸에 좋은 지방이란 실온에서 굳어지거나 수축되지 않는 불포화지방이다. 그 종류에는 어류에 있는 기름과 식물성 기름이 있다. 여기서는 올리브유와 견과류에 대해 알아본다.

올리브 오일

생활환경이 척박한 팔레스타인 지방에서 인간의 삶에 적지 않은 이득을 준 식품이 올리브이다. 성경에 보면 그 지역의 7가지 소산이 나오는데 그 중에서 그들의 삶을 윤택하게 해준 것을 고른다면 단연 감람(올리브)이다. 그 이유는 다른 것들은 식품으로서의 기능 이외에 별 다른 용도가 없지만 올리브는 식품으로서뿐만 아니라 의약품으로, 연료로서, 비누나 윤활제로서, 머리 기름으로서 또 그 자체가 경제적인 가치를 가진 물건으로서 그 지방 사람들의 없어서는 안 될 것이었다.

올리브는 우리나라에는 약간 생소한 것이었지만 그 효능이 알려지면서 식용으로 널리 사용되고 있는데 직접 먹기도 하고 올리브 오일로 많이 사용되고 있다. 특히 웰빙 시대가 되면서 더욱 관심을 모으고 있다.

올리브유의 성분과 작용

1. 올리브유는 단순불포화지방산(오메가-9계)인 올레산을 지질의 3/4정도 함유하고 있어 혈중의 나쁜 콜레스테롤인 LDL을 낮추어 심혈관계 질환을 예방해준다. 인슐린 저항성도 개선시켜 주므로 당뇨에도 좋다.

2. 천연 산화방지 물질을 많이 함유하고 있어 노화 예방과 피부미용에 좋다.

3. 올리브유의 지질성분은 체내에 100% 흡수, 분해되므로 날것으로 먹어도 된다. 잘 굳지 않아 보관에도 용이하며, 올리브유는 화학적인 방법으로 추출하는 식용유와는 달리 물리적 압착 방식에 의해 추출하므로 안전하다.

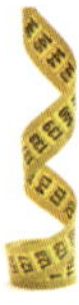

견과류

견과류는 우리 몸에 좋은 지방인 불포화지방산의 보고이다. 그 외 식이섬유, 비타민, 단백질도 풍부하다. 저밀도 콜레스테롤을 낮추어주므로 심혈관계 질환 예방에 아주 좋으며 노화 방지, 치매 예방에도 좋을 뿐더러 아이들 두뇌에도 매우 좋은 것이다. 땅콩 등에 있는 엘라직산(ellagic acid)은 항암기능을 가지고 있다. 그 외에도 항산화, 항바이러스, 항 돌연변이 작용도 한다고 알려져 있다.

살빼기에 있어서 견과류의 공로는 혁혁하다. 견과류는 허기를 없애기 위한 식품으로 아주 적합하기 때문이다. 견과류를 먹으면 포만감이 빨리 오고 또 오래가는 특징이 있다. 저녁 식사 후에 생기는 야식증후군을 다스리기 위하여 견과류를 준비해 두자. 그리고 식사 전에 견과류를 조금 먹어두면 포만감이 일찍 와서 과식을 하지 않게 된다. 식사량을 1/4 내지 1/3을 줄일 수 있다고 한다. 그 외에도 견과류를 먹으면 몸에서 발열 효과가 있어 에너지 소비가 증가된다.

그 외의 좋은 음식

녹차

우리의 입맛이 커피에 점령된 지가 오래되고 커피는 가장 선호하는 음료가 되었다. 살빼기를 하는 과정에서 건강상에 문제가 되는 커피를 줄이고 녹차를 마시기 시작했는데 녹차가 그렇게 좋은 것이라는 것을 모르고 있었다. 처음에 커피와 설탕으로 길들여진 혀는 녹차를 받아들이기를 힘들어 했으나 이제는 녹차의 그 쌉쌀하고 텁텁한 맛에 많이 길

오징어 땅콩

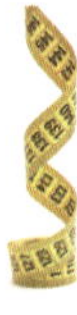

　예전에 기차 여행의 재미 중 하나는 수레를 몰고 지나가는 아저씨에게 맛있는 간식을 사먹는 것과 조금 길게 정차하는 역에서 내려 번개같이 우동을 한 그릇 사먹는 일이었다. 간식 아저씨가 주로 외치던 말이 '심심풀이 오징어 땅콩'이었다. 나중에는 오징어 땅콩이란 과자가 나와서 선풍적인 인기를 얻었으니 오징어와 땅콩이 얼마나 우리나라 사람들의 입맛을 돋우는 것인지를 알 수 있다. 나도 그 두 가지를 몹시 좋아했다. 하교할 때에 가게에서 사서 집까지 걸어가면서 먹던 그 맛은 지금도 잊을 수 없다.

　그 땅콩이 살빼기에 큰 역할을 해주었다. 저녁 때에 허기를 달래주는 식품으로 토마토와 함께 큰 역할을 해준 것이다. 견과류에 들어 있는 불포화지방이 몸에 아주 좋다는 것은 알려진 사실이다. 그래서 꼭 살빼기를 위해서가 아니라도 평소에 견과류를 매일 먹을 것을 권유한다. 운동을 나갈 때에는 꼭 주머니에 땅콩을 넣어간다. 그것은 운동의 지루함을 달랠 수도 있고 운동하고 나서 생길 수 있는 배고픔을 많이 없애준다. 다른 견과류도 좋지만 땅콩처럼 휴대성이 좋은 것은 없다. 운동하고 들어와서 허기를 이기지 못해 빵 하나라도 먹는 것은 운동의 효과를 반감시키는 일이기 때문이다.

들어져 있다. 그러고 나니 전에는 전혀 관심에도 없었던 다른 차들에 대한 관심이 생기기 시작했고 지금은 여러 가지 차를 구비해 놓고 골라가며 마시고 있는데 그 재미가 쏠쏠하다. 이제는 검은 악마라고 불리는 커피의 유혹에서 벗어나와 차의 세계에 한번 빠져 보기 바란다. 살빼기에 있어서 커피 대신에 녹차가 좋아지게 되면 살빼기는 거의 성공한 것으로 보아도 좋다.

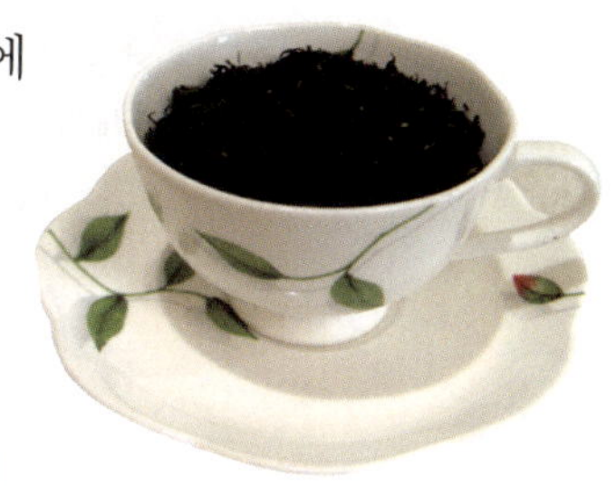

녹차에서 우리에게 유익한 성분은 독특한 떫은맛을 내는 카테킨이라는 것이다.

녹차는 물론 약간의 부작용도 있기는 하지만 그것은 너무 많이 마시지만 않는다면 피할 수 있는 것들이고 미약한 것들이어서 녹차의 장점을 생각하면 거의 무시해도 될 정도의 것들이다.

일반적인 녹차의 효과

1. 나쁜 콜레스테롤과 중성지방을 낮추어서 동맥경화증을 예방하고 혈관을 튼튼하게 한다.
2. 혈압을 떨어뜨리는 효과는 카테킨과 칼륨이 작용하여 나타낸다.
3. 산화를 방지해준다. 몸속에 생기는 활성산소를 억제하는 데에 비타민 C보다도 더욱 뛰어난 효과를 가진다고 한다.
4. 항암효과.
5. 항염 항균효과. 위와 장의 염증이나 부종을 가라앉히고 장내 해

살빼기에서 녹차의 효과

1. 열 발생을 증가시켜 에너지를 소비한다.

2. 지방을 흡수하기 위해 작용하는 리파아제 활성을 억제한다.

3. 당질의 소화 흡수를 지연시켜 급격한 혈당 상승을 막아준다.

적포도주

적포도주를 많이 마시는 프랑스인이 다른 서구인에 비해 심혈관계 질환 발병률이 낮은데 이것이 적포도주 때문이라는 발표가 있은 후부터는 포도주에 대한 인기가 치솟고 있다. 요즘은 막걸리 유행 때문에 좀 주춤해진 것 같은 느낌도 있지만 포도주에 대한 지식과 그것을 마시는 행위가 마치 높은 사회적 신분을 나타내주는 것으로 착각을 하기도 하는 것 같다.

적포도주에 포함된 폴리페놀로 알려진 물질이 혈전을 방지하고 몸에 유익한 HDL콜레스테롤을 활성화시킬 뿐 아니라 항산화 효과도 있다. 하지만 이것도 술이니 만큼 다른 음식보다 적당량을 잘 지켜야 한다. 하루에 한두 잔이면 적당하고 너무 마시면 간질환이나 유방암을 유발할 수 있다. 우리나라 사람이 이 열 가지 음식을 선택했으면 적포도주 대신에 막걸리가 들어갔을 것이다.

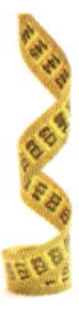

술과 비만

우리나라 사람들은 특히 술에 대해서 무척 관대한 편이다. 그래서 술이 나쁜 줄은 알지만 술의 해악에 대해 말하는 것은 금기시되는 느낌이다. 같은 기호 식품으로서 담배는 해악이 워낙 뚜렷하게 인식된 데다가 담배를 피우고 안 피우고가 확실히 구분되어 있지만, 술은 약간의 긍정적인 효과도 있는데다 대부분의 사람들이 다소간에 술을 접하고 있기 때문인 것 같다. 즉 술에 대해서 사람들은 이중적인 생각을 가지고 있는 것이다. 그래서 술에 대해서 뭔가 조금 좋다는 얘기가 나오면 금방 이슈가 된다. 그 대표적인 예가 와인의 심장병에 대한 효과와 막걸리의 항암 효과에 대한 것이다. 물론 막걸리에 항암 효과가 있는 성분이 다른 술보다 많은 것은 사실이지만 항암효과를 일으키려면 엄청난 양을 마셔야 하며 그렇게 하면 항암효과보다는 술에 의한 부작용이 훨씬 클 것이라는 말들은 하지 않는다. 위에 언급한 적포도주가 심장에 좋다고 해서 시중에 동이 난 적도 있다. 술을 산삼으로 만든다고 해서 술이 아닐 수는 없다. 알코올은 Empty Calory, 즉 영양가는 없고 칼로리만 높은 물질이다. 거기에 섞인 다른 성분이 아무리 산삼이라고 해도 그 해악을 보상할 만큼 크지는 못하다. 게다가 술은 다른 음식에 대한 자제심을 무너뜨리기도 한다.

일반적인 다이어트 책에는 술이 다이어트에 나쁜 줄은 알면서 차마 술을 끊어버리라는 말을 하지는 못하고 술을 적당히 마시는 방법을 구차하게 설명하고 있다. 저자 자신이 우선 자신이 없고 대부분이 술에 대해 긍정적인 우리나라 사람들의 정서를 건드리기 싫어서인 것 같다.

물론 술의 좋은 점도 있으나 건강과 비만에는 아주 안 좋은 것이다.

이 책의 중독 편에서 아스피린과 아편과 알코올을 적당히 쓰면 그 이상의 좋은 약이 없다고 약리학 교수님이 말씀하셨다고 했지만 아편과 알코올은 자칫 중독에 빠지기가 쉽고 그러면 인생을 망치는 재앙이 될 수도 있다. 그러니 생명에 필수적인 것이 아니면 해롭다고 여겨지는 것은 아예 발을 들여놓지 않는 것이 좋다.

내가 예전에 골초였을 때에는 담배를 끊으면 무슨 재미로 살겠는가 하고 고민도 했지만 담배를 끊고 나서 그 생각이 아주 잘못된 것이라는 것을 금방 깨달을 수 있었다. 술을 끊으면 세상을 무슨 재미로 살겠냐고 하는 분들에게 술 없이도 세상에는 재미있는 것들이 너무 많다는 말을 해주고 싶다. 술이 없으면 친구를 잃을 것이라는 공포심을 가진 사람에게 술 안 마시는 사람이 이 세상에 술 마시는 사람만큼이나 많다고 말해야 할 것 같다.

나같이 술을 먹으면 얼굴이 붉어지고 가슴이 뛰고 기분이 나빠지고, 거의 알레르기에 가까운 반응을 보이는 사람은 비만 치료에 있어서는 축복을 받은 사람이다. 술을 먹으면 금방 붉어지고 몸이 부으면서 가려워지고 갑자기 피곤해지면서 잠이 온다. 그리고 한 가지 더한다면 식욕이 떨어진다. 아마도 술이 위도 붓게 하는 모양이다. 사람들은 보통 식욕을 위하여 반주를 하는 모양인데 나는 그것이 이해가 안 된다. 하여튼 술을 먹으면 허기가 사라진다. 좀 독한 술로 조금만 먹어도 되니까 칼로리 걱정도 할 필요가 없다. 게다가 잠도 잘 오니까 일석이조이다.

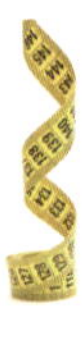

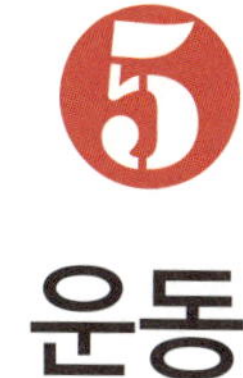

운동

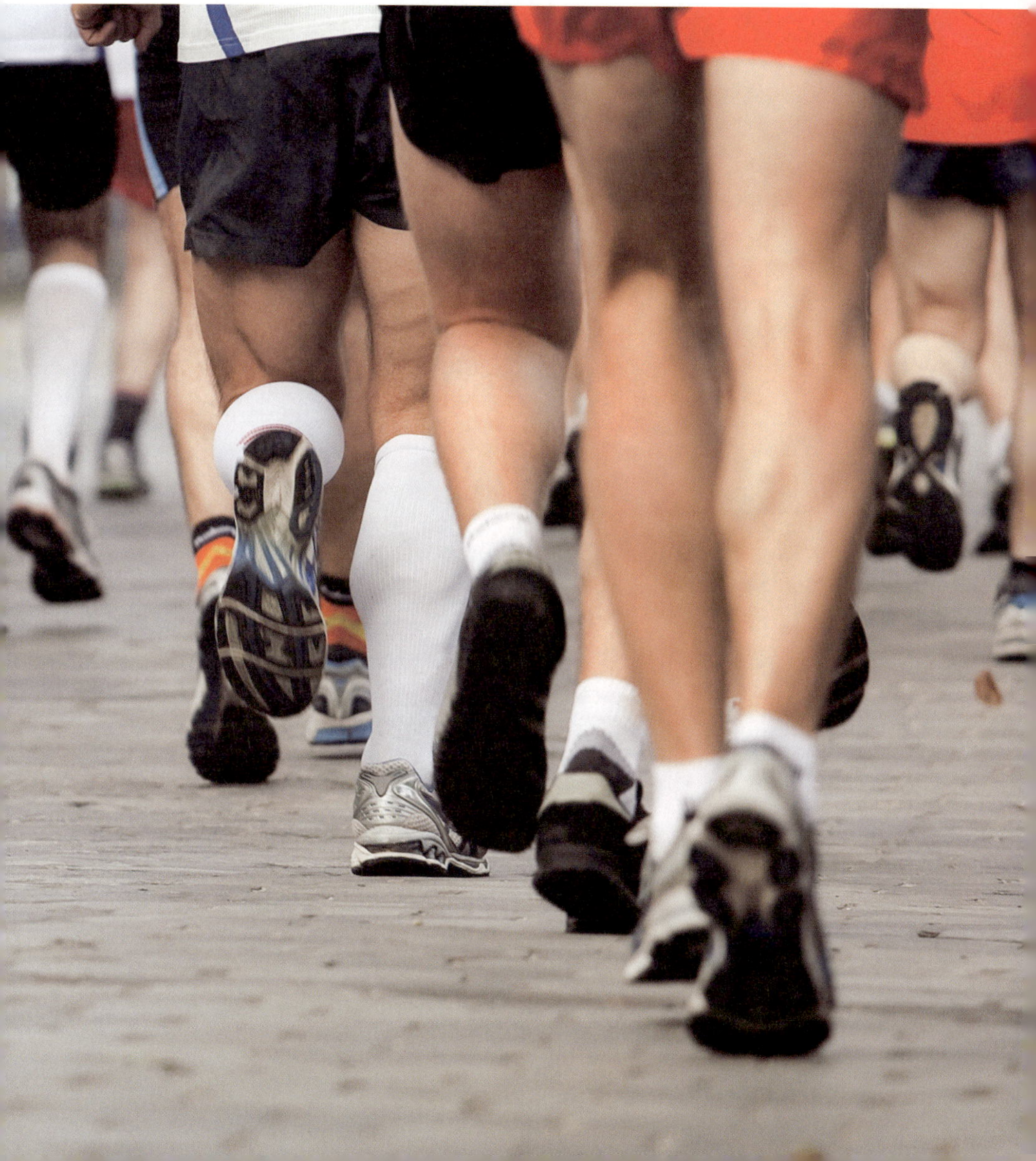

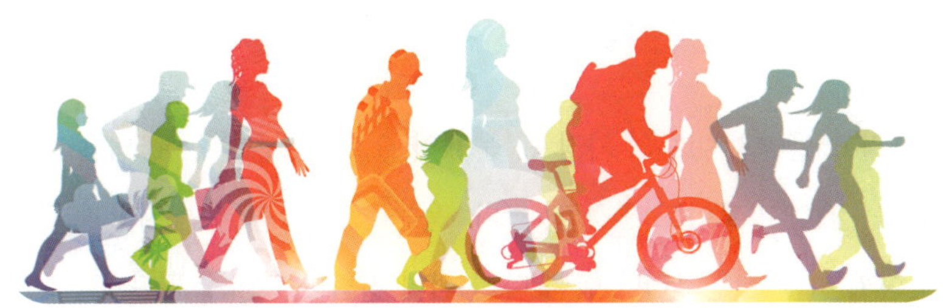

　　　　　살빼기의 가장 주된 두 가지 실천 덕목은 식사조절과 운동이다. 하지만 살빼기라는 국한적인 관점에서 보았을 때에 운동의 중요성은 음식조절의 중요성에 비하면 한참 떨어진다. 식사조절만으로 살을 빼는 것은 다소 성공률이 높지만 운동만으로 살을 빼는 것은 성공률이 매우 낮은데 그것은 운동으로 사용되는 열량은 생각보다 미미하기 때문이다.

　하지만 건강이라는 측면을 고려한다면 운동은 식사조절보다 더 중요하다. 식사조절은 열량섭취 감소로 인한 체중감소 이외에는 별 이득이 없다. 그러나 운동은 근력 강화, 심폐기능 강화의 효과 이외에도 스트레스를 해소해 주는 탁월한 효과가 있다. 반면에 배고픔을 견뎌야 하는 식사조절은 스트레스를 쌓이게 하는 요소이기도 하다. 하지만 운동을 싫어하는 사람이 운동을 해야 한다는 것도 스트레스이기는 하다.

그리고 살빼기 이후의 가장 큰 문제인 요요현상을 막는 방법은 운동 밖에는 없다고 보아도 좋을 것 같다. 운동 없이 살을 빼면 지방과 근육이 함께 빠지는데 그러다 살이 다시 찌면 지방만 쌓이게 된다. 결국 근육을 뺀 곳에 지방이 자리를 잡게 되는 것인데 이렇게 되면 살을 뺀 것이 오히려 재앙이 되는 셈이다.

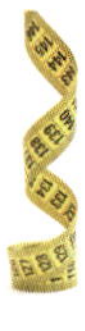

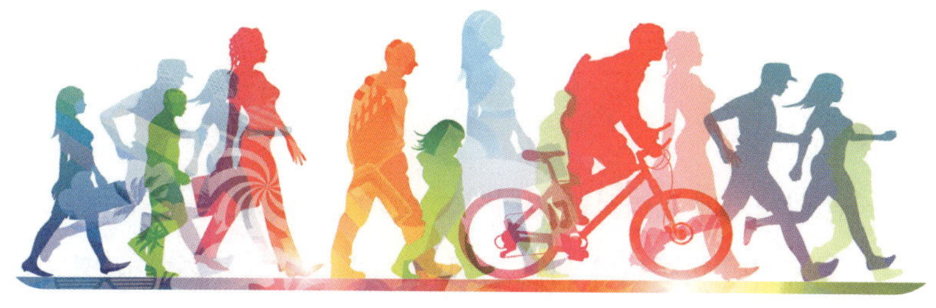

01_

근육

근육

의과대학에서 공부하는 책 중에서 가장 중요한 책을 하나 꼽으라면 아마도 《Gray's Anatomy》라는 해부학 책에 큰 이견이 없을 것이다. 요 근래에 미국에서 TV 드라마의 제목으로 나오는 바람에 유명해지기도 했다. 그러나 나에게는 그리 좋게 기억되는 책은 아니다. 의과대학에 처음 들어가서 학생들이 가장 스트레스를 받는 과목이 해부학이라는 과목이다. 내용의 방대함도 사람을 질리게 하지만 실험실에서 시신을 거의 매일 만져야 한다는 것 자체가 상당한 스트레스이다. 해부학 중에서도 근육 해부는 참 재미가 없었다. 다른 부위에 비해 새로울 것도 없는 것이 양도 많아 힘이 들기 때문이다. 그런데 의과대학을 졸업하고 근육을 다루는 정형외과라는 과목을 선택을 하여 또 다시 근육과 동거를 하게 되었다. 지금 생각해도 근육은 재미가 없는 부분이다.

하지만 살빼기에 있어서는 없어서는 안 되는 중요한 부분이다.

나는 경제적인 마인드가 거의 없어 투자가 어쩌고 투기가 어떻고 하는 말을 전혀 알아듣지 못한다. 그러나 장기적인 안목으로 투자를 하여야 건강한 재테크가 된다는 말은 많이 들었다. 단기 차익을 노린 투기는 반짝 좋을 수는 있지만 위험성이 너무 많다고 한다. 살빼기에 있어서 근육에 투자하는 것은 장기적인 안목의 투자이다. 그리고 재테크에서와 같이 그것은 건강한 투자 방법이다. 근육은 느리긴 해도 지속적으로 칼로리를 소모하는 고마운 기관이다. 지방조직 1kg이 겨우 2~5칼로리를 소모하는 대신 근육 1kg은 가만히 있어도 80칼로리 정도를 소모한다. 즉 지방 1kg을 근육 1kg으로 바꾸면 가만히 있어도 최대 85칼로리가 소모된다니 얼마나 고무적인 일인가?

나이가 들면 자동적으로 근육은 줄어들고 그 대신에 지방은 많아진다. 근육을 젊을 때와 같이 유지할 수는 없지만 그래도 건강에 필요한 만큼의 근육을 가지려면 운동을 해야 한다.

비움과 채움

나이가 들면서 우리의 생활에 적용해야 할 화두가 있다면 비움이라는 말일 것이다. 그동안 살아오면서 채우기에만 급급했던 삶의 방식 때문에 우리에게 쓸데없는 것들이 너무 많이 축적되어 있다. 그 중의 하나가 살(지방)이다. 그 살도 이제는 비워야 하는 것이지만 그것은 다른 것을 비우기보다도 더 힘들다는 것이 문제이다. 그러나 채워야 되는 것도 있는데 그것은 다름 아닌 근육이다. 이 근

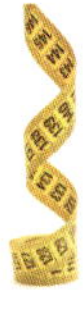

육은 야속하게도 비우고 싶지 않은데 나이가 들어가면서 자동으로 비워진다.

세상은 참 만만치 않다는 것이 여기서도 느껴진다. 그토록 비우고 싶은 것은 자꾸 채우려 들고, 그토록 채우고 싶은 것은 자꾸 비우려 드는 우리 몸과 마음을 제대로 다스린다는 것이 그리 만만치 않은 일이라는 것이다.

근력과 지구력

운동을 많이 하면 근육이 많이 생길 것 같은데 아무리 운동을 해도 알통은 나올 생각을 안 해서 슬퍼하는 사람들이 있다. 그렇다면 마라톤 선수와 보디빌더를 비교해보자. 운동량으로 따지면 마라톤 선수의 것이 더욱 많을 것이다. 하지만 마라톤 선수의 다리는 가늘다. 그에 비해 보디빌더의 다리는 알통으로 꽉차 있다. 마라톤 선수가 보디빌더와 같은 방식으로 운동을 한다면 그도 물론 알통으로 가득 찬 다리를 가질 수 있다. 그러나 그렇게 되면 마라톤은 포기해야 할 것이다. 결국 우리의 근육은 운동을 하는 방법에 따라 다르게 반응한다는 것이다. 마라톤 선수의 근육은 지구력이 뛰어나고 보디빌더의 근육은 근력이 뛰어나다.

우리가 일반적으로 집에서 하는 정도의 운동으로는 약간의 근육을 키울 수 있긴 하지만 보디빌더 같은 근육을 키울 수 없다. 그런 정도가 되려면 정말 전문 코치의 가르침을 받아가면서 운동을 해야 한다. 보통 근육을 키우는 목적으로 운동을 할 때에는 자기가 최고로 들 수 있는 무게의 한계까지 가는 운동을 여러 번 반복하여야 한다. 그것이 한 근육에 대한 것이니까 여러 근육을 각각 키우려면 보통의 시간과 노력을 가지고는 할 수 없는 일이다.

몸짱이 되기 위해 하는 운동이라면 그렇게 해야 하지만 그렇지 않더라도 우리가 운동을 해야 하는 이유는 많다. 그리고 근육 운동에서 유의할 것은 횟수를 채우려는 욕심을 버리고 하나를 하더라도 천천히 full motion으로 하여야 한다는 것이다. 누가 보는 것도 아니고 보고서를 제출하여야 하는 것도 아닌데 우리는 횟수를 채우려는 욕심으로 정확한 운동을 못 하는 수가 많다. 횟수를 채워야 하는 경우는 체력장 시험 때이지 혼자 운동할 때가 아니다.

어느 근육이
효과적인 근육인가

우리 몸에는 수많은 근육이 있지만 그 근육들의 크기는 서로 다르다. 우리가 살빼기를 위해 많이 사용해야 하는 근육은 보디빌더들이 키우기를 원하는 근육과는 좀 다르다. 물론 보디빌더들과 같이 대부분의 근육을 모두 보기 좋게 키워 놓으면 더 좋을 것이 없겠지만 우리는 그럴 시간과 여유가 없다. 그래서 살빼기에 좋고 능률적인 근육을 택해야 한다.

그것은 몸의 중심에 있는 근육들이다. 엉덩이 근육, 허벅지 근육, 복근, 등과 허리 근육. 이 네 부분의 근육을 집중 공략해야 한다. 왜냐하면 다른 부위의 근육들은 작아서 그 근육 운동으로 에너지 소비하기도 힘들고 또 운동할 때에 쉽게 피로해지므로 지속적인 운동이 힘들다.

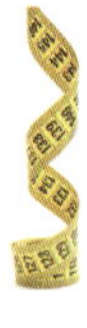

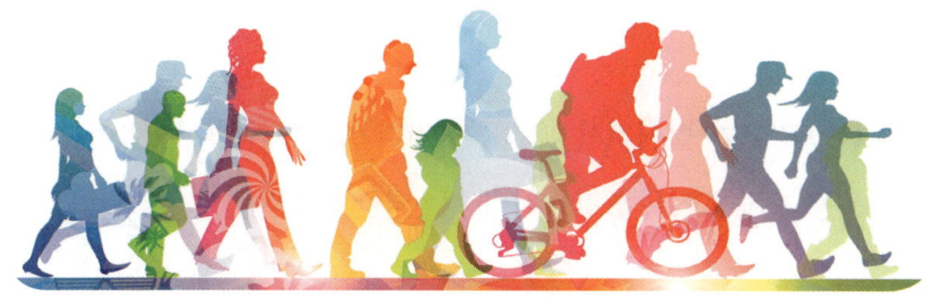

02

운동에 대하여

운동을 하면 무엇이 좋은가?

기초대사량이 증가한다

기초대사량은 근육이 많을수록 증가하는데 근육이 1kg이 늘면 하루에 무려 80칼로리가 자연 소모된다. 가만히 있어도 15분 정도 걸은 효과를 얻는 셈이다.

몸이 느끼는 민감도가 낮아진다

운동을 하여 근육이 많아지면 지방이 좀 줄어들어도 우리 몸은 덜 두려워한다. 전에는 많은 양의 음식과 지방을 필요로 했지만 근육이 많아지면 적은 양의 음식과 지방으로도 우리 몸이 만족을 한다. 즉 전에는 조금만 배가 고프거나 지방이 줄어들면 격렬히 저항하던 우리 몸이 그에 대한 민감도가 떨어져서 배고픔을 견디기가 쉬워진다는 말이다. 게다가 운동 자체가 식욕을 감소시켜주는 역할도 한다.

세포가 활성화된다

운동을 하면 근육량만이 증가하는 것이 아니고 세포에도 변화가 오는데, 세포의 에너지 생산 및 화학 공장으로 불리는 미토콘드리아의 숫자도 증가하고 능률을 높여주어 조금만 운동을 하여도 많은 에너지를 소모할 수 있는 능률 좋은 몸이 된다. 따라서 근력과 지구력이 향상된다. 이 미토콘드리아가 많아지면 그 공장을 돌리기 위해 지방산을 많이 이용한다. 즉 세포 자체 내의 소비가 자동으로 증가되기 때문에 많이 먹어도 전과 같이 바로 살이 되지 않는 것이다.

혈액 순환이 좋아진다

운동을 하면 근육에 더 많은 에너지를 공급하기 위해 심장 박동 수가 올라가고 혈액이 더 빨리 더 많이 돌아야 하기 때문에 순환이 더 좋아질 수밖에 없다. 사람들은 서서 혹은 앉아서 생활하기 때문에 다리에 항상 피가 몰리기 마련이다. 다리로 내려간 피는 근육의 수축 운동에 의해서 심장으로 돌아오는 데 도움을 받게 된다. 다리 근육의 수축 운동이 적으면 심장으로 피가 올라가는 것도 어려워지는 것은 당연하다.

운동을 할 때에 심박수가 120 정도가 될 때까지 할 것을 권하는데 그래야 땀이 나기도 하지만 그 정도 되어야 혈액이 강력하게 뿜어져 나가서 몸의 구석구석 말단에 고여 있던 노폐물들이 잘 배출되어 나온다고 한다. 그러다 보면 심장과 혈관 계통이 튼튼해진다. 자동차로 말하면

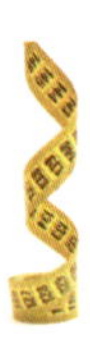

엔진이 좋아진다는 것과 같다. 바다 깊은 곳에도 물고기가 살 수 있는 것은 가끔 폭풍 등으로 바다의 위아래가 뒤집혀져서 산소가 들어가기 때문이라고 한다. 즉 폭풍 등에 의한 풍랑이 있어야 바다도 순환이 된다는 것이다. 운동을 그냥 밋밋하게 해서는 그런 효과는 기대하기가 힘들다.

혈당 조절이 개선된다

운동을 하는 자체가 에너지를 소비하는 것이니 혈당이 많이 소비되는 것도 있지만 운동을 하면 당질이 근육에서 사용되기 위해 혈액에서 근육으로 들어가는 과정을 순조롭게 해준다. 운동을 하지 않으면 남는 에너지를 지방으로 저장하려 들기 때문에 인슐린 분비가 많아지고 인슐린 저항성을 일으키게 된다. 인슐린 저항성이 있으면 그 과정이 저해되는데 운동은 인슐린 저항성을 줄여주기도 한다.

그 외에 혈압, 고지혈증 등의 생활습관병들이 예방, 조절된다.

렙틴 저항성이 개선된다

지방이 많아지면 렙틴의 분비도 늘어나지만 저항성도 생겨 뇌에서 렙틴을 예민하게 받아들이지 못한다. 운동을 하면 렙틴 저항성이 많이 줄어들게 된다.

체지방이 감소한다

운동을 하지 않으면 혈액 내에 에너지가 남아돌게 되므로 기존 지방을 분해할 필요성을 못 느끼게 되어 지방분해효소의 기능이 떨어지게 된다. 따라서 운동을 하면 지방 분해 효소가 활성화되고 지방 연소율이 높아진다. 근육이 지방산을 소모하므로 지방세포는 지방산을 공급하기에 바빠진다. 그러니 지방은 소비될 수밖에 없다. 비만인 경우에는 지방보다 탄수화물 연소율이 높아져 있는데 운동을 하면 지방 연소율이 꾸준히 높아진다. 또 산소를 많이 받아들이고 혈액 순환이 잘 되므로 지방의 연소도 더 쉽게 된다.

기분이 좋아진다

운동을 하면 뇌에서 엔도르핀이라는 물질이 나오는데 이것은 모르핀보다 100배 이상이나 강력한 것이어서 몸의 아픈 곳을 없애주고 기분도 좋게 하여준다. 엔도르핀은 행복 호르몬이어서 그것이 분비되면 행복감과 자존감을 향상되고 기분을 좋아지게 하고 우울증이 개선된다. 사람들은 스트레스가 쌓이거나 우울해지면 그 기분을 진정시키기 위해 몸을 움직이지 않고 재미있는 것(쾌락)을 찾게 된다. 그것은 과자 한 봉지를 들고 소파에 파묻혀 TV를 보는 것일 수도 있고 맛있는 음식일 수도 있고 더 나아가서는 항우울제나 진정제 같은 약일 수도 있다. 운동은 체중을 늘게 하는 편안한 자세나 음식 탐닉 같은 것보다 월등히 좋고 체중을 늘리지는 않지만 몸에 해로운 약 복용과 같은 해악도 없다.

체형이 아름답게 된다

흉하게 붙어 있던 피하지방과 복부지방이 빠짐으로써 체형이 아름답게 되는 것도 있지만 근육이 생김으로써 더욱 아름다운 체형이 된다. 여성들도 이 두 가지 이점을 다 누릴 수 있다. 근육이 늘어나 팔다리가

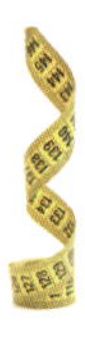

굵어지면 안 된다는 우려는 할 필요가 없다. 그렇게 되려면 엄청난 양의 운동을 해야 하는 것이니 적당한 운동은 날씬하고 아름다운 팔다리를 보장한다.

체중 감소와 근력 강화의 이중 작용으로 관절이 행복해 한다

다리의 근육이 강해지면 관절염을 30% 정도까지 줄일 수 있다고 한다. 여자가 남자보다 무릎 관절염이 많은 이유 중의 하나는 근력이 약하기 때문이다. 어쩌면 근육 운동은 남자보다는 여자들이 더 신경을 써서 해야 할 부분이다.

운동이 하기 싫은 사람에게

운동과 식사조절 모두가 어려운 일이지만 살을 빼기 위해 딱 한 가지만 고르라고 한다면 대개 식사조절을 택할 것이다. 운동은 하기가 힘들기 때문이다. 그리고 운동은 몇 번을 빼먹어도 우리 몸은 별 반응을 안 하지만 식사는 한 번이라도 빼먹으면 우리 몸은 가만히 있지 않는다. 빨리 음식을 넣어 달라고 자꾸 재촉하는 우리 몸의 등쌀에 견디기가 어려워진다. 운동을 안 했을 때에 운동을 하라고 등쌀을 부리면 얼마나 좋겠는가?

오늘을 살기 어려워하는 사람에게 잘 들려주는 경구가 있다. 오늘은 어제 죽은 사람이 그렇게도 살고 싶어 하던 내일이다. 이 말은 하루하루가 얼마나 축복인가를 말해주는 것이다. 운동을 하기 싫거든 시간을 내어서 재활병원에서 비지땀을 흘리고 있는 마비 환자들을 한번만 보기를 바란다. 운동을 할 수 있단 자체가 얼마나 행복한 것인가를 느낄 수 있다. 운동이란 그 마비된 사람들이 그렇게도 하고 싶은 것이다. 건강의 중요성은 건강을 잃고 난 다음에야 깨닫게 되는 것이 보통이듯이 운동의 중요성도 운동을 할 수 없게 된 다음에 깨닫게 될 것이다. 그러나 건강을 잃기 전에, 운동을 할 수 없게 되기 전에 그 중요성을 깨닫는다면 그런 실수는 하지 않을 것이다.

지금 몸이 비만이건 아니건 간에 우리가 몸을 내 마음대로 움직여 운동을 할 수 있다는 자체가 행복이고 기쁨인 것이다. 지금 이 책을 덮고 운동화를 신고 밖으로 나가길 바란다. 하루에 30분씩을 걸으면 심근경색의 생존율을 80%까지 높이고 유방암을 30% 감소시킨다는 보고도 있다.

운동과 식욕

우리는 보통 운동을 하지 않고 가만히 있으면 식욕이 떨어져서 덜 먹을 것이라고 생각한다. 운동을 하면 우리 몸이 소비된 에너지를 충족하려고 식욕을 일으키겠지만 그것은 단기적인 현상이고 전체적으로 볼 때에 식욕은 운동을 하지 않은 경우에 더 촉진된다고 한다. 우리가 알아야 할 것은 식욕과 지방 저장량은 특별한 저항을 받지 않는 이상 거의 무한대라는 것이다.

운동을 하면 우리의 자율신경은 경계 태세로 들어간다. 교감신경이 활성화되면서 근육이 긴장하고 동공이 확대되며 혈류를 뇌와 근육에 보내기 위해 위장에 가는 혈류를 줄이므로 소화흡수 기능이 저하되어 식욕이 떨어진다. 그러나 반대로 운동을 하지 않는 상태에서는 안정 상

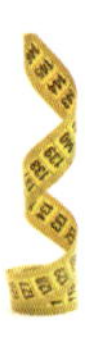

태로 들어가서 부교감신경이 활성화되어 몸은 저장하려는 상태로 들어
간다. 근육과 뇌로 가는 혈류는 줄어들고 위장으로 가는 혈류를 증가시
켜 자꾸 영양분을 섭취하여 간과 근육에 저장하고 지방세포를 살찌우
게 되는 것이다.

　다시 한 번 강조하지만 우리 몸은 지방세포를 살찌우게 하는 쪽으로
더 강력하게 작용을 한다. 자꾸 움직이고 지속적으로 운동을 하는 것이
식욕을 줄이는 가장 좋은 방법 중의 하나이다.

운동의 개념 1

　　　　　　　　　우리는 일상생활 중에 하는 운동 중에서
무엇이 주(主)이고 무엇이 부(副)인가 확실하게 개념을 잡고 있어야 한
다. 헬스클럽에 가서 운동하는 것이나 시간을 내어 등산을 하거나 워킹
을 하는 것 등을 주요 운동으로 생각하려는 잘못을 범하면 살빼기에 어
려움을 겪게 된다. 그런 종류의 운동은 보조적인 것이고 생활 중에 하는
운동이 주(主)가 되어야 한다. 하루 1시간 운동을 하는 것은 보통일은
아니지만 그것으로 만족을 하는 것은 위험하다. 하루의 활동량의 다소
에 따라 운동 시간이 결정되어야 하기 때문이다. 1시간 운동으로 23시
간의 비활동적 생활을 보상할 수는 없다. 생활 중의 운동량이 부족할 때
에 나머지 운동을 더 첨가해서 하는 것이다. 육체적인 작업을 하는 사람
과 사무실에 하루 종일 앉아 있는 사람의 일과 후에 하는 운동의 종류와
강도는 달리해야 한다는 것이다.

운동의 개념 2 : BMW

세상에 명차가 많지만 스포츠카 같은 슈퍼카들을 제외하고 가장 선호하고 선망의 대상이 되는 차가 Benz와 BMW인 것 같다. 사람들은 그것을 소유하는 것만으로 사회적 지위의 상승으로 여기는 풍조가 있다. 나도 그런 멋진 승용차를 몰고 다니는 것이 좋아 보이지만 그것이 그리 필요가 없고 또 더 좋은 BMW를 가지고 있기 때문에 굳이 BMW 승용차를 구하지 않고 있다. 더 좋은 BMW란 다름 아닌 B(Bus) M(Metro) W(Walking)이다.

얼마 전에 9년간 타던 승용차를 팔았다. 그 정도 되면 대개 주행거리가 아무리 적어도 10만km는 넘어야 되는 것이지만, 그 차는 고작 6만km를 조금 넘은 것이었다. 그 차를 사러 온 중고 상인이 깜짝 놀라는 것도 이상한 것은 아니다. 그 덕분에 중고차 값을 조금 후하게 받긴 하였다. 그것은 내가 그동안 열심히 BMW를 애용하여 지구 환경과 가정 경제와 내 다리 근육 발전에 자그마한 기여를 했다는 증거이기도 하다.

생활 중의 운동 늘리기

1. 자동차 키를 잡지 않는다. 자가용은 설탕 같은 것이어서 사용할 때는 달콤하고 기분이 좋지만 너무 애용하면 결국은 몸을 망치는 흉기로 돌변한다. 그리고 자가용 키를 안 가지고 다니면 주머니도 부담스러워 하지 않는다.
2. 좋은 신발을 여러 켤레 산다. 건강은 신발이 닳는 비율과 일치한

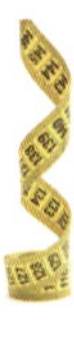

다. 승용차보다는 버스나 전철을, 버스나 전철보다는 신발을 더 이용하는 것이 건강의 지름길이다.

3. 후불로 처리되는 교통카드를 구입한다. 처음에는 모르고 충전하여 사용하는 카드를 사용했는데 이게 보통 귀찮은 일이 아니다. 요새 신용카드에는 대부분 이 기능을 추가할 수 있어서 좋다. 그리고 그 카드로 버스와 지하철을 마구 이용한다.

4. 다시 말하지만 'Out of sight out of mind'이다. 뭐든지 눈에 보여야 하게 되는데 그 중에 중요한 것이 운동 기구이다. 바벨, 완력기, 스테퍼같이 자투리 시간에도 효율적으로 할 수 있는 기구들은 자기가 머무는 곳에 두어야 한다. 자기 사무실, 집 거실, 침실, 서재 등 하여튼 자기가 머무는 곳에 그런 기구들을 항상 배치해 놓아 눈에 띄도록 해야 한다.

5. 자기 몸이 제일 좋은 운동 기구이다. 운동 기구가 없다고 넋을 놓고 있지 말고 자기 몸을 이용하여서 운동을 하면 되는데 이것이 운동 기구를 사용하는 것보다 더 효율적이다. 가장 대표적인 것으로 걷고 달리기같이 자기 몸의 무게를 이기며 근력을 키우는 것이 있고, 그 외에 팔굽혀 펴기라든지 윗몸일으키기 등등 아무 기구 없이 자기 몸으로만 할 수 있는 것들이 무궁하다. 그리고 운동을 꼭 기립 자세에서 해야 된다고 생각하지 말자. 가장 좋은 운동은 누워서 하는 것이다. 특히 허리가 아픈 사람들은 더욱 그렇다. 물론 걷기만큼의 효용성은 없지만 그래도 누워서 하는 운동은 안전하고 매우 능률적이다. 게다가 몸이 피곤할 때에 적합니다. 누워서 할 수밖에 없는 운동은 복근 운동이 있는데, 나는 복근이 우리 몸에서 가장 중요한 근육이라고 생각한다.

운동의 개념 3 :
티끌 모아 태산 – 쓸데없이 움직이기

일상생활에 있어서 자투리 시간만 잘 이용해도 많은 운동과 에너지 소비를 할 수 있다. 별것 아닌 것 같아도 그 시간을 모으면 상당한 양이 된다. 자신의 생활 속에 자투리 시간을 그냥 자투리로 내버리지 않기를 바란다.

자투리 시간 활용하기

- 계단 걸어서 올라가기 : 두말 할 것 없는 살빼기 방법이다.
- 호두 까먹기 : 견과류를 먹는 방법 중에 가장 권장할 만한 방법이다. 단단한 호두를 까는 데 상당한 에너지가 소비되기 때문이다.
- 버스, 지하철에서 짧은 거리는 서서 가기
- 버스, 지하철 한 정거장 전에 내리기
- 서서 TV 보기
- 리모컨 없애기
- 커피는 직접 타 먹기 : 집에서 부인이나 직장에서 비서가 커피를 타다 주는 것이 세상 최고의 낙이라든지 직접 커피를 타 먹는 것이 체면상 절대로 허용할 수 없다고 생각하는 사람 말고는….
- 자기 주변은 자기가 자주 청소하기
- 점심시간에 은행가기 : 가까운 ATM 기계나 은행 창구에 가서 일정 금액을 매일 입금한다.
- 남자들인 경우 식사 후 식탁 닦기, 설거지 하기 : 집사람과 가족들에게 사랑 받는 방법 중의 하나이다.

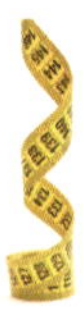

운동의 개념 4 :
장수의 비결

나이 든 분들도 오래 사는 것이 소원이듯이 장수는 모든 사람이 바라는 것이다. 그리고 장수한다는 것은 병에 시달리면서 괴롭게 오래 산다는 의미가 아니고 건강하면서 오래 산다는 의미이기 때문에 사람들은 장수하는 방법을 찾아 헤매게 된다. 그래서 장수하는 마을을 연구하기도 하고 장수하는 사람들이 먹는 음식을 연구하기도 하고 해서 상품으로 팔기도 한다. 그러나 대부분이 장수하는 사람들의 환경에 기인하는 것들이라 실상 거기에 가서 살지 않으면 별 효용이 없기도 하거니와 또 체질에 안 맞으면 오히려 악영향을 끼칠 수도 있다. 그래서 우리는 우리와 같은 환경에 살면서 장수하는 사람들을 찾아보면 좋을 것 같다.

운동선수들이 오래 살 것 같지만 그렇지 않다. 오히려 일반 사람들보다 더 수명이 짧다고 하는데 그것은 오랜 과격한 운동 때문에 몸이 많이 상하기 때문일 것이다. 운동 중독과 산화라는 부분을 들여다보면 운동을 많이 하는 것이 결코 좋은 일은 아니다. 직업적으로 적당한 운동을 하면서 생활하는 사람들이 누구일까? 예전부터 지휘자들이 오래 산다는 것을 익히 알고 있어서 음악을 좋아하는 나는 지휘자들을 항상 눈여겨보고 있었다. 그래서 전에는 좋아하는 음악을 틀어놓고 신나게 지휘자 흉내를 낸 적도 있다. 그리고 지휘자들을 보면 대부분 날씬하다. 제임스 레바인이라는 예외인 분도 있긴 하지만.

그들이 하는 운동은 서서 팔을 열심히 움직이는 것인데 그것이 심폐기능을 상당히 좋게 하는 것이다. 그들이 한 곡의 교향곡을 지휘하는 것이 마라톤을 뛰는 것과 같다는 보고도 있는데 조금은 과장된 것인 것 같다. 하지만 상당한 에너지 소비를 하는 것만은 틀림이 없다. 게다가 좋은 음악을 항상 대하니 건강에 더 좋을 수밖에 없을 것이다.

세상 일에는 하나도 의미 없는 일이 없는데, 그 의미를 생각게 하는 것 중의 하나가 오십견이다. 이 병은 나이 오십 정도 되면 어깨가 별 이유 없이 아파지고 굳어지는 것을 이르는 병이다. 왜 다른 관절들은 멀쩡한데 어깨를 굳어지게 만드셨을까? 그 나이가 되면 어깨 자체를 많이 사용하지 않게 되니까 아마도 어깨를 더 많이 사용해서 심폐기능을 향상시키라는 하나님의 메시지가 아닐까?

하여간 팔을 많이 휘두르는 것이 심장과 폐의 건강함을 유지시키고 장수와 날씬함의 비결 중의 하나인 것 같다.

3-3-3 운동

무엇이든지 도식화시키기를 좋아하는 사람들이 고안해낸 운동 방법이다.

일주일에 3번, 한 번에 30분씩 3km 걷기. 사람이 보통 걸음이 시속 4km이니까 30분에 3km이면 좀 빠른 걸음이다. 일주일에 3번이면 이

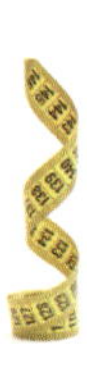

틀에 한 번 정도의 운동인데 이것은 나름대로 이유가 있다. 운동이 몸에 유효한 효과를 미치는 기간이 48시간 정도라고 한다. 그러니까 운동 후 48시간이 지나면 운동한 효과가 없어지므로 그 전에 다시 운동을 하여야 한다는 것이다.

그런데 이것으로 충분한 운동이 된다고 생각해서는 안 된다. 이것으로는 순전히 아주 기본적인 운동량밖에는 되지 않으므로 가능하면 하루에 30분씩 걷는 것은 매일 기본적으로 하는 것이 좋은데 매일 걸어서 출근하면 따로 시간을 내지 않아도 가능하다. 즉 하루에 30분 걷기는 따로 하는 운동으로 생각하지 말고 그냥 매일 해야만 하는 양치질 정도로 생각해야 한다. 특히 살빼기의 과정에 있는 경우는 이것 가지고는 어림도 없다. 사람 사는 것이 다 그렇듯이 매일 하루도 안 빠지고 한다고 굳게 다짐하여야 일주일에 5일 정도 할 수 있을 것이다.

운동의 강도

운동의 강도는 자기가 즐거운 정도에 맞추어야 한다. 휴가를 간 사람들 중에는 해변에 누워 햇볕을 쬐면서 가끔 수영이나 즐기는 것이 좋은 사람도 있고 아침부터 일어나 조깅을 하고 각종 스포츠를 즐겨야 좋은 사람도 있다. 게다가 남녀 간에, 노소 간에 차이도 뚜렷한 만큼 어떤 한 가지가 확정된 방법이라고 말하기는 어렵다.

보통 건강한 사람들의 살빼기 과정에서는 바벨을 드는 등의 근육운동은 자기가 최고로 들 수 있는 무게의 3/4 정도의 무게를 이용하여 한계점까지 갔다가 내려오는 것이 좋고, 유산소 운동도 자신의 심폐가 견딜 수 있는 양의 3/4 정도에서 해야 한다. 대개는 심장의 박동수가 100 이상은 되고 땀이 나는 정도까지 되었다가 내려오는 수준이어야 한다. 나이에 따른 심박수를 구하는 식은 (220-나이)×0.8 이다. 20세면 160 정도, 60세면 128회 정도가 되는 운동을 약 20분간 해주는 것이 좋다. 그러나 심폐 기능에 문제가 있는 분은 해당사항이 아니다.

운동을 시작하게 되면 우선 혈중에 있는 에너지를 우선 쓰게 된다. 식전과 식후가 다르겠지만 대개 20~30분 정도 빨리 걸어야 혈중에 있는 에너지를 소진할 수 있다. 그 후에야 몸에 축적되었던 에너지를 꺼내어 쓰게 된다. 지방은 제일 나중에 사용되기 때문에 더 오랜 시간이 지나야 쓰이게 될 것이다. 하여튼 30분 이상의 빠른 걸음을 걸어야 지방이 소비되기 시작하는데 뺀 살을 유지하는 상태라면 30분 운동으로 충분하겠지만 살을 빼려고 하면 30분 가지고는 안 된다는 결론이 나온다. 30분이 지나야 그때부터가 실제로 살이 빠지는 시간이므로 조금 힘들지만 그 시간부터 살 빠지는 소리를 듣는 기쁨으로 운동에 박차를 가해야 한다. 그 이상의 시간은 자기의 체력을 바탕으로 자기가 정하는 것이지만 기본 30분에 적어도 30분 정도는 추가하여야 할 것이다.

12주에 12kg 감량을 원한다면 하루에 120분 운동을 권한다. 나는 아침에 30분 걷기, 저녁에 90분 운동을 했다. 물론 체중감량 달성 후에는 아침 저녁 각각 30분씩으로 줄였다.

그러나 생각하고 있어야 할 것은 그 정도 운동할 시간과 힘이 없다고 해서 운동을 포기해서는 안 된다. 5분이라도 시간이 되면 아무 운동이나 하는 것이 아무것도 안 하는 것보다 훨씬 좋다. 점차로 운동량을 늘려나가야 하는데 처음부터 욕심을 내어 하지는 말자. 일주일에 10% 정

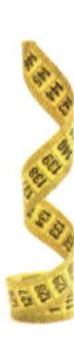

도씩만 강도를 높이는 것이 제일 안전하다.

지나침은 모자람만 못하다

다다익선(多多益善)?

세상에는 많을수록 좋은 것도 있지만 대부분은 그렇지 않다. 재물도 명예도 절대로 많을수록 좋은 것은 아니고 오히려 지나치게 많아지면 해를 끼친다. 산소가 우리 몸에 꼭 필요한 것이지만 많을수록 좋은 것은 아니고 지나치면 오히려 우림 몸을 공격하는 무기가 된다. 운동도 마찬가지이다.

지난번 남아프리카 공화국에서 축구 월드컵 경기가 열렸을 때에 우리 선수 중의 하나가 대상포진에 걸렸다는 보도가 나와 우리의 마음을 조이게 했던 기억이 있다. 대상포진이라고 하면 저항력이 매우 저하된 노인들이나 암환자들에게 많이 걸리는 바이러스성 질환이라고 알려져 있는데 건강과 체력의 상징처럼 보이는 국가대표 축구 선수에게 그런 병이 걸린다는 것은 의외의 일이었다. 그러나 알고 보면 그것은 그렇게 의외도 아닌 것이다. 너무나 지나친 훈련이 그 젊은 선수의 저항력을 노인이나 암환자의 상태로 만들어 놓은 것이다.

정형외과에는 운동선수들이 많이 찾아온다. 대개 질병보다는 부상 때문에 찾아오지만 실상 그들은 멋진 외모와 어울리지 않는 건강 상태를 가지고 있는 경우가 허다하다. 관절이나 인대의 만성적 손상에 의한 것 이외에 보통 젊은이들이 잘 오지 않는 증세로 병원을 찾는 경우가 많다. 내가 보기에는 과도한 훈련에 의해 저항력이 떨어지는 것도 있지만 그들이 제대로 쉬지 못하는 데에 더 문제가 있는 것 같다. 부상을 당했을 때에나 부상을 당하지 않았더라도 훈련 후에 어느 정도 쉬는 기간이 필요한데 코치나 감독들은 앞으로 가는 것만 알지 멈추어 추스르는 방법은 모르는 것 같다. 물론 성적 욕심과 향후 진로가 걸린 것들이다 보니 쉴 마음의 여유가 없음은 인정하지만.

실제로 골절이니 심한 염좌(인대가 늘어나는 것)로 석고 고정을 하고 푹 쉬어야 할 상태인 운동선수들 중에 치료 기간 동안 잘 쉬겠다고 말하는 선수들은 하나도 없다. 어떻게라도 훈련이나 경기에 나갈 수 있는가를 걱정하고 문의한다. 안 된다면 깁스를 풀고라도 경기에 참가하겠다는 사람들이 대부분이다. 이런 경우에 나는 이런 말로 대답한다. 이 부상한 다리를 이번만 쓰고 내칠 것이 아니고 평생 써야 하는 것이니 이번에는 좀 푹 쉬라고…. 그러나 의사로서 아무리 충고를 하여도 눈앞의 성적에 사로잡힌 마음을 돌이키기란 무척이나 힘들다. 여자 운동선수들의 삼대 질병이 생리불순, 섭식장애, 골다공증이라는 보고도 있다. 상식적으로 생각하면 운동선수들의 이미지와는 전혀 어울리지 않는 증세들이다. 그만큼 운동선수들도 일반인 못지않게 병에 시달리고 있다.

일반인들에게도 과다한 운동은 과다한 식사만큼이나 좋지 않다. 운동보다 쉼이 더 중요하다는 사실을 꼭 기억하기 바란다. 몸이 쑤시고 아플 때에는 운동으로 풀려고 하지 말고 푹 쉬기를 권한다. 정해진 목표를 달성하기보다는 몸의 요구를 잘 들어주는 것이 더 현명하고 건강해지는 비결이다. 그리고 특히 나이가 중년 이후인 분들에게 꼭 하고 싶은 말은 절대로 무리하지 말라는 것이다. 근육은 견딜 수 있을지 모르지만 심장은 잘 견디지 못한다. 우리나라의 후송체제가 아무리 잘 되

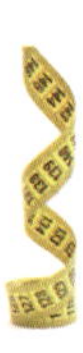

어 있어도 심장 발작 환자를 살려내는 비율은 아직도 미미하다.

운동 중독(Addiction)

의과대학에 다닐 때 들었던 강의의 내용을 지금은 거의 다 잊어버렸지만 그래도 그 중에서 몇 가지는 남아 있는 게 있다. 약리학 과장님이 알코올에 대한 강의 시간에 하신 말씀인데 의사가 아스피린, 알코올, 그리고 아편(모르핀) 이 세 가지만 잘 쓰면 명의가 된다고 말씀하셨다. 그 중에 알코올과 아편은 적당히 쓰면 명의가 될 정도로 유익한 물질이지만 사람들이 중독에 빠지기 쉬운 가장 대표적인 것들이다. 운동도 마찬가지이다. 적당히만 하면 그렇게 좋을 수가 없는 것이지만 그것이 지나치면 중독이 되어 몸에 해를 끼치게 된다. 중독이란 '신체적이고 정신적인 의존을 일으켜 중독자들로 하여금 더욱 중독의 원인에 대해 갈구하게 만드는 것이다'라고 정의되어 있다.

운동을 하면 우리 몸의 뇌는 엔도르핀(Endorphin)을 분비한다. 이 엔도르핀은 예전에 이상구 박사의 명강의로 돌풍을 일으켰던 적이 있어 우리들에게 친숙하다. 운동 시에 분비되는 것은 베타 엔도르핀인데 이 물질은 운동을 하면 평소보다 5배까지 증가되고 화학구조가 마약과 비슷하여 일반 진통제보다 40배 이상의 진통효과를 가진다는 것이다. 그런데 이 엔도르핀(Endorphin)이라는 단어가 Endogenous(몸 안의)라는 말과 모르핀(Morphin)의 합성어이다. 즉 몸 안에서 생성되는 아편(모르핀)이라는 뜻이다. 그러니 사람들이 모르핀에 중독되는 것과 같이 엔도르핀에도 중독될 수 있는 것이다. 약리학 과장님의 강의 말씀대로 모르핀은 잘 쓰면 명의가 되는 명약인 것처럼 엔도르핀도 잘 쓰면 건강에 더 이상의 것이 없는 것이지만 그것이 지나치면 중독이 되고 몸에 좋은 것이 아니라 해로운 것이 되는 것이다. 마약과 같이 금단 증세도 있다.

운동을 하면 상쾌한 기분을 느끼게 되고 더 나아가서 일종의 황홀경(Ecstasy)을 느끼는 상태가 되는데 그 강도가 마약보다도 더 강하다고도 한다. 금단 증세도 있어서 운동 중독에 빠진 사람들은 운동을 안 하면 안절부절 못하고 죄의식에 빠지기까지 한다고 한다.

무엇이든지 넘치는 것은 모자란 것보다 못한 것이다.

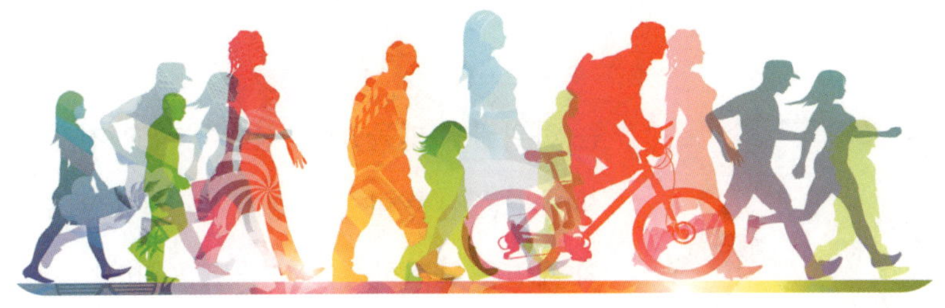

03

무슨 운동이 좋을까

운동의 종류 :
나는 달리기 선수였다

중·고등학교 6년간 나는 육상 선수 생활을 하였다. 뛰어난 실력으로 전국 대회에 나갈 실력은 안 되었지만 군 소대회에 나가서 메달도 여러 개 따기도 하였다. 나의 주 종목은 100m, 200m 단거리였다. 가끔은 멀리뛰기나 투창 같은 종목에서 메달을 따기도 했다.

단거리 선수와 마라톤 같은 장거리 선수는 완전히 다른 근육을 가지고 있다. 단거리 선수는 순간적으로 폭발적인 힘을 내는 근육을 가졌고 마라톤 선수는 지속적으로 일정한 힘을 내는 근육을 가졌다. 단거리 선수가 스포츠카라면 장거리 선수는 먼 거리를 운행하는 고속버스와 같은 것이다. 나는 단거리에서는 따를 사람이 없었지만 장거리 경기에서

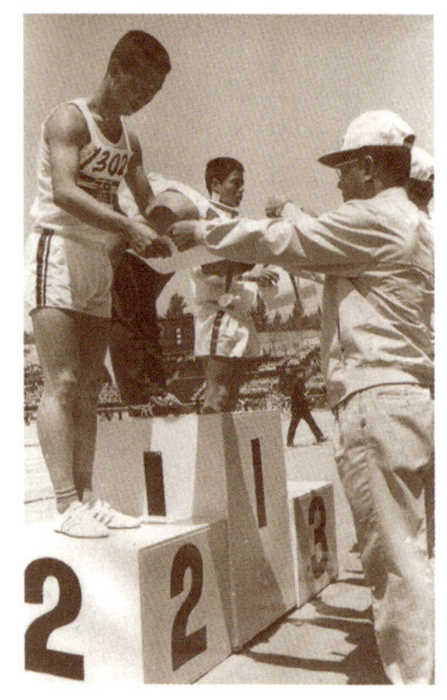

는 하위권을 맴돌았다. 심지어 학교 전체 학생이 뛰는 단축 마라톤 경기에서 육상부 주장의 체면을 완전히 구기고 중도 포기라는 결과를 내기도 하였다.

달리기 선수들에게도 자기가 잘할 수 있는 운동이 있듯이 일반 사람들에게도 자기가 잘할 수 있는 운동이 있다.

젊은 분들, 관절과 심폐기능에 문제가 없는 사람들은 자기가 좋아하는 운동을 하면 된다. 운동에도 많은 종류가 있다. 어디에는 무슨 운동이 좋더라 하는 말과 글들이 많다. 근거 없는 이야기이지만 뱃살 빼는 데는 윗몸일으키기가 좋다고 한다. 본인이 잘 안 되는 것을 억지로 하는 것은 안 하느니 못한 경우가 있다. 남이 좋다고 하는 것이 자기에게 맞으라는 보장도 없거니와 즐겁지 않은 것을 계속하는 것도 스트레스이기 때문이다. 나와 같이 춤이 잘 안 되는 사람에게 스포츠댄스를 하라고 하는 것은 매우 어려운 주문이다. 골프는 잘하지만 축구는 못하는 사람이 축구가 운동량이 많고 심폐에 좋다고 조기 축구에 새벽마다 나가는 것은 오히려 나쁜 결과를 가져올 수가 있다. 차라리 일주일에 한 번 골프장에 가는 것이 그 사람에게는 훨씬 좋은 운동 방법이다. 그러니 운동은 자기가 잘하고 좋아하는 운동을 꾸준히 하는 것이 가장 현명한 운동방법의 선택이다. 살빼기는 수도사들이 하는 고행이 아니라 즐거운 건강 찾기가 되어야 하기 때문이다. 즉 운동도 자기에게 스트레스를 쌓이게 하는 것이라면 피하는 것이 좋다.

　그런데 나이가 좀 있고 관절과 심폐 기능에 문제가 있는 사람들은 선택에 신중을 기해야 한다. 이 경우는 자기가 좋아하는 것이 아니라 자기에게 맞는 것을 해야 한다. 자전거는 관절에 부담이 없지만 넘어져서 다칠 확률이 높기 때문에 피하는 것이 좋다. 날씨가 좋은 계절에는 자전거 사고가 상당히 많이 발생하는 것을 볼 수 있다. 등산도 썩 좋지는 않다. 부상의 위험성도 높고 특히 내려올 때에 무릎에 무리가 올 가능성이 많다. 걷는 것도 불편한 분들은 물속에서 하는 아쿠아로빅이나 수영을 권하지만 그것은 수영장에 가야 하는 번거로움과 비용이 든다는 사실이 발목을 잡는다. 게다가 골다공증에 효과가 거의 없는 것이 문제이다. 그래서 평지를 걷는 것만큼 안전하고 좋은 운동이 없다. 요새는 동네 개천마다 동산마다 걸을 수 있는 길을 잘 해 놓아서 걷기에 부족함이 별로 없다.

　앞으로 기술될 운동 방법들이나 종류들은 강제된 것이 아니고 참고하여 본인이 가장 좋은 것을 선택할 수 있어야 한다. 그것은 자기가 직접 경험해 보거나 그동안 자기가 해온 것들을 돌아보면 알 수 있을 것이다.

아침 운동 vs 저녁 운동

　　　　　　　　살빼기를 위한 운동은 언제 하는 것이 좋을까? 살빼기가 지방을 줄이는 것이 목적이기 때문에 지방을 많이 소모하는 시간을 택하는 것이 좋을 것이다.

　아침 공복 시에 혈당은 최저로 내려가고 식후 2시간이 되면 혈당이

최고로 올라간다. 그래서 당뇨 환자들은 혈당을 하루 두 번, 즉 아침 식
전과 아침 식사 2시간 후에 재는 것이다. 그러니까 아침 공복 시에는 에
너지로 사용할 탄수화물이 별로 없다는 얘기이다. 그러니 지방을 빼내
어 쓸 수밖에 없을 것이다. 어떤 연구에 의하면 아침 공복상태에서 운
동하면 지방사용량이 35~40% 정도 되고, 저녁 식사 1시간쯤 후에 운동
하면 지방사용량이 5~6% 정도로 떨어진다고 하였다. 결국 지방을 태우
기 위해서는 아침 공복에 운동을 하는 것이 좋다. 그러나 당뇨병이 있
는 분들은 공복에 운동하는 것을 피하는 것이 좋다. 특히 약을 먹거나
인슐린을 맞는 분들은 괜히 무리하게 공복에 운동하다가 저혈당에 빠
질 위험도 있기 때문이다. 당뇨가 있는 분들은 혈중에 있는 탄수화물을
소비시키는 것이 중요하므로 낮이나 저녁 식사 후에 천천히 운동하는
것이 좋다. 혈압이 있는 분도 아침 운동을 피하는 것이 좋다. 아침이라
는 시간은 자동차가 시동을 막 켜서 웜업(warm up)되는 시간과 같은데
이 때는 몸이 원활하지 않고 가동하는 데 에너지가 많이 들므로 혈압이
올라가게 된다. 그러므로 몸이 안정된 낮이나 저녁에 운동하는 것이 좋
다. 저녁 시간에는 각종 호르몬의 분비가 왕성하여 운동의 효율이 높
다. 또 위가 약한 분들은 식사 후 바로 운동을 하는 것은 별로 좋지 않
다. 피가 위로 몰려 소화를 시켜야 하는데 운동을 하면 그 피가 근육으
로 몰려 위가 음식물 흡수를 잘 하지 못하기 때문이다.

　여기서 아침 식사를 꼭 해야 되느냐 아니냐가 문제가 된다. 어떤 책
에 보면 아침 식사는 거르지 말고 꼭 하라고 하면서 공복에 운동하는
것이 지방 제거에 좋은 방법이라고 쓰여 있다. 그럼 어떻게 하란 말인
가? 공복을 만들기 위해 점심을 굶고 오후에 운동을 할 수도 없는 일이

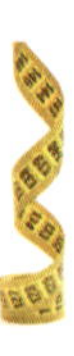

다. 그래서 살빼기 과정에서는 아침을 굶는 것이 좋다. 꼭 아침을 먹어야 하겠거든 운동을 하고 난 다음에 간단하게 먹는 정도로 그치는 것이 좋다. 살이 빠지고 나서 뺀 살 유지하기 과정에서는 운동에 상관없이 아침식사를 거르지 않는 것이 좋다.

아침 운동은 꾸준히 할 수 있는 데 비해 저녁 운동을 꾸준히 하기가 힘든 경우가 많다. 살다보면 일은 주로 저녁에 생기기 때문이다. 그래서 가장 좋은 운동은 아침에 걸어서 출근하는 것이다.

유산소 운동 vs 무산소 운동

걷기나 조깅같이 천천히 근육을 사용하는 운동을 유산소 운동이라고 하고 역도같이 한 번에 많은 힘을 쓰는 운동을 무산소 운동이라고 한다.

우리 근육은 힘을 주면 팽창하여 주위로 지나가는 혈관을 누르게 된다. 그러니까 피가 잘 안 통하게 될 것이고 산소 공급이 잘 안 될 것이다. 그런 상태를 유지하는 운동이 무산소 운동이다. 말이 무산소이지 진짜로 무산소는 아니고 저산소라고 하는 것이 옳다. 이렇게 되면 근육은 산소를 필요로 하는데 산소는 잘 오지 않고 힘은 계속 쓰게 되니 근섬유가 손상될 수밖에 없다. 그 손상된 근육 섬유가 재상되는 과정에서 전보다 더 많은 근섬유를 만들게 되므로 근육이 불어나게 된다. 그러므로 무산소 운동에서는 근육이 손상되는 운동 시간보다 근육이 회복되는 휴식 시간이 더 중요하다. 물론 유산소 운동에서도 휴식이 중요하긴 하지만.

그에 비해 유산소 운동은 근육의 수축이 혈류를 막을 정도가 아니기 때문에 산소 공급이 원활하여 근섬유 손상이 그리 심각하지 않다. 따라서 근육이 많이 만들어지지는 않는다. 그러니까 마라톤 선수의 다리에 알통이 그리 생기지 않는 것이다. 다만 에너지를 만들어 내는 능력과 산소를 잘 이용하는 능력, 즉 지구력이 증강되는 것이다. 100m 달리기 선수의 운동은 무산소 운동에 속하는 것이어서 그들의 다리는 보디빌더 못지않게 우람한 것이다.

지방을 태우는 데도 물론 산소가 필요하기 때문에 살빼기에 있어서 유산소 운동이 무산소 운동에 비해 소모되는 칼로리가 많으므로 효율적이라고 할 수 있다. 그러나 그것은 단기적인 안목으로 보는 것이고 장기적으로 보면 무산소 운동도 살빼기에 매우 유용한 운동이다. 기초대사량이라는 것은 우리 몸속의 근육량에 따라 높아지는 것이기 때문이다. 근육을 불려 놓으면 가만히 있어도 에너지가 소비되니 얼마나 좋은 일인가.

그러니 두 가지를 같이 하는 것이 좋다. 그 비율을 어떻게 정할 것인가는 본인이 결정할 일이다. 자신의 알통이 작다고 생각하면 무산소 운동을 많이 할 것이고, 알통은 있는데 지방을 태우는 게 우선이면 유산소 운동을 많이 하면 좋을 것이다. 그러나 잘 모를 때에는 보통 무산소운동 : 유산소운동 비율을 3:7 정도로 하면 적당하다.

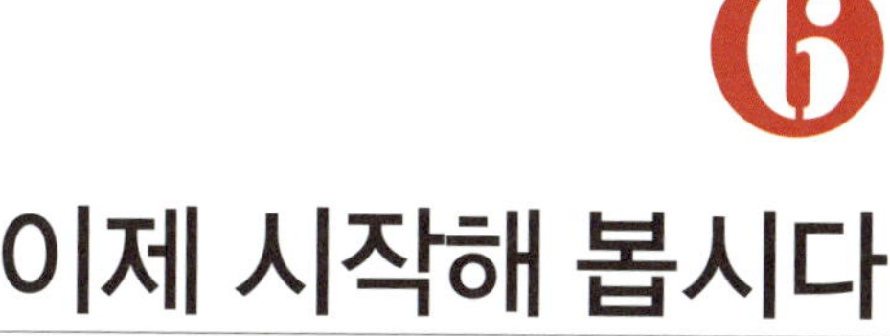

이제 시작해 봅시다

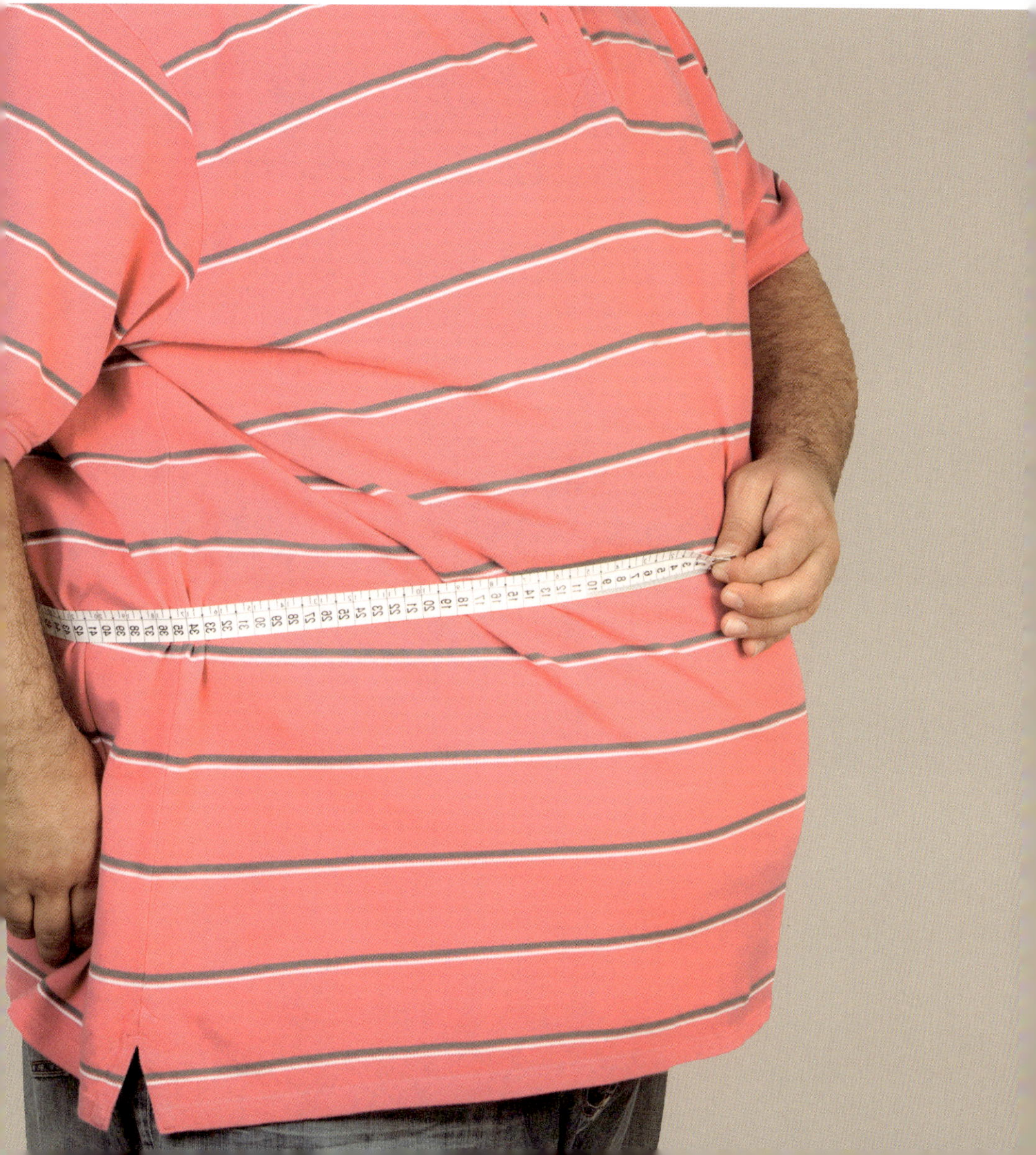

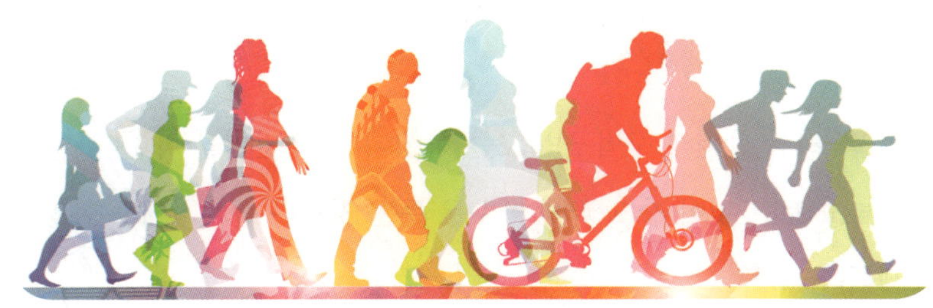

　　　　　　　제일 중요한 것은 지금 당장 시작부터
하라는 것이다. 계획부터 세우다 보면 피곤해지기 쉽다. 공부 못하는
학생은 책상 정리를 잘한다고 한다. 공부하기 전에 책상 먼저 정리해야
될 것 같아 정리부터 하면 실제 공부할 때에는 피곤하고 집중이 안 되
는 것이다. 공부 잘하는 학생은 공부부터 시작
하고 책상 정리는 하기도 하고 말기도 하며 계
획표를 그리는 시간 낭비를 하지 않는다. 그
냥 머릿속에 다 그려지기 때문이다. 일단 먼
저 시작하고 동기는 그다음에 부여해도 된다.
살을 빼가면서 이 책을 읽어도 상관이 없
다. 책상 정리하고 계획표 멋지게 그려 붙
여 놓고 FIGHTING이라고 쓴 머리 띠 질끈

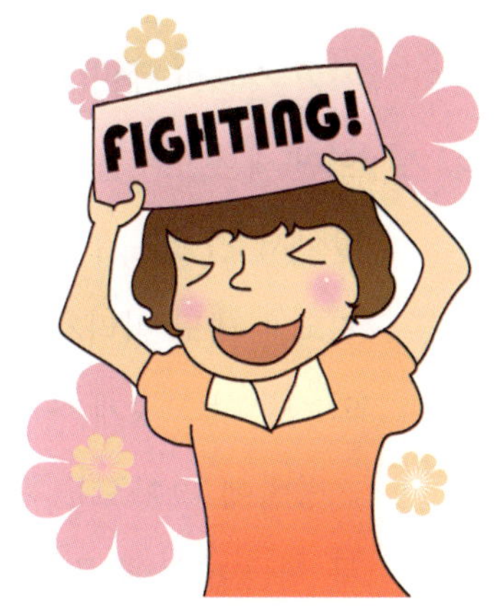

맨 다음 책상 앞에서 꾸벅꾸벅 조는 학생이 되지 말기를 바란다. 일단 저지르고 보는 것이 장고 끝에 악수를 두는 것보다 살빼기에는 현명한 자세이다.

새로운 패러다임 : 새 포도주는 새 부대에

담배를 끊는 것과 살빼기는 유사점이 많다. 우선은 실행하기가 어렵다는 것이고, 둘째로는 중독 중세를 치료하는 것과 비슷하다는 것이고, 셋째로는 성공했더라도 다시 빠져들기가 쉽다는 것이다. 담배를 끊을 때는 단번에 끊어야만 성공할 수 있다. 점점 줄여나가다가 끊겠다는 얘기는 안 끊겠다는 얘기와 같은 것이다.

음식을 한 번에 끊을 수야 없으니 살빼기는 금연과 같을 수는 없지만 그런 각오를 가지고 시작해야 한다. 똑같은 운동습관과 똑같은 식사습관을 유지하면서 거기서 운동량을 좀 늘리고 식사를 좀 줄여가면서 살빼기를 하겠다는 것은 살을 안 빼겠다는 얘기와 같은 것이다. 새 술은 새 부대에 담아야 하는 것처럼 자기 몸의 패러다임을 바꾸기 위해서는 자기 생활의 패러다임도 바꾸어야 하는 것이다. 무엇인가를 바꾸지 않으면 새 포도주를 낡은 가죽 부대에 넣는 것 같아서 결국은 부대가 터져 포도주도 쏟아지고 부대도 버리게 된다. 하지만 사회적 동물인 사람이 그렇게 바꾸기라는 것은 쉽지 않다.

병원에 찾아오는 사람들 중에는 일이 너무 힘들어 몸에 무리가 와서 오는 분들이 많

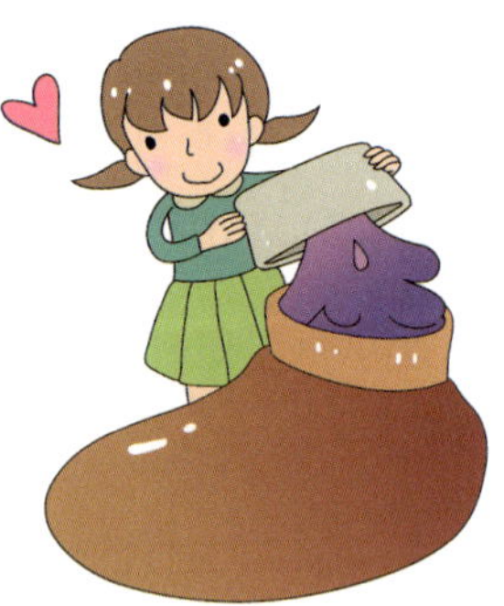

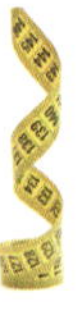

다. 그 중에 유명한 것이 테니스 엘보인데, 그것은 테니스 선수들이 많이 걸리기 때문에 그렇게 이름 붙여졌지만 실상은 가정주부나 노동일을 하는 분들에 많이 생기는 병이다. 하여튼 테니스 엘보 치료에 있어서 가장 우선하여야 할 것이 휴식이고, 그 방법으로 팔 전체를 석고고정(반 깁스) 하여 쉬게 하는 것이다. 물리치료니 주사니 약이니 하는 것들은 그다음 차례인 것이다. 쉬는 것이 가장 중요하고 가장 우선해야 할 치료이지만 환자 중에 그렇게 깁스를 하고 쉴 수 있는 사람이 별로 없다. 그것은 자신의 생활의 대부분을 포기하고 테니스 엘보 치료에 전념한다는 의미이다. 그래서 결국은 제일 중요한 치료인 깁스 고정은 안하고 다음 단계부터 치료를 하게 되므로 그 치료 효과가 낮아질 수밖에 없다.

그러니 살빼기를 위하여 전 생활을 살빼기에 투자할 수 있는 사람이 얼마나 될 것인가? 결국 패러다임을 완전히 바꾼다는 것은 일반인들에게는 어려울 수밖에 없는 일이지만 그렇다고 넋을 놓고 있을 수만은 없는 일이다. 완전히 바꾸기는 어렵겠지만 그래도 자신이 생각하기에 자기가 바뀌었다고 느낄 정도의 변화는 있어야 할 것이고 또 그래야 자신도 새로운 것을 하는 새로운 기분을 느낄 수 있을 것이고 새로운 힘도 공급 받을 수 있을 것이다.

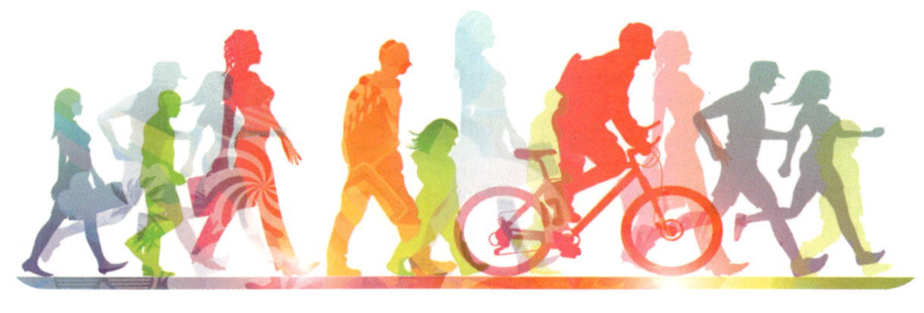

동기부여

　　살빼기를 하는 가장 중요한 동기는 건강이겠지만, 살빼기 과정의 어려움을 헤쳐 나가는 데에 있어서는 건강이라는 명제 하나만 가지고는 힘이 조금 들 수도 있다. 음식을 먹는데 원재료만 먹는 것보다 여러 가지 좋은 양념을 넣어 먹으면 맛이 더 좋아지는 것같이 살빼기에도 음식의 양념 같은 동기들을 부여하면 더욱 즐거운 살빼기가 되리라고 생각된다.

　이것들이 전에 말한 외식(外飾)하지 말라는 것과 배치되는 말일 수도 있겠지만 살빼기를 하는 과정을 즐겁게 하기 위한 수단쯤으로 생각하면 될 것 같다. 물론 살기의 가장 중요한 동기와 목적은 건강이 되어야 한다.

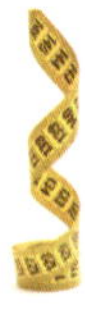

경제적 마인드

뚜렷한 동기가 없이 살빼기를 하다보면 실패하기 십상이다. 연예인들같이 날씬한 몸매가 그들의 밥줄인 경우는 뚜렷한 동기를 가질 수 있지만 일반인들은 그렇게 하기가 힘들다. 일반인들은 '그랬으면 좋겠다'의 수준이지 '그래야만 한다'의 수준은 아니다. 실제로 여자 연예인들이 출산 후에 처녀적 몸매를 회복하고 나오는 것을 보면 경이롭기도 하고 또 그렇게 되기 위해 얼마나 엄청난 노력을 하였을 것인가 생각해보면 존경스럽기까지 하다. 건강 아니면 몸매가 살빼기의 동기이겠지만 비만이라는 것이 지금 당장 아프거나 또한 하루가 급한 것이 아니기 때문에 마음을 굳게 붙들고 있기가 보통 힘든 것이 아니다. 연예인들의 각고의 노력이 그들의 밥줄 때문인 것을 생각해보면 어떤 좋은 생각이 떠오를 것 같다. 연예인들도 경제적인 문제로 그런 노력을 한다면 우리도 살빼기에 경제적인 마인드를 접목시켜 보면 어떨까?

산수를 잘 못하는 어른들에게 권하는 산수 잘 하는 방법이 있다. 그것이 돈이라고 생각하고 계산을 해보면 잘 된다는 것이다. 사람의 행동 중에 그것이 경제적 이득을 가져온다면 그것이 그냥 하는 일일 때보다 훨씬 효과적이고 능률적이 된다. 그리고 그것이 작은 이득이라고 할지라도 그것을 얻기 위해 그 이상의 노력을 하기도 한다. 대형 쇼핑몰에서 통닭을 2~3천 원 싸게 판다고 해서 새벽부터 몇 시간을 줄서서 기다리는 사람들이 장사진을 치고 있는 것을 볼 수 있다. 그들이 두세 시간 서서 기다리는 노력이 2~3천 원은 훨씬 넘을 것이지만 그래도 2~3천 원 싸게 살 수 있다는 기쁨을 누리기 위해 그보다 더한 노력을 기울이고 있는 것이다.

하여튼 살빼기에도 경제적 동기부여를 하면 훨씬 견디기가 쉽지 않을까? 2~3천 원을 아끼기 위해 2~3시간을 서 있는 사람들처럼 생각을 해보자. 아침에 출퇴근 시간에 걸어서 아끼는 교통비가 얼마, 운동을 하면 얼마, 식사 때 먹는 양을 줄이면 남는 것이 얼마, 술과 담배를 끊어서 생기는 이득이 얼마, 외식을 안 해서 남는 것이 얼마, 살을 빼서 건강해지면 병원에 갈 돈을 줄일 수 있는 것이 얼마 … 등등의 수입이 생긴다고 생각해보자.

우리 집 아파트는 문 밖을 나가면 바로 산책로로 이어진다. 어떤 분이 여기 처음 이사와 얼마나 좋아하던지 이 길은 몇억짜리라고 하는 말을 들었다. 그렇게도 빠지지 않던 살이 여기 와서 운동을 하면서 빠졌는데 그 경제적 가치가 수억은 된다는 것이었다. 그분은 경제계의 일을 하던 분이었고 작은 키지만 몸무게는 꽤 나가던 분이었다. 나는 그 뒤로 그 길을 걸을 때마다 그 길은 수억을 버는 길이라고 생각하고 걷는데, 그것은 걸어서 기분 좋은 것 외에 또 다른 즐거움을 주고 있다.

너무 세속적이라고만 생각하지 말고 자기 나름대로 자기의 살빼기 과정에 경제적 이득을 생각해 보길 바란다. 안 먹어서 남은 비용, 안 타고 다녀서 남은 비용…. 그리고 될 수 있으면 높은 가격을 매기기 바란다. 예를 들어 외식을 안 해서 남는 금액을 계산할 때에 설렁탕 한 그릇 값으로 계산하지 말고 최고급 호텔 레스토랑에서 제일 비싼 것을 줄인 비용으로 계산하면 좋겠다. 그 아낀 비용이 많아야 우리의 정신적 만족도도 더 커지기 때문이다. 그리고 남는 비용을 계산만 하고 있지 말고 자기가 평소에 사고 싶었던 것을 사면 더 효과가 있다. 여자분들은 잘 맞

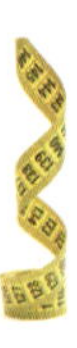

는 옷이 가장 좋을 것이다. 더 좋은 방법은 남는 비용을 현금으로 매일 은행에 가서 입금을 하는 것이다. 그러면 운동도 되고 일석이조이다.

신분 상승

신분 상승의 대표적인 예는 신데렐라이 다. 영화 귀여운 여인은 신데렐라 신드롬을 잘 나타내주는 대표적인 영 화이다. 신분 상승은 여러 가지 방법에 의해서 이루어지겠지만 현세대 에서 아름다워지는 것과 날씬해지는 것도 신분 상승의 하나로 간주되 는 것 같다.

예쁘고 날씬한 사람들에 대한 사회의 대접은 못생기고 뚱뚱한 사람들 과는 확연한 차이가 난다. 슬픈 현실이지만 그것을 부정할 수는 없다. 그리고 그것을 가장 부추기는 것이 매스컴이다. 자기만족보다는 남의 시선을 더 중요시 여기는 우리나라 사람들의 습성을 볼 때에 성형과 살 빼기의 광풍이 휘몰아치는 것은 어쩌면 당연한 일일 것이다.

미국에서는 사회, 경제적 지위에 따른 비만율을 연구한 결과도 있는 데 지위가 낮은 사람들이 비만율이 높다는 결론이 나왔다고 한다. 남자 보다 여자들이 더 심했다. 뉴욕의 출퇴근 시간의 지하 철은 그야말로 비만인 전시장 같은 느낌을 받는다. 그 런데 맨해튼 5번가에 고급 승용차를 타고 출퇴근하는 사람들을 보면 비만인 사람이 그리 많지 않아 보인 다. 이것은 몸매와 건강을 유지하여야 하는 동기 가 있는 사람들과 결여된 사람들의 생활습관이 다름에서 오는 대조라고 볼 수 있다.

그러나 독도 제대로 소량만 쓰면 명약이 되는 것처럼 살빼기가 신분 상승의 방법이 된다는 사실을 조금만 사용하면 명약이 될 수 있을 것 같다. 살을 빼는 것의 목적을 순전히 신분 상승에 두기보다는 살을 뺀 결과로 다소의 신분 상승을 경험할 수 있다면 즐거운 일이 아니겠는가?

카프카의 변신

지금까지 읽은 소설 중에서 가장 충격적이었던 것이 카프가가 지은 《변신》이라는 소설이다. 한 가정의 가장으로 가정을 책임지고 최선을 다하던 주인공 그레고리는 어느 날 벌레로 변신하고 만다. 그의 능력이 다하여 가정에서나 사회에서 더 이상 필요성이 없어졌다는 것을 뜻하는 것이다. 가족들은 그레고리가 모든 힘을 다해 돈을 벌어 오고 가장으로 성실하게 일을 할 때에는 감사하게 대하지만 벌레가 되어 쓸모없는 존재가 되자 냉대하고 없어지기를 바란다. 가장 충격적인 것은 그레고리가 죽자 나머지 식구들은 즐거운 마음으로 소풍을 간다는 것이다. 사회와 직장에서 또 가정에서까지 자신이 벌레가 되면 그전에 그가 행하고 베풀었던 일들은 기억되지 않고 당장의 귀찮은 존재로 전락하고 만다는 것이다.

이 소설이 철학적으로 인간 실존에 대한 얼마나 심오한 내용을 다루고 있는 것인지는 잘 모르겠지만 그런 상황들을 직접 겪고 있는 나로서는 굉장한 충격이 아닐 수 없었다. 한 곳에서 20년간이나 정형외과 병원을 하다 보니 한 사람이나 가

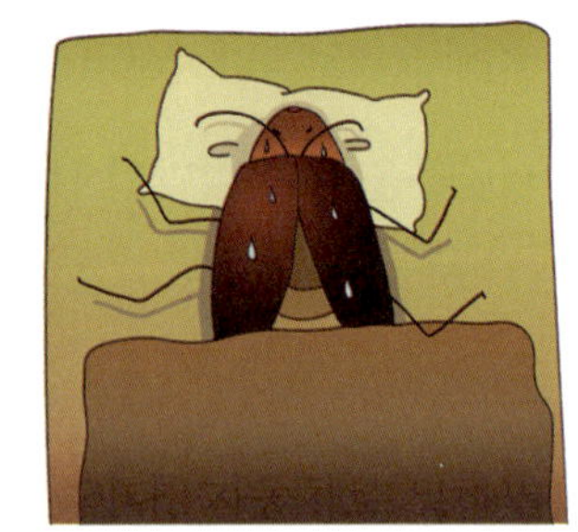

족의 변천사를 다 보는 경우가 있다. 부모의 손에 이끌려 오던 아이들이 그 부모를 이끌고 오는 경우가 많다. 구박 받던 아이들이 부모들을 구박하는 것을 쉽게 볼 수 있다.

만약에 내가 그렇게 된다고 해도 나의 가족들도 인간인 이상 그렇게 생각할 것이고 그렇다고 가족들을 탓할 수는 없는 것이다. 그러니 서로 행복하기 위해서는 내 자신이 건강할 수밖에는 없다. 나를 위해서라기보다는 나의 가족들을 위해서 건강해야 한다. 집안에 한 사람이 환자이면 모든 사람이 환자가 되는 것은 그동안 의사 생활을 하면서 숱하게 보아오지 않았던가? 이제 뱃속에 있는 기름을 빼야 하겠다는 생각이 솟구쳐 오른다. 모든 병이 내가 노력한다고 다 예방되는 것은 아니지만 그래도 최선의 노력을 해야 하지 않을까.

배고픔과의 싸움

살빼기는 상향 조정되어 있는 에너지 항상성을 하향 조정하는 것인데 그 과정에서 극복해야 할 것이 배고픔이다. 살빼기를 하는 과정에서 운동을 하고 음식을 가려 먹고 식사의 양을 줄이고 하는 것은 그냥 수학적 공식을 적용해서 하면 되는 것이지만 배고픔을 참는 일은 공식대로 되는 일이 아니다.

살빼기에 있어서 잘못된 방법들이나 실패한 방법들의 공통점은 이 배고픔을 이겨낼 방법들을 제시하지 못한 것들이다. 무조건 계산과 이론으로 밀어붙이는 방법들은 이 배고픔에 대한 대책을 얘기해주지 않는다. 좋은 살빼기 방법은 수치와 이론보다는 본인의 느낌을 중요시한다. 그렇다고 수치와 이론을 아주 무시해 버리면 안 된다. 그것은 오랜

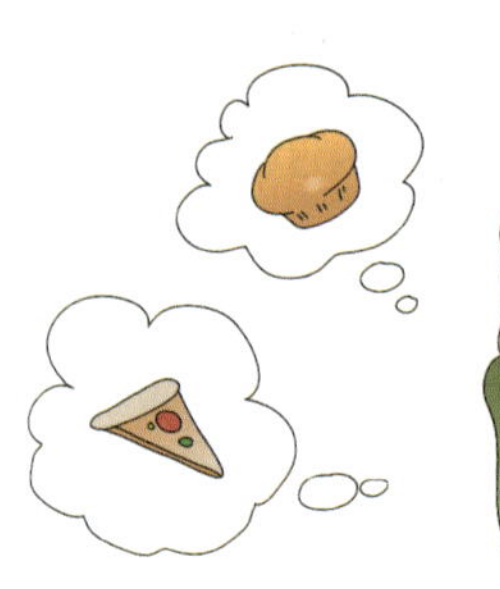

기간 동안 머리 좋은 학자들이 평균적인 개념으로 정립해 놓은 것이니까 참고로 필요하다.

배고픔 때문에 손가락이 소시지로 보이고, 쉽게 잠들지 못하며, 자다가 산해진미가 가득한 뷔페에서 마구 먹는 꿈에 가위 눌리는 경험이 있을 것이다. 그러나 그 허기를 지혜롭게 피해가는 방법을 찾으면 조금 덜 고생할 수 있다. 허기는 태풍과 같은 것이어서 괜히 나가서 맞설 필요는 없는 것이고 안전한 곳에서 피하고 나면 결국은 조용해지는 것이다. 허기를 피하는 자기만의 방법을 개발하는 것이 가장 중요하다. 남들이 좋다는 방법들이 다 자기에게 맞는 방법일 수는 없기 때문이다. 먹어도 칼로리는 적고 섬유질이나 영양소는 풍부하여 도움이 되고 맛까지 있는 식품이 있다. 내가 선택한 것은 다름 아닌 토마토이다. 그다음으로 많이 먹는 것이 V8 주스(8가지 채소를 혼합하여 만든), 견과류이다. 그리고 하나 준비성이 좋은 사람들은 오이나 당근 같은 야채를 한번에 간편하게 먹기 좋게 잘라서 밀봉용기에 넣어 냉장고에 넣어두면서 배가 고파질 때에 꺼내 먹을 수 있도록 준비한다. 배고플 때에 오이를 꺼내서 씻어서 껍질을 벗겨 잘라서 먹는 것은 귀찮은 일이어서 그냥 봉지를 뜯어 과자를 먹게 되기 십상이기 때문이다.

그런 야채나 견과류는 설탕이 많이 들어간 과자처럼 먹으면 먹을수록 더 먹고 싶어지는 현상이 없기 때문에 별로 제한을 두지 않고 먹는다. 따라서 단 음식이나 기름진 음식은 입맛을 충족시키기 위해 먹고 야채는 배를 채우기 위해 먹는 것이 좋다.

두 종류의 배고픔

허기에는 두 가지가 있다. 육체적인 허기와 정신적인 허기이다. 육체적인 허기는 실제로 영양분이 모자라서 몸이 음식을 요구하는 것이고 정신적인 허기는 영양분은 모자라지 않은데 스트레스 등으로 배고픈 것같이 느끼는 가짜 허기이다. '야식 신드롬'이라 일컬어지는 야식 먹는 습관은 거의 정신적인 허기이고 입이 심심하다는 것도 물론 정신적인 허기이다. 낮의 허기는 그런대로 견딜 만하지만 밤에 엄습하는 허기는 대개 정신적 허기인데 그것이 더 견디기가 어렵다.

그리고 우리나라 사람들은 식사 때에 밥을 먹지 않으면 아무리 많이 먹어도 계속 허기를 느끼는 경우가 있다. 이것도 정신적 허기 중의 하나이다. 호텔이나 고급 음식점에 가서 ○○ 스테이크라는 음식을 먹고 오면 대개는 집에 와서 밥과 김치를 먹어야 속이 풀린다. 좋은 분위기에서 기분 좋게 비싼 음식을 먹었지만 우리의 속은 집에서 밥과 김치 먹은 것보다 만족스럽지 못한 결과를 보이는 것이다.

저녁 식사를 충분히 하였지만 시간이 좀 지나면 또 무엇이 먹고 싶어진다. 이 욕구를 자제하지 못하면 야식증후군이라는 무서운(?) 습관에 들어갈 수도 있다. 야식의 문제점은 과일이나 야채 같은 것이 먹고 싶어지는 것이 아니라 대부분 당질이나 지방질 같은 살이 찌기 쉬운 음식들이 먹고 싶어지는 것이다.

이런 마음의 상태를 보통 입이 심심하다고 한다. 이런 욕구와 생리적 배고픔의 욕구를 잘 구분하여야 하는데 그것이 그리 쉽지 않다는 게 문제이다. 우리는 생리적 욕구, 즉 진짜 배고픔이 있을 때에만 음식을 먹어야 하지만 인간은 사회적 동물이라 외부의 환경과 스트레스 등이 그렇게 하도록 내버려두지 않는다. 그러다 보니 이것이 진짜 배가 고픈 것인지 아니면 입이 심심한 것인지를 구별하지 않고 먹게 된다.

적응되지 않는 배고픔

사람에게는 적응이 되는 감각과 적응되지 않는 감각이 있다. 예를 들어 사탕을 처음 먹으면 그 단맛이 상당히 느껴지지만 계속 먹으면 단맛이 감소된다. 그러나 신발에 돌이 들어와 걸을 때마다 발이 아프면 오래 걷는다고 그 아픔이 감소되지 않는다. 배고픔은 적응되지 않는 감각에 속한다. 오래 참는다고 점차 완화되는 것이 절대 아니기 때문이다.

그러나 살빼기를 하다보면 배고픔이 적응되지는 않지만 배고픔에 대한 감수성이 달라져 가는 것을 알 수 있다. 처음에 밥을 반으로 줄였을 때의 배고픔과 몇 주가 지난 후에 같은 상황에서의 배고픔과는 전혀 다른 느낌이다. 그것은 위 용량이 줄어들어서도 그럴 것이고 뇌에서 인지하는 배고픔의 감도도 하향조정 되는 것이 아닐까 생각된다. 하여간 배고픔이 견딜 만해진다. 한 일 년쯤 지나면 배고픔에 대한 인식이 전혀 달라져 있음을 알게 된다.

담배를 끊을 때에 처음에는 담배 연기가 너무 그립다가 어느 정도 지날 때까지는 그 연기가 그리 싫지 않은 정도로 느끼지만 오래 지나고 나면 담배 연기가 싫어진다. 내 몸의 담배연기에 대한 인식이 완전히 달라졌기 때문이다. 이같이 배고픔에 대한 인식도 완전히 달라진다. 배고픔이 좋지는 않지만 그리 고통스럽지 않게 되는데 어쩌면 배고픔을 어느 정도 즐기는 정도가 되기도 한다.

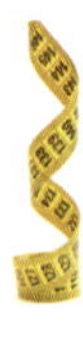

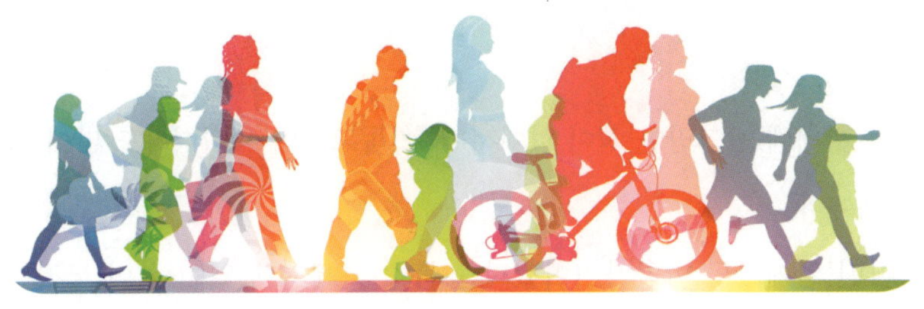

02

계획세우기

마인드 컨트롤

운동선수들이 경기에 임하기 전에 마인드 컨트롤을 하는 이유는 집중력을 향상시키고 쓸데없는 긴장을 없애줌으로써 편안한 마음으로 제 능력을 충분히 끌어낼 수 있게 하려 함이다. 특히 정신력이 요구되는 골프나 양궁 같은 경기는 마인드 컨트롤이 절대적으로 필요한 경기이다. 살빼기에서도 마인드 컨트롤이 필요하다.

긍정의 힘

조엘 오스틴 목사의 《긍정의 힘》은 그동안 내가 읽었던 수많은 신앙서적 중에서 유일하게 재미있다고 느낀 책이다. 보수적인 목사들에게는 비난받고 있지만 우리의 마음을 정

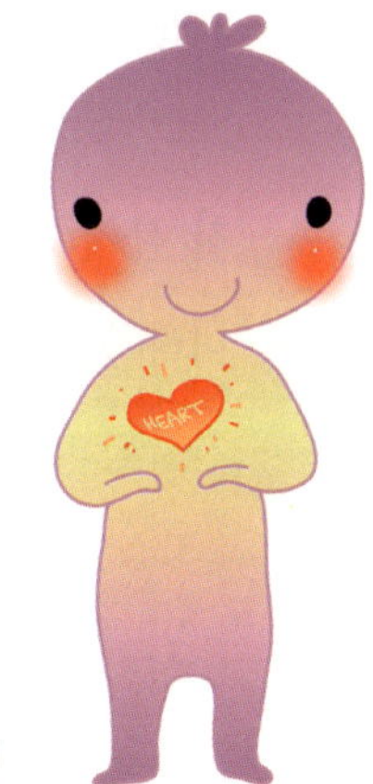

리하는 데에는 그만한 책이 없어서 꼭 기독교인이 아니더라도 많이 읽는 책이다.

어떤 일에서도 마찬가지이겠지만 특히 살빼기에 있어서 이 긍정적인 마음은 특히 중요하다. 그것은 자신이 제일 관대하게 대하는 자신과의 싸움이기 때문이다. 살 앞에만 서면 한없이 작아지는 살빼기 울렁증이 있는 사람도 있다. 나는 할 수 있다는 긍정적인 마음을 갖고 자신은 확실히 살빼기에 성공할 것이라고 믿는 것만으로 벌써 반은 성공한 것이다.

살이 빠진 후의 자기의 모습을 그려보자

살을 빼기 전에 나는 지방도 많지만 그래도 그 밑에 근육도 꽤 있을 것이라고 생각했다. 그러나 지방이 빠지고 난 후에 그 밑에서 드러난 근육은 아주 볼품이 없었다. 지방은 빨리 뺐지만 근육은 빨리 키우지 못했기 때문이다. 살이 빠진다고 해서 우람한 근육질 몸매가 나올 것이라는 착각은 버리자. 살을 빼는 동안에 대부분 근육도 다소간 마르기 때문에 운동을 얼마나 열심히 하여야 하는가에 따라 결과는 달라진다. 게다가 살빼기 동안에는 주로 유산소 운동을 많이 하기 때문에 근육이 잘 붙지 않는다. 그러나 우리가 원하는 것은 보디빌더 같은 몸매가 아니라 물찬 제비 같은 날렵한 몸매이다. 보디빌더 같은 몸매는 일부 남자들만의 바람이다.

자기의 몸을 남과 비교하지 말라

살빼기에 엄친아는 없다. 자기 몸이 기준이 되어야 한다.

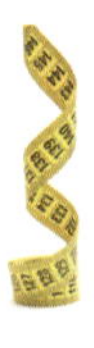

자신의 장점과 단점을 생각하라

잘 못하는 것을 다른 사람이 한다고 억지로 따라가지 말고 자기가 잘하는 것으로 살을 빼도록 한다. 살빼기의 길은 외길이 아니다.

지나치게 집착하지 말라

안 되는 것을 너무 무리하게 하는 것은 오히려 역효과를 낸다. 10kg 감량을 목표로 삼았는데 5kg밖에 감량이 안 되었다고 너무 슬퍼할 일이 아니다. 그 정도면 훌륭하다.

실수를 두려워하지 말자

야구 선구 중에 3할 이상의 타율을 갖는 선수는 대단한 것이어서 야구 국가대표 4번 타자라는 명예로운 자리도 차지할 수 있다. 그러나 3할의 타율이라는 말은 7할은 실패를 한다는 말이다. 겨우 성공률이 30% 남짓이지만 그는 영웅 칭호를 얻는다.

살빼기에의 타율도 그 정도이면 대단한 것이다. 3할만 성공을 해도 대단한 것이니 너무 잘 안 되는 것에 집착하지 말자. 10kg 감량을 목표로 했는데 3kg만 빠졌어도 충분히 국가대표 4번 타자가 될 수 있다. 그러니 오늘 실수로 소주와 삼겹살 3인분을 먹었다고 하더라도 살빼기를 그만둘 생각일랑 하지 말자. 국가대표 4번 타자도 계속되는 부상과 투수들의 견제가 있지만 그런 것들을 극복하고 강타자가 되는 것이다.

사람들이 실수나 실패를 두려워하는 이유 중의 하나는 다른 사람의 거부와 비난을 두려워하기 때문이다. 젊었을 때에 자기가 좋아하는 이성에게 바로 데이트 신청을 못 하고 그로부터 거부를 당할까봐 두려워

아예 포기를 한 경험이 있을 것이다. 사람은 자기가 분명히 비난 받을 짓을 했어도 남이 그것을 꼭 집어서 비난을 하면 무척 기분이 나빠진다. 살빼기에서 실수나 실패는 그렇게 비난받을 만한 것도 아니지만 주위의 별 쓸데없는 관심들이 실수나 실패를 두렵게 만든다. '거봐 내가 그럴 줄 알았어~' 이 한 마디는 살빼기에 대한 열망을 완전히 무너뜨리기 충분하다.

그러나 길은 많다. 완전히 잘못된 길에 접어들었어도 조금 가다가 U턴을 해오면 되는 것이다. 요즘의 내비게이션은 거부하지도 않고 왜 그런 식으로 운전을 했느냐고 비난하지도 않는다. 조금 돌아가지만 최선의 방법을 다시 가르쳐 준다. 아주 친절하게 말이다. 그런 면에서 내비게이션은 사람보다 훌륭하다. 마음속에 내비게이션을 설치하든지 아니면 내비게이션이 될 만한 책을 구입하여 읽어가면서 살빼기를 진행해 나가기를 바란다. 그리고 주변에 살빼기를 같이 할 사람이든지 살빼기에 진정한 도움을 줄 수 있는 사람이 있으면 더 좋겠다. 사람은 사람이기 때문에 실수를 하기 마련이다.

내공(內攻) 쌓기

'황금을 보기를 돌같이 하라'는 최영 장군의 말씀은 내공 쌓기의 최대 금언이다. 살빼기에서도 음식을 보기를 돌같이 할 수 있다면 이젠 하산을 해도 되는 경지에 이른 것이다. 그러나 그것은 보통의 노력이 드는 것이 아님을 조금이라도 경험을 해본 분들은 알 것이다.

"천재는 노력하는 사람을 이길 수 없고, 노력하는 사람도 즐기는 사

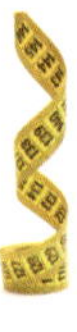

람을 이기지 못한다!"라는 말이 유행이다. 살빼기에 천재는 없으니 살을 빼려고 노력하는 사람보다 살빼기를 즐기는 사람이 더욱 깊은 내공을 가졌다는 말이다.

어찌하면 그런 경지에까지 갈 수 있을까? 그것은 마음을 비우는 수밖에는 없다. 피하지 못할 것이면 즐기라는 말이 있듯이 어차피 할 것을 즐거움 마음으로 하면 그것이 즐거운 일 아닌가? 그러나 우리가 모두 도사가 아닌 바에야 모든 것을 통달한 사람같이 그냥 즐거워할 수는 없는 일이다.

우리가 실제로 즐겨야 할 것을 적극적으로 즐기면 배고픔이 즐거워지게 되는 때가 온다. 그 방법으로 체중계의 눈금과 친해져서 하루에 시도 때도 없이 올라가서 줄어드는 숫자를 즐기기 바란다. 물론 나중에 목표를 달성하고 나서는 변하지 않는 숫자에 즐거워해야 되는 약간의 불편도 있긴 하지만. 그리함으로써 '나도 할 수 있어!', '나도 해냈어!' 하는 자신감과 자신에 대한 대견함으로 배고픔의 신호가 즐거움으로 느껴질 것이다.

그다음에 좀 더 구체적인 것으로 살이 좀 빠질 때마다 몸에 딱 맞는 옷을 사 입는 것이다. 새 바지를 사 입었는데 벨트를 안 해도 바지가 흘러내려가지 않는 기쁨을 혹시 아시는지? 그 기쁨을 한번 맛보면 배고픔이 정말로 즐거움이 된다. 좀 더 나아가면 음식을 돌같이 보는 경지에도 들어갈 수 있게 된다.

사람이 어떤 경지에 도달하는 것이 무슨 원대한 계획을 세우고 크게 일을 벌여서 하는 것으로 이루어지는 것만은 아니다. 우선은 자기 생활 주변에서 작은 변화를 시도하는 것이 중요하다. 조깅화를 산다든지 아령을 산다든지 냉장고를 정리한다든지 TV를 치워버린다든지 하는 조그만 변화를 시도하다 보면 살빼기라는 원대한(?) 고지에 다다를 수 있게 된다.

내공도 내공이지만 아무리 즐거움으로 하는 것도 우리들은 도사나 성인이 아니라서 약간의 쉼이나 일탈이 없으면 괴로움이나 짜증으로 변하게 될 확률이 높다. 재미로 하는 축구 경기가 쉬는 시간도 없이 두 시간을 계속 한다면 그것은 즐거움이 아니라 괴로운 훈련에 불과하다. 하물며 괴로움을 즐거움으로 승화하여야 하는 살빼기에서는 쉼이라는 돌파구가 없으면 더욱 괴롭기 마련이다.

일주일에 한 번 정도는 마음껏 먹도록 하자. 이것을 자유일(Free Day)이라고 한다. 단지 설탕, 트랜스 지방, 가공식품이 잔뜩 들어간 불량식품은 피하고 몸에 좋은 음식에 한해서이다. 이것은 휴식이라는 즐거움도 제공해 주지만 지금 경계를 늦추지 않고 있는 우리 몸의 방어시스템을 교란시키는 데에도 효험이 있다.

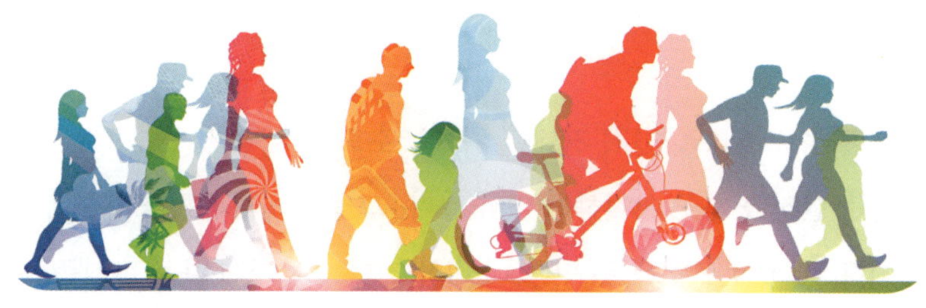

03

목표

긍정적 목표 vs 부정적 목표

목표를 세우는 것과 무작정 하는 것과는 과정과 결과에 큰 차이가 있다. 우리가 목표를 세우는 방법에는 두 가지가 있다. 하나는 긍정적인 목표이고 하나는 부정적인 목표이다. 부정적으로 목표를 세워놓고 시작하는 사람은 그것이 좋은 결과를 얻을지라도 그 자체로 부정적이고 불편하고 그것을 스트레스로 받아들이기 쉽다. 따라서 정신적으로 불안하고 자기 행동에 대한 자부심도 적으며 자기가 세운 목표에서 조금만 벗어나도 신경이 날카로워진다.

살빼기에서 부정적인 목표라는 것은 살 빼는 것 자체를 추구하는 것이다. 살을 무찔러야 할 원수나 적군으로 생각하는 것이다. 즉 몸매를 가꾸기 위해 그것도 단기간에 무리한 다이어트를 하는 것과 같다. 이것을 기피목표라고도 한다. 자녀를 키우는데 그의 장점을 부각시켜 주기보다는 단점을 자꾸 지적하는 것과 같다. 그렇게 기피목표를 자꾸 부각시키다 보면 먹을 것을 못 먹는 데 대한 절망감과 그에 따른 탐식증, 자긍심의 저하 같은 여러 가지 부정적인 현상들을 동반하게 된다.

긍정적인 목표라는 것은 살을 싸워서 없애야 할 적군으로 생각하는 것보다 친구로 생각하는 것이다. 인간이 본래 지니고 있는 본능은 자신의 의지로 이길 수 있는 것이 아니기 때문이다. 고대 이래로 수많은 도인들이 본능을 이겨보고자 평생 노력을 하였지만 성공한 사람은 별로 없다. 게다가 우리는 도인들 같은 능력과 힘을 가지고 있지 못하다. 살과 친구가 된다는 것? 이것은 참으로 이해하기 어려운 일이다. 살과 대화를 한다면 조금 느낌이 더 올 수 있지 않을까? 더 어려운 말이 되었나?

실제적 목표

일단 무작정 살빼기를 시작했지만, 그래도 목표는 정해놓는 것이 좋겠다는 생각이 들었다. 날씬하고 스마트한 중년이 목표이므로 날씬했던 대학생 때의 몸무게면 좋을 것 같았다. 키는 그 사이에 변하지 않았고 그때 65~70kg 정도의 몸무게였으므로 일단 68kg으로 잡았다. 숫자가 우선 기분이 좋았다. 살빼기 시작할 때 몸무게가 80kg이었으므로 12kg을 감량하는 것인데 그 기간을 12주로 삼았기 때문에 1주에 1kg을 뺀다고 생각하니 셈이 간단해 좋았다.

일반적으로 살빼기를 시도하는 사람들은 자기 몸무게의 20% 정도를 빼야 만족한다고 한다. 그런데 전문가들은 10%만 빼도 체형이나 비만에 의한 질병들의 감소가 만족할 만하다고 한다. 나의 목표는 15% 감량이니까 양쪽을 모두 만족시킬 수 있는 중용의 수치이다.

목표를 정할 때는 가능하면 체중의 앞자리 수가 변하는 목표를 삼는 것이 좋다. 그래야 성취감이 더욱 커진다. 80kg에서 79kg으로 내려가는 것은 81kg에서 80kg으로 내려가는 것과 상당한 심리적 차이가 있다. 80kg대에서 60kg대로 가는 것은 두 층을 내려간다는 것을 의미한다.

그런데 하다보니까 관성의 법칙 때문인지 목표치를 지나서 65kg까지 내려가는 것이었다. 그렇게 되니까 사람들로부터 인사를 받게 되는데, 말라서 좋아 보인다는 말보다는 어디 아프냐는 질문을 주로 받게 되었다. 내가 목표하는 수치보다 더 내려가니까 은근히 겁도 나기 시작하였다. 이러다 그치지 않고 계속 내려가는 것이 아닌가 하는 기우였다. 다시 몸무게를 68kg으로 늘리니 사람들의 인사도 덜 받게 되고 내가 보기에도 살빼기 전과 같은 얼굴을 대부분 되찾은 것 같다. 몸은 계속 가벼워서 새털 같은 기분이지만….

기간 정하기 : 왜 12주인가?

살빼기는 100m 달리기와 같이, 뺀 살 유지하기는 마라톤같이 하여야 한다고 하였다. 즉 살빼기를 최소한의 기간으로 잡아서 자기 의지가 시험받지 않아야 한다.

나는 그 기간을 12주로 삼았다. 무슨 과학적 근거가 있는 것도 아니다. 그냥 내가 감량의 목표를 12kg으로 정했으니 1주일에 1kg씩 빼면 12주면 될 것 같아서 그렇게 정한 것뿐이다. 그런데 살을 빼고 나서 비만과 살빼기에 대한 책을 공부해보니 12주라는 말이 많이 나오는 데 놀랐다. (우선 책을 보고 공부를 하고 살을 빼는 것이 바른 순서일 터인데 나는 빼고 나서 공부를 하였다.) 그런데 왜 12주여야 하는가에 대해서는 아무도 말해주는 책이 없다.

왜 12주인가?

- 12kg 정도의 감량은 성취감이 가장 높은 감량 kg 수라고 생각된다. 10kg 이하는 어쩐지 미흡한 느낌이고 20kg 가까이 되면 정신적 압박감이 가중될 것 같다. 그러니 10kg 초반의 숫자가 좋을 것 같은데 13은 좀 불길한 숫자이고, 14도 그렇고, 11은 좀 약해 보이니 12가 가장 감정적으로 좋은 숫자로 보인다.

- 계산을 복잡하게 하는 것은 마음을 산란케 하니 간단할수록 좋은데 1주일에 1kg 줄인다고 생각하면 정신이 복잡하지 않다.

- 12주면 3개월, 즉 하나의 계절을 일컫는 기간이다. 살빼기에 2개의 계절을 사용한다는 것도 심적인 부담을 가중시킨다. 딱 떨어지게 한 계절에 목표를 달성하는 것이 마음에 편안함을 준다.

- 한 달에 4kg 정도의 감량이 가장 합리적인 것으로 여겨진다. 실제로 1주일에 1kg이라는 것은 좀 지키기가 어렵다. 왜냐하면 하다 보면 1주일에 2kg이 빠지는 경우도 있고 1주일에 500g도 안 빠지는 경우가 있기 때문이다. 대개 처음에는 정신없이 빠져서 환희 속에 살다가, 중간쯤 가면 잘 안 빠져서 우울증을 앓다가, 마지막에 가서는 다시 속도가 붙어 안도의 한숨을 쉬는 과정을 밟는다.

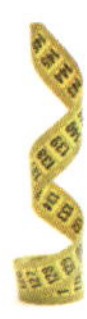

즉 운동으로 근육을 붙여 가면서 식사조절로 지방을 떼어 내가는 건강한 살빼기에 적합한 수치가 12주 12kg 감량으로 여겨진다. 그렇게 해서 12주 동안에 80kg에서 68kg으로, 그러니까 꼭 12kg이 빠졌다. 물론 1주일에 1kg씩 정확하게 줄어든 것은 아니다.

계절 정하기

살빼기를 하는데 계절이 꼭 필수적인 조건은 아니지만 그래도 좋은 계절이 있다. 내 생각에는 여름이 가장 좋은 계절인 것 같다. 그러니까 12주를 하려면 6월에서 시작하여 8월에 끝내는 것이 가장 좋을 듯하다.

살빼기는 여름에

- 우선 해가 길고 밤에 활동하기가 편하다. 자기의 생활 중에서 전적으로 12주를 살빼기에 할애할 수 있는 복 받은 사람이라면 특별히 계절을 가릴 것이 없겠지만 삶을 영위해야 하는 보통 사람들은 하루의 일부 시간을 투자해서 해야 하는 것이기 때문에 그래도 가장 시간을 효율적으로 사용할 수 있는 때가 여름인 것 같다.
- 다음으로는 여름에는 자기 신체를 많이 노출하는 계절이기 때문이다. 'Out of sight out of mind'라는 명언대로 자기 몸을 옷으로 가리고 자기도 덜 보고 남에게도 덜 보이게 되는 계절은 아무래도 자기 몸매에 대해 덜 관심을 가지게 된다.
- 세 번째로 식이조절 시에 필요한 다량의 야채 섭취를 하는데 아무

래도 그것이 풍성한 여름이 좋을 것이다. 겨울에 오이, 토마토 같은 신선 야채를 다량 구한다는 것은 가정 경제의 어려움을 초래한다. 그리고 음식은 제철에 나오는 것을 먹어야 몸에 좋다는 것이 나의 변하지 않는 생각이다. 겨울에 나오는 계절 과일들은 왜 그렇게도 다 달디 단지….

- 네 번째로 같은 단위 운동으로 가장 효율적으로 땀을 많이 낼 수 있는 계절이 아무래도 여름일 것이다. 한겨울에 칼바람을 맞아가며 운동을 하는 것도 별로 권장할 만한 것은 아니다.

- 사람들은 대체로 체온이 떨어지면 식욕중추가 자극이 되므로 겨울에는 식욕이 왕성한 편이고 여름에는 아무래도 식욕이 떨어진다. 여름에 밥맛이 없어진다는 말은 들어봤어도 겨울에 식욕이 없다는 말은 들어보지 못했을 것이다. 식욕이 저하되어 식욕과의 전쟁을 좀 완화할 수 있는 이때를 이용하는 것이 좋겠다.

호사다마(好事多魔)

좋은 일에는 마귀가 많이 방해를 한다는 말이다. 살빼기에 들어가면 이상하게도 평소에는 없던 병이나 장애물이 많이 나타나서 좋은 일 한번 해보려는데 막는 일들이 많이 생겨서 낙심과 포기를 하게 만든다. 그래서 자기가 가장 건강할 수 있는 시기를 잡는 것이 중요하고 주위의 유혹이 많은 때는 피하여야 한다.

군인들이 제대하기 전에는 떨어지는 낙엽도 조심한다고 한다. 살빼기 과정에 있는 사람도 만사에 조심을 하여야 한다. 첫째로 면역력이 떨어지지 않도록 해야 한다. 줄어든 식사이긴 하지만 균형이 깨어지면

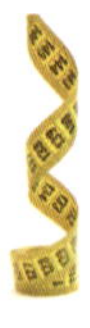

안 된다. 다음으로 운동을 너무 고강도로 하면 안 된다. 너무 욕심을 내다보면 부상의 위험에 처할 수가 있다.

잘 순항하던 배가 암초에 부딪히면 일시에 모든 항해가 중지되는 것 같이 살빼기에서도 잘 가다가도 질병과 같은 장애가 발생하면 공든 탑 무너지는 결과를 초래하게 된다. 그러니 떨어지는 낙엽도 조심하는 심정을 가져야 한다. 아프고 나면 살이 빠져서 좋지 않으냐고 생각할지 모르지만 그것은 큰 오산이다. 폐결핵 같은 만성 소모성 질환이 아닌 이상 병에서 회복하는 과정에서 발병 전의 상태나 그 이상의 상태로 돌아가 버리기 때문이다.

이때는 피하자

- 연초에 시작하는 것은 피하자. 연초는 새로 시작한다는 정신적인 이점이 있지만 살빼기를 시작하는 시기로는 매우 적합하지 못하다. 우선은 연말연시라는 시절이 먹을 일이 많을 때이고 겨울이라 운동을 하기도 쉽지 않다. 그리고 업무가 바쁜 때이기도 하다.
- 휴가나 여행 계획이 있다면 그것이 끝나고 난 뒤에 시작하는 것이 좋다. 휴가란 일상에서의 일탈을 즐기는 것이기 때문에 음식에서도 일탈을 원하게 된다. 휴가나 여행 중에 맛있는 것을 먹는 즐거움을 빼면 즐거움의 반은 없어지는 것과 같기 때문에 살빼기를 그 전에 시작했다면 리듬이 흐트러질 가능성이 많다.
- 여성들은 생리가 끝나고 난 뒤에 바로 시작하는 것이 좋다.
- 공휴일이 많고 연휴가 있는 때는 가능한 한 피하는 것이 좋다.

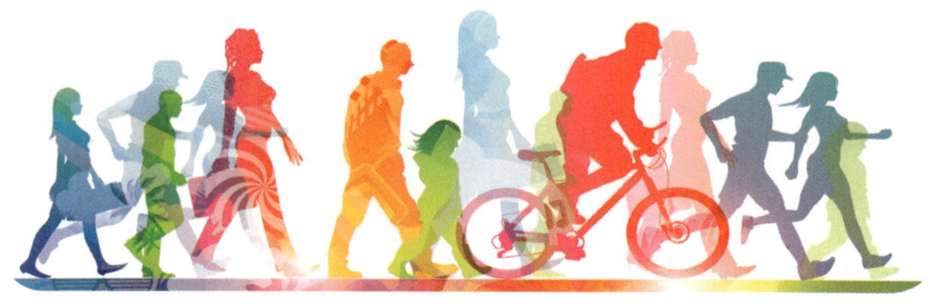

04

살빼기 전에 마음먹은 것들

TV 시청을 줄인다

전기와 전등의 등장으로 우리는 상당한 문화적 혜택을 누리고 있지만 우리 몸의 생체 리듬이 교란되는 혼란을 겪게 되었다. 그다음으로 우리의 생체 리듬을 교란시킨 주범은 텔레비전이다. 마지막으로 그 역할을 톡톡히 하는 것은 컴퓨터와 인터넷이다. 그들은 모두 우리 뇌 속의 빛과 어둠에 관한 생체 리듬을 교란하고 있다. 실제로 TV 시청 시간이 많거나 컴퓨터에 빠져 있는 사람들에게 비만이 많은 것으로 알려져 있다.

그런 사람들의 행동 양식이 문제가 되는 것은 물론이다. 대부분 몸을 별로 움직이지 않고 대개는 간식을 같이 먹으며 잠자는 시간이 적다는 공통점을 가지고 있다. 에너지가 소비되지 않고 쌓이는 일들이 즐비한 상태인 것이다.

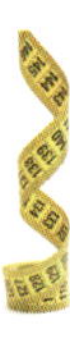

그다음으로 뇌 속에 있는 빛과 어두움을 조절하는 중추가 교란되어 호르몬 분비의 혼란을 가져오기 때문이다. 그래서 밤에 늦게까지 TV를 시청하는 것이나 컴퓨터를 들여다보는 것은 이제 쉬려는 뇌와 몸을 자극시키기 때문에 식욕을 증가시키고 에너지를 축적시키려는 쪽으로 방향을 전환시킨다. 자기 전에 TV를 보는 것은 편안한 수면을 방해한다. 하지만 TV와 인터넷은 우리 생활의 일부분이 되어 있기 때문에 필요한 만큼은 봐야 한다. 그래서 가능하면 9시 뉴스 이후의 방송은 안 보는 것이 좋다. 아예 안 보는 것은 더욱 좋긴 하지만.

밥은 반만 먹는다

살빼기를 각오한 사람들 중에 무조건 밥의 양을 줄이는 사람들이 있다. 보통 때에 담던 양에서 반 혹은 1/3을 덜어내고 먹는 것이다. 사실 이 과정이 없으면 살빼기가 조금 어렵다. 그리고 이 과정은 내가 살빼기를 하고 있다는 표시를 내기 위한 의식(儀式)으로서도 필요하다. 그러나 이것은 밥에만 해당되는 것임을 알아야 한다. 식사량 전체를 1/2 내지 1/3로 줄이면 당해낼 수 있는 사람이 드물다. 그 부족분을 다른 것으로 채워주지 않으면 반드시 몸이 반항을 한다. 어느 정도는 참을 수 있을지는 몰라도 어느 순간에 와르르 무너지기 쉽다.

식사량을 줄이지 않는 제일 좋은 방법은 칼로리가 아주 적은 야채로 어느 정도 배를 채운 다음에 밥을 먹기 시작하는 것이다.

하루에 두 끼만 먹는다

　　　　　　　　모든 동물은 시간을 정해놓고 먹지 않는다. 배가 고프면 먹고 안 고프면 먹지 않는다. 초식동물을 하루 종일 먹고 있는 듯이 보이고 육식동물은 배가 고프면 가끔씩 사냥을 한다.

　사람들은 보통의 세끼의 식사를 하는데 이 3번의 식사라는 것은 그냥 일반적으로 정해진 것이지 우리 몸이 그렇게 프로그램 되어 있는 것은 아니다. 즉 하루 세끼의 습관은 아직 우리 몸의 DNA에 각인된 정보는 아니다. 그러니 하루 세끼를 꼭 챙겨 먹지 않는 것이 본능과의 싸움을 뜻하는 것이 아니다.

　살빼기 책들을 보면 이구동성으로 강조하는 것이 세끼를 잘 먹어야 한다는 것이다. 특히 아침을 거르지 말아야 한다는 것을 불변의 진리인 듯이 언급하고 있다. 그러나 이것은 살빼기와 뺀 살 유지하기 기간 사이의 차이를 혼동하여 말하는 것이다. 그것은 뺀 살 유지하기 기간 중에는 꼭 지켜야 할 사항이지만 최대의 출력을 내어야 하는 살빼기 기간 중에는 조금 고려해 보아야 할 일이다.

　그런데 가만히 생각해 보면 우리가 언제부터 하루에 세끼를 꼬박꼬박 챙겨 먹었는지 미심쩍다. 나의 어릴 적 기억을 더듬어 보아도 많은 사람들이 하루에 2끼 먹는 것을 많이 볼 수 있었다. 물론 부족했던 시대라 그럴 수도 있지만 사전을 찾아보아도 점심 식사가 정식 식사 중의 하나로 자리 잡은 것은 얼마 되지 않은 것 같다. 네이버 백과사전을 인용해보면 점심[點心] 이란 '배고픔을 요기하며 마음에 점을 찍고 넘겼다는 뜻과 한 끼 식사 중 다음 요리를 기다리는 동안에 먹는 간단한 음식이란 뜻을 동시에 지니고 있다'고 설명되어 있다.

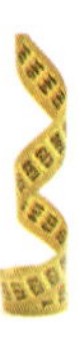

즉 점심은 정식 식사가 아니었던 것이다. 그러다가 생활 습관이 바뀌어 아침 식사가 불충분하기 때문에 점심이 충실해졌다고도 볼 수 있겠고, 풍요로워진 세상에서 그동안 굶주림으로 고생해 왔던 우리의 배의 호사를 위한 것이었을 수도 있다.

두 끼만을 먹는다고 우리 몸은 경계 상태로 들어가지 않으므로 그것이 큰 무리가 될 것은 없다. 어떤 책에 보면 하루에 6끼를 먹는 것을 권장하고 있다. 그것은 배고픔 때문에 생기는 몸이 비상사태로 들어가는 것을 줄이기 위한 방법 중의 하나라는 것이다. 그런데 식사의 횟수가 적을수록 비만이 더 많다는 통계가 있다. 그 이유는 잘 모르지만 조금씩 여러 번 먹으면 인슐린이 그리 많이 올라가지 않으므로 지방이 축적될 기회가 적으나 한 번에 많이 먹으면 남는 열량이 많아서 인슐린 분비가 많아지므로 지방 축적이 많을 것으로 여겨진다.

그러나 개념을 조금 정립할 필요가 있다. 식사와 간식은 좀 다르다. 식사는 가족이나 동료들과 같이 먹는 정식 행사이고 간식은 자기가 아무 때나 서랍이나 냉장고를 열고 꺼내 먹는 것을 의미한다. 살빼기를 한다고 모두 상 앞에 둘러앉아 먹는 가족들 옆에서 혼자 오이를 씹고 있는 모습은 좋지 않다. 그러니까 2끼의 식사는 제대로 하고 간단한 간식을 3~4번 한다면 좋은 방법이 될 것이다. 식사는 꼭 해야 되는 것이지만 간식은 해도 되고 안 해도 된다.

그렇지 않아도 줄여야 하는데 하루 세끼를 꼬박 챙겨 먹어야 한다는 강박 관념을 가지면 더 어려움을 겪을 수도 있다. 그리고 식사를 정식으로 하는 습관은 자칫 과다 섭취의 유혹에 못 이겨 무너지는 단초를 제공할 수도 있다. 하루에 3번의 식사를 정해놓고 먹는 것의 문제점은 실제로는 배가 고프지 않은데도 습관적으로 먹어야 하는 경우가 있다는 것이다. 사람은 사회적 존재이기 때문에 혼자 좋은 시간에 밥을 먹는 것은 힘든 일이다. 자기는 배가 고프지 않지만 점심시간이 되면 오후에 힘들 것을 예상해서 그냥 먹어두어야 한다.

그리고 밥을 자기가 원하는 만큼 먹는 것보다 앞에 차려 있는 양만큼 먹는 것도 문제점이다. 요새 젊은 사람들에게는 별로 없는 개념이지만 배고픔의 시대를 거쳐 온 세대에게는 음식을 남긴다는 것은 죄악으로 여겨지기 때문이다.

그럼 세끼 중에 어느 것을 포기하느냐가 문제인데, 그것은 자기 사정에 적합한 것을 택하여야 할 것이다. 나는 아무래도 아침을 안 먹는 것이 편해서 아침 식사를 걸렀다. 원래부터 아침을 적게 먹었고 전날 섭취한 에너지로 점심 때까지 버티는 것이 어렵지 않았다. 그리고 자고 난 후라 몸의 피곤도 덜하기 때문에 점심까지는 큰 고통 없이 지낼 수 있다. 그러나 점심 후에는 몸이 피곤해지는데 식사까지 거르면 힘이 들고, 저녁을 거르는 것은 잠을 잘 자는 데 방해를 받기 때문이다.

하지만 목표를 달성한 후로는 아침을 간식같이 먹는다. 안 먹는다고 큰 불편은 없는데 세끼 식사를 챙겨 먹이는 것이 필생의 의무로 생각하는 집사람의 마음을 편하게 해주기 위함이다. 가정의 평화를 위하여!

퇴근 후
바로 집에 들어간다

살빼기 과정 중에는 가능한 한 모든 외부 모임을 갖지 않기로 했다. 외부 모임에서는 음식을 자기의 의지대로

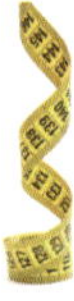

조절할 수 없기 때문이다. 그리고 매일 해야 하는 운동을 할 수 없게 된다. 그러니 그런 모임들이 없는 계절을 잡는 것이 필요하다. 다시 말하지만 살빼기 같은 대사(?)를 치를 때에는 생존에 관계된 일을 제외하고는 다 접어두고 해야 한다.

저녁 먹은 후의 시간은 운동하는 시간으로 뚝 떼어놓아야 한다. 그리고 밥숟갈 놓고 바로 집 밖으로 나간다. 집 안에 있으면 음식의 유혹이 대단하기 때문이다. 그동안 습관적으로 먹던 후식의 유혹을 이기기가 힘들다.

여러 책에서 아침은 황제같이 점심은 신하같이 저녁은 거지같이 먹으라고 하지만 그 방법은 현대 도시 생활을 하는 사람들에게는 아주 비현실적인 탁상공론적인 발상일 뿐이다. 저녁 6시 이후에는 먹지 말라고 하지만 그것도 꿈같은 얘기일 뿐이다. 우리들 중에 그렇게 일찍 퇴근하여 6시 이전에 저녁식사를 끝낼 수 있는 여유 있는 사람이 얼마나 되겠는가? 게다가 저녁은 온 가족이 모일 수 있는 시간인데 이 시간을 희생해가며까지 살빼기에 집착할 필요는 없다고 본다. 그 책들에서 말하는 방법은 이론적으로 가장 좋은 방법이라고 할 수 있지만 우리는 현실의 행복을 더 중히 여길 필요가 있다. 그렇게 해도 다 살빼기에 성공할 수 있는 것은 행복감은 살빼기의 동반자이지만 스트레스는 살빼기 최대의 적이기 때문이다.

어느 정도 운동을 해야 하는가를 정해야 하는데 시간을 정해 놓고 하기보다는 자기 몸이 지시하는 대로 하는 것이 좋다. 일반 직장 생활을 하는 사람들에게는 저녁 먹고 난 시간은 하루 중에 배가 제일 불러 있을 때이다. 하여튼 부른 배를 지니고 밖으로 나가서 걷기부터 시작한다. 그리고 자기 몸의 신호, 즉 배고픔이 느껴질 때까지 걷고 뛰고 해야 한다. 그 시간이 보통 2~3시간 걸린다. 그리고 들어와서 씻은 다음에 토마토를 먹고 잠자리에 든다. 운동을 한 후의 피곤과 토마토를 먹은 포만감에 잠이 아주 잘 온다.

외식은
가능하면 자제한다

얼마 전까지도 외식은 요리의 양념같이 우리 생활의 한 부분에 감미를 더해주는 가끔 하는 행사로 여겼지만 요즘은 외식과 내식(집에서 먹는 식사)이 거의 동일 비율이 되어가고 있는 것이 아닌가 여겨질 정도이다. 게다가 학생들도 예전에는 내식(집안 식사)에 속하는 도시락을 챙겨들고 다녔지만 요새는 많은 경우에 외식의 종류인 집단 급식을 하고 있다. 직장인들도 마찬가지로 이제는 특수한 사람이 아니고는 도시락을 싸가지고 다니는 경우가 별로 없는 것 같다. 그것도 그렇지만 외식을 위한 외식을 하는 경우도 많아지고 모임도 많아져서 어떤 때에는 한 주일에 집에서 밥 먹는 횟수가 손가락으로 꼽을 수 있는 경우가 허다하다. 예전에는 식사 초대를 받을 때에 외부에서 식사 대접을 하는 사람을 좋아했는데 요새는 완전히 바뀌어서 집에서 하는 사람을 좋아한다.

음식의 종류와 양을 마음대로 조정하기 어려운 외식은 살빼기에 있어서 경계 대상 상위 단계에 있는 것이다. 우리나라 풍습에 손님에게는 음식을 풍족하게 대접하는 것이 예의이고 또 사람들은 그렇게 대접을 받아야 제대로 된 대우를 받은 것으로 생각하는 만큼 식당에서 제공되는 식사의 일인분은 우리가 생각하는 것보다 많다. 우리 집에 식구는 나 말고는 나머지 3명 모두 여자인 관계로 식당에 가서 제대로 된 4인분을 시키면 꼭 남게 되고 그 뒤처리는 음식 남기는 것을 죄악처럼 여기는 나와 집사람의 몫이 되어 나와 집사람의 살에 많은 기여를 하게 되었다. 그래서 요새는 식당에 가면 한 사람분은 빼고 주문을 한다. 처음에는 식당 주인의 눈치를 살피고 그랬지만 요새는 많이 뻔뻔해져서 별 어려움 없이 그렇게 한다.

　음식점의 음식은 손님의 입맛을 끌어야 하기 때문에 거기에 들어가는 보이지 않는 양념의 비밀을 우리의 둔한 혀로는 판단해 내기 힘들다. 식당마다 자기네들은 인공 조미료는 사용하지 않는다고 강변하지만 천연 재료를 사용하여 경영 수지를 맞추기는 봉사단체가 아니면 어렵기 때문에 아주 비싼 음식점이 아니고는 믿기 어렵다. 정형외과에 찾아오는 음식에 관련 된 병 중의 하나가 통풍인데, 외식을 하는 경우에 아무리 통풍에 해롭다는 음식을 피하더라도 그 음식 안에 들어가는 양념의 비밀 때문에 고생을 하는 분들이 많다. 그래서 그분들에게 가능하면 집에서 식사할 것을 강력히 권고한다.

승용차는 가능하면
타지 않는다

　　　　　　　　잘 타고 다니던 승용차를 팔았는데 연식으로 보면 10년 가까이 된 차였지만 주행거리는 6만 km를 좀 넘은 상태였다. 그동안 시동을 하도 안 켜서 방전된 적도 2번이나 되었다. 그러니 얼마나 차를 안 타고 다녔는가 알 수 있다. 차 키를 놓는 것이 살빼기의 지름길이라고 거듭 강조하고 싶다. 혼자 타고 다니는 차가 지구환경에도 엄청난 피해를 가져다준다는 것은 새삼 말할 필요가 없을 것이다. 70kg의 질량이 움직이면 될 것을 1ton이 넘는 질량이 움직이려니 얼마나 많은 소모인가?

어느 날 너무 피곤해서 차를 가지고 출근한 적이 있었다. 얼마나 편하든지 마치 살빼기를 위하여 달고 시원한 콜라를 멀리 하다가 한 병쯤 들이킨 그런 느낌이었다. 오랜만에 차로 출퇴근하는 것인데, 차로 출퇴근한다는 것이 이렇게 편하고 좋은 건지 마치 잘 몰랐던 사람처럼 내가 이러면 안 되는데 하고 놀라고 있는 나를 발견하였다. 비가 오나 눈이 오나 바람이 불거나 승용차보다는 신발을 많이 이용하는 것이 살빼기의 첩경이다. 그리고 승용차를 한 번 타는 것은 콜라 한 병 정도를 마시는 정도로 생각하면 좋겠다.

승용차는 물론이고 버스나 지하철도 가능하면 멀리하였다.

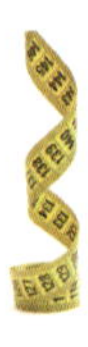

살빼기 일기

2010년에 6월부터 8월까지 살빼기를 할 때의 체중 변화를 적어놓았다.

6월	첫주	80kg	9월	첫주	67kg
	둘째주	79kg		둘째주	66kg
	셋째주	78kg		셋째주	65kg
	넷째주	76kg		넷째주	65kg
7월	첫주	75kg	10월	첫주	66kg
	둘째주	74kg		둘째주	67kg
	셋째주	72kg		셋째주	68kg
	넷째주	71kg			
8월	첫주	71kg			
	둘째주	70kg			
	셋째주	70kg			
	넷째주	69kg			
	다섯째주	68Kg			

나는 살빼기의 목표를 12kg 감량으로 해서 68kg이 되는 것으로 잡았다. 내 키가 173cm이니까 일반적인 공식에 따르면 65~66kg이 적정 무게인데 나이도 있고 하니 2~3kg 정도 더 잡

고 하는 것이 좋을 것 같았다. 기간을 12주로 잡고 한 주에 1kg
을 빼면 좋을 것이라는 생각이었다.

급속 감소기

위에서 보면 처음에는 체중이 매우 급격하게 빠지는 것을 볼
수 있다. 그래서 사람들은 처음에 고생하는 보람을 느끼게 된
다. 그것은 지방이 줄어드는 것보다 수분이 빠지면서 줄어드
는 것이다. 남는 에너지를 글리코겐 형태로 간과 근육에 저장
할 때에 글리코겐은 자기 무게의 3배에 가까운 물을 함께 비축
한다. 그 글리코겐이 소모되면서 비축된 물도 빠지므로 급격
히 몸무게가 줄어드는 것이다. 실제 지방만이 빠지는 시기는
그다음부터이다.

정체기

세상의 대부분의 일에서도 정체기라는 것이 있다. 예를 들어
피아노를 배우다 보면 처음에 바이엘을 칠 때에는 실력이 쑥쑥
늘어가고 재미도 있지만 체르니로 들어가면 정체기가 오기 시
작하여 별로 실력도 늘지 않는 것 같아 대개 그때쯤에 피아노
를 그만두게 되는 경우가 많다. 살빼기 과정에도 대부분 그런
과정이 있다.

7월 말에서 8월 말까지 거의 한 달 동안은 몸무게의 변화가
별로 없는 기간이 있다. 이 기간에 사람들은 보통 낙담을 하게

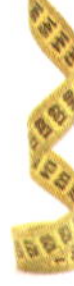

되거나 신경이 예민해진다. 그동안 성공적으로 많은 살빼기를 해왔음에도 불구하고 정해진 기간에 목표에 도달하지 못할 것 같은 안타까움과 그 이상 더 안 되는 것이 자신의 어떤 문제 때문이 아닐까 하는 생각 때문이다. 그러나 대부분의 살빼기를 하는 사람들이 경험하는 기간이니까 실망할 필요는 없다. 그 기간이 지나면 다시 원래 예정했던 대로 가는 기쁨을 맛볼 수 있다. 이 기간은 보통 짧게는 열흘에서 길게는 1달 정도 된다. 살빼기 경험이 많은 사람들은 이 기간이 좀 더 길기도 하다.

이렇게 정체기가 오고 체중 감소량이 점점 줄어든 이유는 기초대사량이 점차 줄어들면서 오는 현상이라고 설명된다. 그러므로 주의하여야 할 것은 급한 마음에 식사량을 줄이지 말아야 한다는 것이다. 가뜩이나 이 정체기가 기초대사량이 줄어들어 생기는 현상인데 식사량을 더 줄이면 기초대사량이 더 떨어질 가능성이 있기 때문이다. 대신에 운동량을 늘리는 것이 좋은데 운동이 기초대사량을 올리는 좋은 방법이기 때문이다. 이 현상은 계속 줄어드는 살에 대해 몸이 브레이크를 거는 것이라고 생각되기도 한다.

완만한 감소기

정체기를 지나고 나면 다시 체중이 줄기 시작하는데 이때에는 주로 지방이 없어지는 시기이기 때문에 감소의 폭이 완만하다. 그러니까 이때가 가장 중요한 시기이다. 지방이 없어지는 자리에 근육을 채워 놓는다는 생각으로 열심히 운동을 해야 한다. 이때에는 배고픔에 대한 내성도 좀 생기고 해서 견디기가 쉬워지기 시작하는 시기이다.

이 시기에는 천천히 그러나 꾸준히 체중이 감소된다.

목표 달성 이후

위에는 12주가 지난 시기의 몸무게도 적어 놓았는데, 그것은 살빼기를 하다보면 관성의 법칙에 의해서인지 별 신경을 안 써도 몸무게가 줄어드는 것을 보여주고자 함이다. 그 경우에도 사람들은 이것이 무리한 살빼기로 인해 내 몸에 무슨 이상이 생긴 것이 아닌가 하는 걱정을 하게 된다. 실제로 나도 이러다가 너무 말라깽이가 되어 고생을 하게 되는 것이 아닌가 하고 적잖이 걱정이 되었다. 그러나 살빼기를 하는 사람들이나 책을 보면 이런 현상은 대개 다 있는 것으로 나타나 있다. 10월에 들어서면 다시 내가 원하는 몸무게로 돌아간 것을 볼 수 있다.

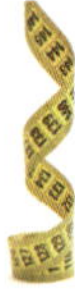

즐거운 살빼기

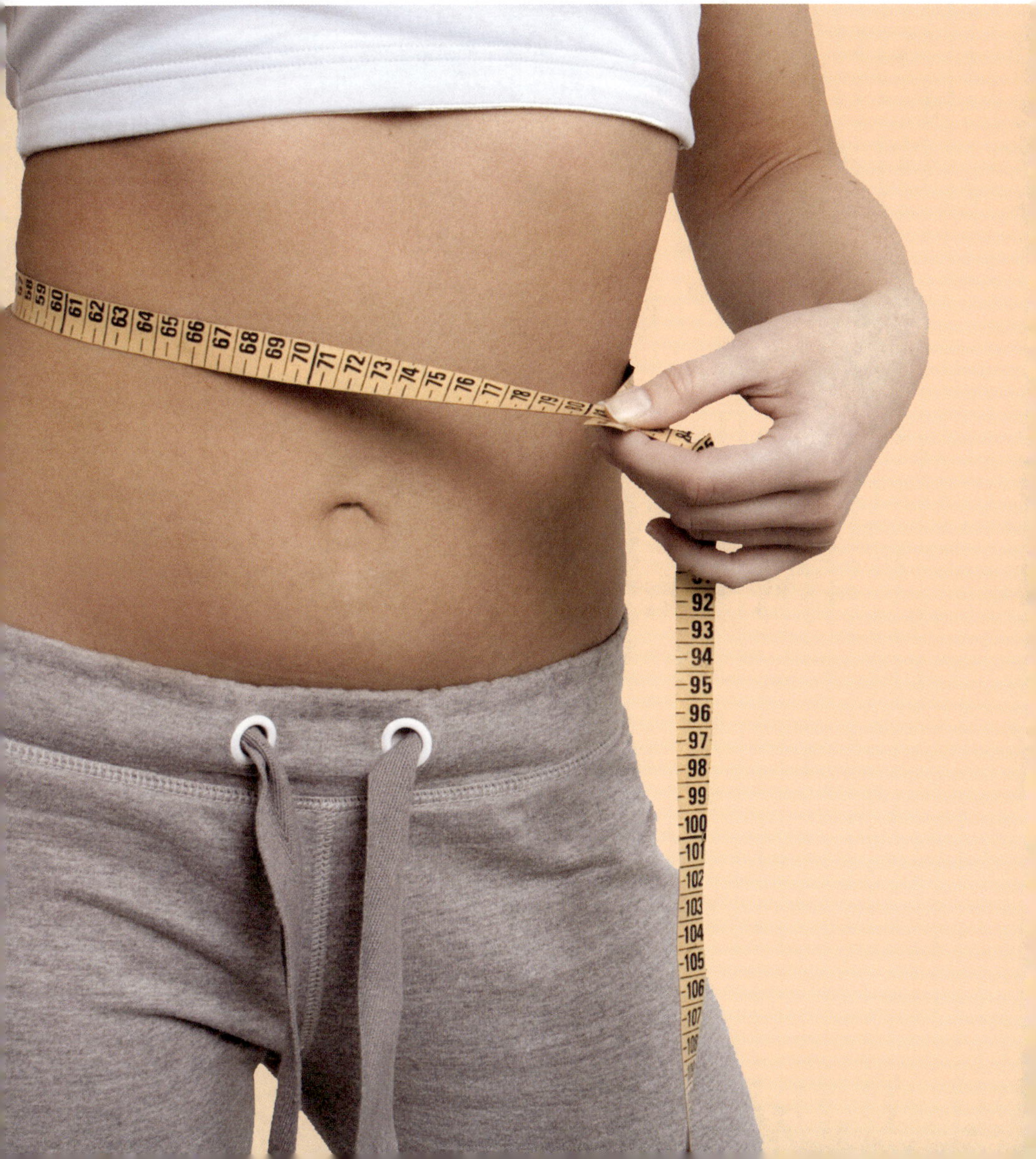

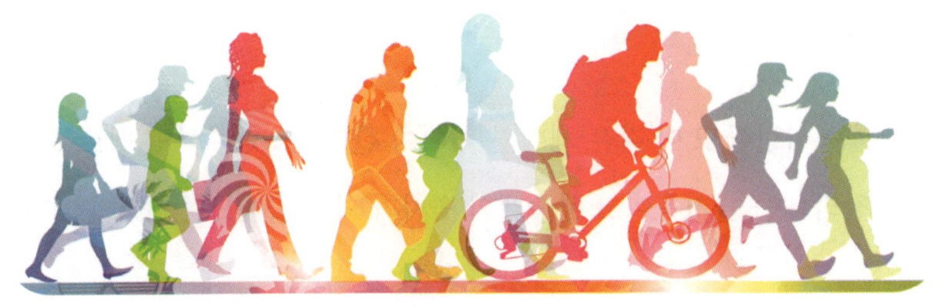

01

살 빠지는 즐거움

남는 허리 벨트를
자르며

정형외과 환자들 중에 노인들은 대부분 통증 때문에 온다. 관절염이건 요통이건 신경통이건 간에 그분들의 주요 관심사는 통증이다. 이에 반해 젊은 사람들은 조금 다른 관심을 가지고 있다. 통증 감소가 주관심이 아니고 몸이 정상적인 기능을 발휘하게 하는 것이 그들의 주요 관심사이다. 노인들은 이제 다 늙었는데 무슨 기능이고 정상이고 간에 아프지만 않게 해달라고 한다. 그래서 그분들은 매일이라도 병원에 오면서 조금이라고 통증이 호전되는 것을 원한다. 그래서 매일 조금씩 통증이 좋아지면 그 재미로 온다고 한다. 그렇다. 그분들의 재미는 매일 조금씩이라도 통증이 가시는 것이다. 그 통증이 가만히 있다가 한 달 후에 갑자기 좋아지는 것은 아니다.

　　살빼는 사람들도 이 같은 재미가 있어야 한다. 그것은 허리 벨트를 조금씩 잘라내는 즐거움이고 체중계의 숫자가 자꾸 줄어드는 즐거움이다.

싫지 않은
타인들의 관심

　　　　　　　　사람들이 병원에 입원하였을 때에 힘 드는 것의 하나는 병문안 오는 사람들에게 똑같은 설명을 수도 없이 하는 것이라고 한다. 또 깁스라도 하게 되면 주변 사람들 인사받는 것이 보통 일이 아니다. 살이 급속히 빠지는 기간에도 많은 인사를 받게 되는데 가족이라든지 아주 가까운 사람의 경우에는 너무 수척해 보여서 건강이 걱정된다는 인사를, 조금 거리가 먼 사람들로부터는 날씬해지고 젊어 보여 좋다는 인사를 주로 받게 된다.

　　인사를 받는다는 것은 살빼기에 성공하고 있다는 증거이다. 입원하고 있거나 어디가 아파서 인사를 받는 것은 어려울지 몰라도 살빼기 중에 받는 인사는 격려 전화라고 생각해도 된다.

공기를 밟는 느낌

　　　　　　　　몸이 내 생각대로 움직여지고 풍선같이 가벼운 느낌은 즐거움을 더해준다. 살이 다 빠지고 안정기에 접어들어 그 몸무게를 유지하면 또 그때는 그런 느낌이 덜하지만 한참 빠질 때에는 점점 가벼워지는 즐거움은 무엇과도 비교할 수 없다.

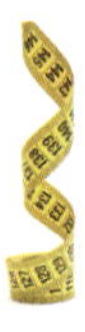

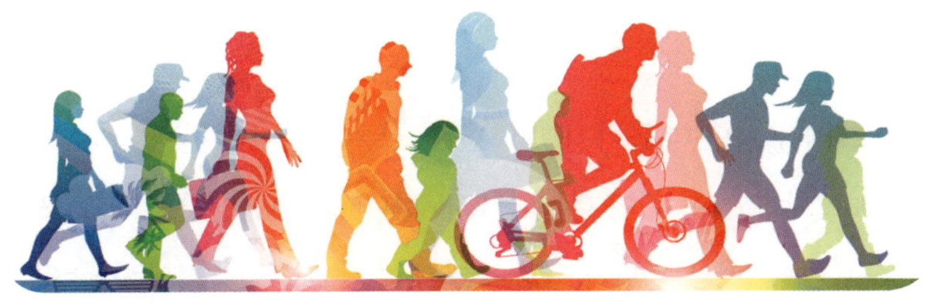

02

살 빼고 좋아진 것들

**이전 것은 지나갔으니
보라 새 것이 되었도다**

12주 감량에 성공하고 나면(몸무게가 더 나가는 사람은 좀 더 걸릴 수 있겠지만) 단지 옛날 사람이 가늘어진 것이 아니라 새로운 사람으로 태어나게 된다. TV에 나오는 '내 아이가 달라졌어요'라는 프로그램과 마찬가지로 말이다.

몸매만이 달라진다면 살빼기의 기쁨이 그리 크지 않을 것이다. 먹고 사는 방법, 사물을 대하는 태도, 세상을 보는 관점, 나에 대한 사랑, 꿈과 정열, 도전에 대한 관심…. 이런 것들이 아주 달라진다. 전에는 자기 몸이 짐을 가득 실은 화물차로 생각되었는데 이제는 성능 좋은 스포츠카로 여겨진다.

새로움 몸에 적응하는 데는 조금 시간이 걸린다. 처음에는 자다가 꿈

결에 깨어나 보면 내 몸이 내가 아닌 것 같은 느낌이 들어 내가 내 몸을 만져보고야 안심이 되어 다시 잠들곤 한다. 그러나 안경을 처음 쓰면 당분간 이질감을 느끼다가 나중에는 내 몸같이 느끼듯이 곧 가늘어진 자기 몸에 익숙해진다.

꿈과 정열, 도전에 대한 관심

　　　　　　　　살빼기 전에는 무엇을 시도한다는 것이 버겁게만 느껴졌다. 그것이 육체적인 것이 아니라 정신적인 일이라고 할지라도 말이다. 실상 정신적인 일도 체력이 필요한 것이니까.

젊은 사람들의 자동차 보험 요율이 높은 것은 그들이 사고를 많이 내기 때문이다. 그것은 집중력이 산만한 것도 있지만 그들은 웬만큼 부딪혀서는 자기 몸이 다치지 않을 것이라는 착각을 하고 살기 때문이다. 그래서 젊은이들은 여기저기 부딪혀 보고 도전을 서슴지 않는다. 나이가 들고 몸이 점점 무거워지면서 그런 착각이 점차 사라지면서 이제는 새로운 것은 싫어하는 소위 기성세대로 변하는 것이다. 여자는 갱년기가 지나면서, 남자는 오춘기라고 하는 나이 50이 지나면서 급격하게 그렇게 변한다.

그런데 몸무게가 갑자기 줄고 다리에 힘이 생기니까 이제는 젊었을 때의 그런 무모함으로 약간은 돌아가는 것 같다. 에버리스트 등산도 할 수 있을 것 같고, 철인 3종 경기도 하라면 할 수 있을 것 같다(물론 그런 extreme sports는 손도 안 댈 것이지만).

병원을 운영하는 데 있어서도 전에는 힘들게만 느껴졌던 새로운 시

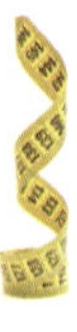

도를 하는 데 마음의 부담이 덜하다. 전에는 집 근처에 있는 안산(鞍山)에 가는 것도 힘들었었는데 요새는 안산을 넘어 인왕산까지 오르는 일이 어렵지 않다. 건강한 육체에 건강한 정신이 깃들 뿐만 아니라 건강해진 육체는 사람의 마음을 변화시킨다.

산에 오를 때에 숨이 덜 찬다

우리 집은 연세대학교 뒷산인 안산 자락에 자리 잡고 있다. 그래서 문을 나서면 바로 산책로와 등산로로 연결되어 있다. 안산은 불과 해발 200m가 조금 넘는 산이다. 그런데 그 산은 나에게는 보약으로 여겨지는 산이다. 안산의 제일 꼭대기에는 봉수대가 있다. 집에서 그곳까지 가는 데는 안 쉬고 가면 30분 정도 걸린다. 살을 빼기 전에는 거기에 오르는 데 2~3번 정도 쉬어야 했고 시간도 약 45분 정도 걸렸다.

그다음에는 북한산에 도전해 보았다. 상명대학교 근처에서 사모바위

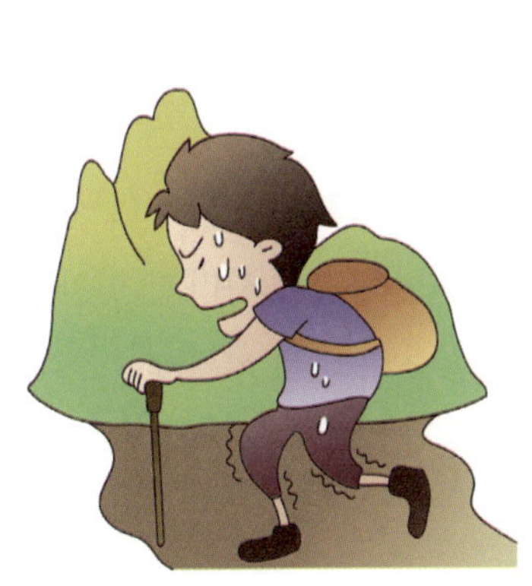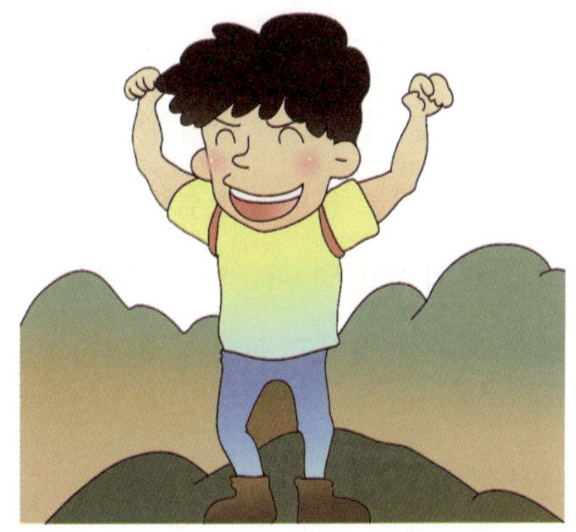

까지 오르는 길인데 그전에는 쉬어 쉬어가며 2시간여 걸리던 길을 3번 정도 쉬고 1시간 조금 더 걸려 오를 수 있었다. 아직은 안 해봤지만 소위 3봉 등산(안산-인왕산-북악산)을 해볼 작정이다. 그 다음은? 그다음에 생각해볼 것이다. 내일은 또 내일의 해가 뜨니까.

12kg의 완전 군장을 하고 하던 등산을 맨몸으로 하는 것과 같으니 얼마나 기분이 좋은지.

피곤이 덜 온다 특히 오후에

밤새 충전을 하여 일을 시작하는 아침에는 좋은 상태를 유지하지만 점차 방전되어 약해지는 배터리처럼 나의 몸도 그런 사이클을 지니고 있었다. 즉 배터리의 성능이 점점 떨어지면서 오후가 될수록 힘이 점점 빠지는 것은 어쩔 수 없는 나이 때문이라고 생각했다

하지만 살을 빼고 나니 그런 현상이 현저하게 줄어들었다. 오후에도 아침과 같은 컨디션을 유지할 수 있게 된 것이다. 오후가 되면 짜증이 나고 내 몸이 귀찮아진다. 그래서 내 자신이 싫어졌는데 이제는 그런 스트레스를 안 받으니 몸이 날아갈 것 같았다.

10kg이 넘는 쇳덩이를 몸에 매달고 살다가 그것을 내려놓고 사니 몸이 가벼워지고 덜 피곤한 것은 당연하다. 피는 체중이 사라진 혈관을 쌩쌩 지나갈 것이고 심장은 부담을 덜어 더욱 즐겁게 뛸 것이다.

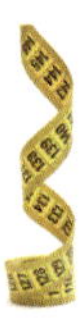

오십견이 사라졌다

의사라고 사람들도 잘 걸리는 병을 피해 나갈 수는 없는가보다. 정형외과의사에게는 정형외과적인 병이 없으면 좋겠는데 나이가 드니 어쩔 수 없이 무릎도 조금 아프고 또 오십견이 찾아와 많은 고생을 하였다.

오십견이라는 것은 뚜렷한 하나의 이유가 있는 것은 아니지만 대체로 혈액 순환이 안 좋아져서 생기는 질병으로 생각한다. 따뜻한 곳에 있다가 갑자기 서늘한 곳으로 나가면 우리의 손이 감싸게 되는 곳이 어깨 부분이다. 그것은 어깨 부분의 혈액 순환이 좋지 않다는 것을 의미한다. 어깨 관절은 우리 몸에서 독보적으로 가장 넓은 운동범위를 자랑한다. 그러다 보니 수많은 근육과 인대들이 몰려 있어 한 관절을 움직이는 데 사용되는 근육의 수도 독보적으로 많다. 다른 관절들은 대개 2차원적인 운동에 그치지만 완전 3차원적인 운동을 해야 되니 말이다. 그렇게 어깨 근육들이 3차원적으로 스트레스를 받다보니 다른 관절 근육에 비해 무리가 많이 올 것은 당연하다.

살이 빠지면 당연히 핏속의 콜레스테롤도 줄어들 것이고 지방이 압박하던 혈관도 널널해질 것이니 순환이 잘 될 것은 당연하다. 게다가 몸통과 팔의 두께가 서로 부딪혀서 돌리기 힘들었던 어깨관절이 이제는 서로 방해를 하지 않으니 더욱 좋아질 수밖에. 전에 화장실에 가서 일보고 나서 뒤처리 할 때에 손이 잘 닿지 않아 힘들었던 기억이 난다. 그것도 살을 빼야겠다고 결심하게 한 동기 중의 하나이다.

무릎이 안 아프다

　　　　　　정형외과 의사가 무릎이 아프다고 하면 이상하게 생각할지 모르겠지만 원숭이도 나무에서 떨어지는 수도 있으니 그리 탓하지 말아주길 바란다. 게다가 아무리 정형외과 의사라고 할지라도 나이 먹는 것은 어쩔 수가 없다. 중요한 것은 아픈 데 대하여 어떻게 대처했는가일 것이다. 전에는 쪼그려 앉기도 힘들고 언덕을 내려가려면 시큰거려서 절뚝거리기도 했다. 그래서 무릎이 아파서 오는 분들의 마음을 십분 이해할 수 있었다.

　체중이 산술적으로 늘어나면 무릎이나 발목에 오는 스트레스는 기하학적으로 증가한다. 무릎 관절에서 충격을 흡수하는 조직은 연골인데 이 연골의 특수성이 문제가 된다. 연골은 다치면 제 모양으로 재생하는 능력이 없다는 것이다. 살을 찢어지면 새살이 나오고 뼈도 부러지면 골진이 나와 붙어 전의 모습으로 되돌리려는 반응을 하지만 연골은 찢어져도 다시 붙지 않고 원래 모습으로 돌아가려는 노력을 전혀 하지 않는다. 그러니 젊어서 과격하게 놀다가 조금씩 손상을 입은 연골은 그대로 내이를 먹어감에 따라 손상이 덧붙여져서 퇴행성 진행을 한다는 것이다. 그러니까 관절 연골은 손상을 받지 않도록 조심하는 수밖에는 다른 방법이 없다.

　그래서 가장 좋은 방법이 만성적인 스트레스를 줄여주는 일, 즉 몸무게를 가볍게 유지하는 일이다. 다음으로 근육을 키우는 일이다. 또 무릎에서는 근육이 몸무게의 30%까지 받쳐준다고 한다. 살 빼서 가벼워지고 운동을 해서 다리 근육이 튼튼해지면 전에 뚱뚱했을 때에 비해 40~50%까지도 무릎에 오는 스트레스를 줄일 수 있다고 예측할 수도 있다.

지방간이 없어졌다

　　　　　간수치(SGPT)를 100 이상으로 올려놓을 만큼 심각했던 지방간이 점차로 좋아지면서 수치도 정상으로 돌아왔다. 뭐 특별한 치료를 하거나 약을 사용한 것도 아니고 단지 운동과 살빼기만을 한 결과이다.

　사실 이것은 살빼기 전에 일어났던 일이지만 생활 방식을 점차로 바꾸고 나서 점점 좋아지다가 이번에 본격적인 살빼기에 들어가면서 완전히 좋아졌다.

치질이 좋아졌다

　　　　　여기까지 말하면 내 몸이 마치 무슨 종합병원인 양 보인다. 사실 사람들은 겉으로는 건강해보여도 몇 가지 질병은 가지고 있는 것이 보통이다.

　의과대학생 신드롬이란 것이 있다. 물론 이것은 나와 동료들이 만들어 낸 용어이다. 그것은 의과대학생들이 질병에 대한 강의를 들을 때에 그 병을 자기가 현재 앓고 있는 병이라고 느끼는 것이다. 특히 정신과 강의를 들을 때 많이 느끼는 현상이다. 그것은 실제로 그런 증세들이 있으니까 느끼는 것이므로 그것을 보면 우리의 몸이 얼마나 많은 질병에 노출되어 있는지 알 수 있다. 사람들은 병원에 가면 일단 환자라는 명칭을 부여 받는다. 그러니 이 세상에 환자 아닌 사람이 어디 있겠는가?

　치질이라는 것은 혈관 질환의 일종이다. 특히 인간같이 입식 생활을 하는 경우에 피가 아래쪽으로 몰리면서 항문 주위의 혈관들이 충혈되어 생기는 현상인 것이다. 외과 의사 선생님들은 복부 비만과 치질은 별 관계가 없다고들 하지만 살을 빼고 난 후에 자주 고생을 시키던 치질 증세가 많이 사라졌다. 그것은 전반적인 건강 상태가 좋아져서 그럴 수도 있겠지만 복부비만에서는 복부의 혈관들이 좀 눌릴 것은 확실한 일이므로 치질은 아무래도 상관관계가 있을 것 같다.

코골이가 많이 줄었다

식구들이 그렇다고 한다. 대개 내 자신이 코고는 것을 모르기 때문에 남이 해주는 말이 정확할 것이다. 전에는 내가 내 코고는 소리에 놀라서 깬 적도 있었다.

비만이 코골이를 유발한다는 것은 거의 증명된 사실이다. 코골이의 80%가 비만 때문에 온다는 것이다. 그것은 살이 찌면 목안에도 살이 쪄서 공기의 흐름을 저하시켜 코골이를 유발하기도 하고 누우면 복부의 지방이 횡경막을 밀어 올림으로 인하여 더욱 공기 흐름이 나빠진다는 것이다. 그리고 코골이를 하면 공기의 흐름이 적어져서 산소의 공급이 줄어 칼로리 소모가 적어지므로 살이 더 찌는 악순환이 생긴다는 것이다.

코골이와 더불어 건강에 해로운 것이 수면 무호흡증이다. 이렇게 되면 자꾸 잠을 깨게 되고 깊은 잠을 자지 못하게 된다. 호흡이 원활하지 못하므로 핏속에 이산화탄소가 많아지고 혈압도 높아진다. 수면부

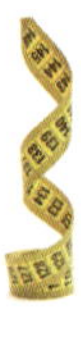

족에 따라 에너지를 보충할 음식을 더 찾게 되는데 그것이 주로 달거나 고소한 지방의 맛을 찾게 되어 살이 더 찌게 만든다.

옷을 입으면 스타일이 살아난다

내가 옷을 잘 입는 사람은 절대 아니다. 그렇다고 아무 옷이나 입어도 잘 어울리는 그런 몸매도 아니었다. 젊어서 날씬했을 때는 어땠는지 잘 모르겠지만 사실 그때는 아무것이나 그냥 입고 다니던 때이었으므로 그런 개념도 없었다. 내가 살이 오른 것은 20대 후반부터였고 실상 그때부터 옷에 신경을 쓰게 된 것 같은데 아무리 보아도 나의 옷맵시에 대해서는 실망에 실망을 거듭하다가 결국은 포기하고 말았다. 그러다 중년에 들어서면서 옷이라는 것이 나를 위한 것만이 아니고 남을 배려하는 것이라는 것을 알고 난 후로 옷맵시에 대해 신경을 쓰게 되었고 내가 내 옷을 챙기게 되었다. 물론 그전에는 내 옷은 집사람이 다 챙겨주었고 나는 그냥 눈에 띄는 옷을 챙겨 입고 다니는 형편이었다. 내가 내 옷을 사러 나가는 것은 양복같이 꼭 내가 입어봐야 하는 것밖에는 없었다. 그 외의 모든 옷은 전부 집사람이 사다준 옷을 그냥 아무 개념 없이 입고 다닌 것이다. 그런데 대부분의 남자들이 그렇지 않은가? 내가 별난 것이 아니고 그런 것이 거의 일반적인 현상일 것이라는 판단이다. 적어도 내 나이에 해당하는 세대에선 말이다.

그런데 살뺀 것과는 상관없이 얼마 전부터 옷을 입는 것도 상당한 예술이어서 그 세상도 상당한 깊이와 넓이가 있는 분야라는 것을 알게 되

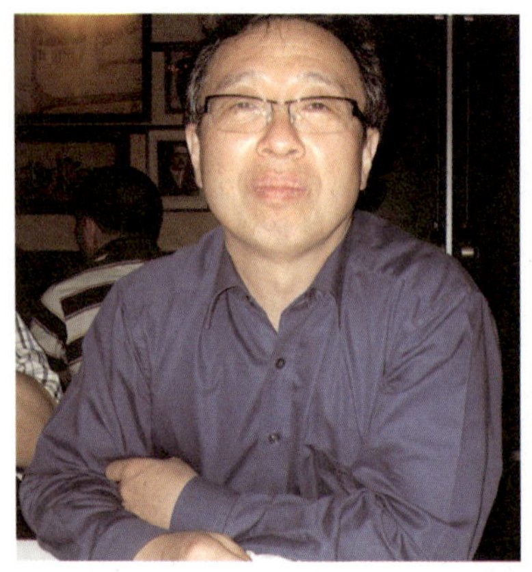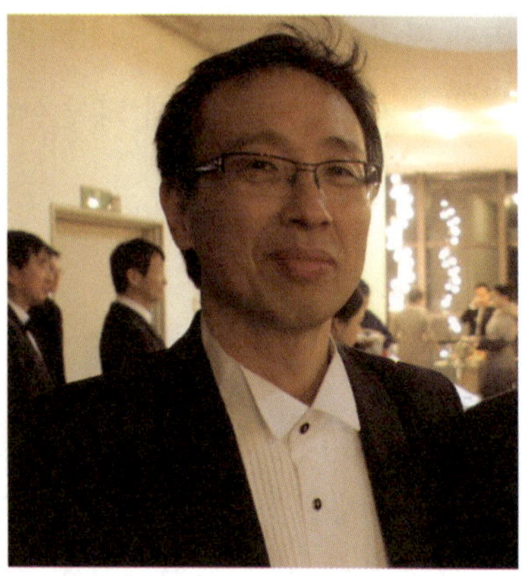

날씬해지고 나서 그 전에 입었던 지금은 풍성한 옷을 입어도 한결 멋이 난다.

었다. 남자들이 여자들의 쇼핑에 따라가는 것은 순교하는 마음으로 가야 한다고들 한다. 그만큼 재미없고 잘못하면 짜증이 나서 다툼으로 비화할 소지가 많은 것이기 때문이다. 같이 쇼핑을 하고 웃는 얼굴로 돌아오려면 순교하는 마음을 가지고 나가지 않으면 힘들다는 것이다. 여자들의 쇼핑이라는 것이 대부분 옷과 장신구에 할당되기 때문인데 남자가 거기에 관심을 가지기가 여간 어려운 일이 아니다. 용산 전자 상가에 가면 여자들이 지루해 하는 것과 같은 이치일 것이다. 자기 옷도 자기가 고르지 않는 남자들이 여자가 쇼핑하는 것—사는 것도 아니고 여기저기 돌아다니면서 입어보고 신어보고 하는 것을 참아내기란 쉬운 일이 아니다. 나도 분명히 그런 남자였다. 그런데 이제는 내가 내 옷을 사러 다니게 되었다. 하지만 내가 내 옷을 사더라도 그 분야의 전문가인 집사람을 데리고 나가서 조언을 받아야만 하는 것은 사실이다. 그러나 어느 때는 내가 내 가을 사파리 점퍼를 사가지고 들어온 적도 있었다. 그 한 번의 사건이 그리 큰 것이 아니라고 생각할지는 몰라도 나에게 있어서는 엄청난 대변혁이었다. 내가 내 옷을 사다가 입다니! 다시 생각해봐도 경이로운 일이었다. 요새는 옷을 사러 가면 내가 강력하게 주장을 하고 집사람이 그냥 동조하는 수준이다. 그전에는 나는 할 수 없이 끌려 다니면서 집사람이 옷을 고르면 귀찮다는 듯이 고개만 끄덕이던 수준이었는데.

하여튼 그 분야가 꽤 재미있는 분야라는 것을 알고 난 후로 집사람이나 딸들의 옷에 관해서도 관심을 가지게 되었고 쇼핑을 같이 나가는 것 —내 옷을 사지 않더라도 그리 지루해 하지 않는 내가 되었다. 몇 해 전에 뉴욕에 갔을 때에 딸과 함께 우드베리라는 아웃렛 매장에 들른 적이 있는데 한나절을 꼬박 옷과 구두와 액세서리를 사는 딸을 따라다니는 내가 그것을 즐거워하고 있다는 것을 발견했다.

그동안 내가 입었던 여러 가지 옷 종류 중에 내 자신이 비호감이라고 느끼는 것들이 있었다. 청바지와 점퍼와 라운드 넥 티셔츠였다. 스티브 잡스의 독특한 스타일인데 그것은 몸매가 늘씬하여야 어울리는 스타일인 것 같다. 어깨가 좁은 데가 목은 굵고 배는 튀어나온 몸매이다 보니 그런 것들은 아예 시도도 해보질 못했다. 청바지는 한두 개 있었지만 옷장 구석에 처박혀 몇 년을 햇빛을 보지 못하고 있었다. 비싸게 주고 산 것이라 버리지도 못하고 있었다. 어깨가 넓고 상체가 날씬한 사람들이 입으면 참 멋있어 보이는 점퍼는 나온 배를 그대로 표현해주기 때문에 아무리 정을 붙이려고 해도 안 되는 부분이다. 라운드 넥 티셔츠도 마찬가지이다. 라운드 넥 티셔츠에 슈트를 받쳐 입어보는 것이 나의 꿈이었지만 몇 번 시도해보다가 도저히 내가 내 모습을 참을 수 없어서 벗어버린 것이 여러 번이다. 그러니까 그저 적당히 풍성한 바지에 배를 잘 가려주는 양복을 입는 것이 최선의 방법이자 유일하게 맘에 드는 내 스타일이었다. 그러다 보니 옷을 고르기가 무척 힘들었다. 보통 옷은 눈에 차지를 않고 아주 고급 옷을 입어야만 조금 마음에 들었다. 젊은 사람들이 찾는 옷은 언감생심이었다. 체형이 절대로 맞질 않기 때문이었다.

나는 살을 빼고 나서 꼭 맞는 옷을 입고 다녀야겠다는 생각을 했다. 그래야만 멋있을 것이라고 생각을 했다. 그러나 꼭 그렇지 않았다. 이상하게도 날씬해지고 나서 그전에 입었던 지금은 풍성한 옷을 입어도 한결 멋이 난다. 청바지를 입어도 내 맘이 허용을 한다. 점퍼와 라운드 넥 티셔츠도 그리 생뚱맞지 않아졌다. 두꺼웠던 목이 가늘어지고 어깨는 넓어지지 않았지만 항아리 같았던 허리가 고려청자같이 되니 위아래의 비율이 보기 좋게 어울려졌기 때문일 것이다. 이제는 옷을 사기 위해 백화점의 비싼 브랜드 가게에 가지 않아도 된다. 뭐 가끔은 그런 옷이 필요하기도 하겠지만 '창고대방출'이라고 쓰인 매장에서도 나에게 맞는 옷을 얼마든지 고를 수 있다. 그런 가게들은 안 팔린 옷들을 팔기 때문에 사이즈가 정확하게 없고 이상하게 뚱뚱한 사람들에게 잘 맞는 옷은 드물다. 날씬하고 마네킹 같은 몸매를 가진 사람에게는 건질 만한 옷이 많지만 말이다. 그리고 뚱뚱할 때에는 검은 색이나 칙칙한 색의 옷들만 입었다. 밝은 색은 튀어나오고 번지는 색이라 뚱뚱한 사람을 더 뚱뚱하게 보이게 하기 때문이다. 게다가 어두운 색의 옷은 몸매가 감추어지는 경향이 있지만 밝은 색 옷은 몸매를 잘 드러내놓기 때문에 선뜻 선택하기가 힘들다. 결국 살이 빠지고 난 후로 옷의 색상이 점점 밝아

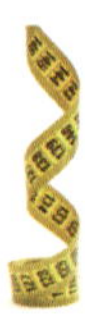

졌다.

　그리고 아주 젊은 사람들이 입는 스타일의 양복을 한 벌 사고 그 옷이 잘 어울리는 나를 보았을 때 감격이 눈물(?)이 흘렀다.

환자들에게 말할 때 권위가 선다

　　　　　　정형외과에 비만 치료하러 오는 환자는 없어도 비만에 대해서 상담을 원하는 환자는 무척 많다. 그리고 정형외과 의사가 환자들에게 많이 하는 말 중의 하나는 살빼고 운동하라는 말일 것이다. 그런데 환자의 입장에서 생각해보라. 뚱뚱하고 배불뚝이 선생님이 살빼라고 말하는 것과 날씬한 선생님이 하는 말과는 환자가 받아들이는 데 천지 차이가 있을 것이다.

　한곳에서 오래 개업을 하다 보니 단골 환자들이 많다. 개원 초기인 20년 전부터 오는 분도 있다. 그러니 그분들이 나의 옛 모습을 기억하고 있을 것이다. 얼굴이 동그랗고 배가 불뚝 나온 모습 말이다. 그분들이 살빼기에 조금이라도 관심을 가진 분이라면 나의 살을 뺀 방법을 물어 온다.

　사람들은 의사의 말보다는 동네 이웃의 말을 더 신뢰하는 경향이 있다. 그 이웃이 자기와 같은 고민을 가지고 있다가 해결한 사람이라면 그 이웃의 말은 참고가 된다. 결국 내가 살빼기에 성공한 동네 이웃이 된 것이다. 게다가 직

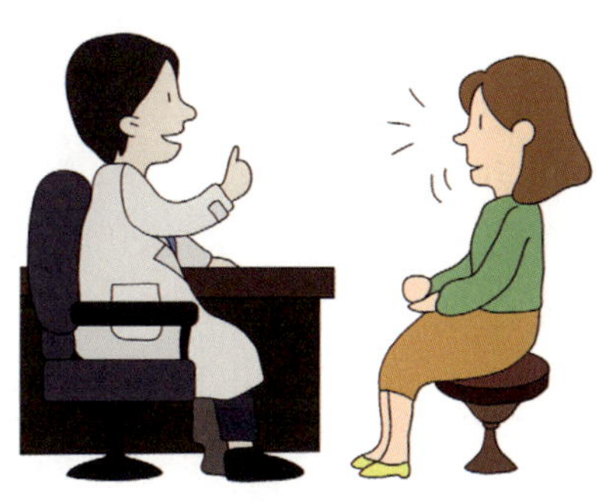

업이 의사이니 좀 더 신뢰를 하는 것 같다. 만일 내가 비만 클리닉을 운영하고 있다면 환자들이 조금은 경계를 하겠지만 그냥 살빼기를 성공한 의사로서 대하는 것 같다.

아이들이 부모의 뒷모습을 보고 배운다는 말이 있듯이, 환자들도 의사의 뒷모습을 보고 동기를 얻을 것이다.

키가 커 보인다

오래간만에 본 사람들은 내가 키가 좀 커진 것 같다고들 한다. 살을 빼면 키가 커 보이는 데는 두 가지 이유가 있다.

하나는 시각적 이유로 세로의 길이는 동일한데 가로의 길이가 짧아지므로 원래 세로의 길이보다 길어 보이는 현상 때문이다.

다른 하나는 살빼기로 인하여 체형이 교정되는 효과 때문이다. 상체의 무게도 무겁거니와 구부정하거나 뒤틀렸던 몸매가 바로 되기 때문에 실제적으로 키가 커지는 효과가 생긴다. 이것을 잃어버린 키라고 하는데 사람에 따라 2~3cm까지도 기대할 수 있다.

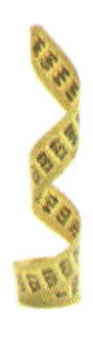

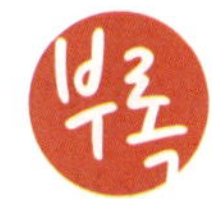

자기 몸과 아령만 있으면 되는 운동들

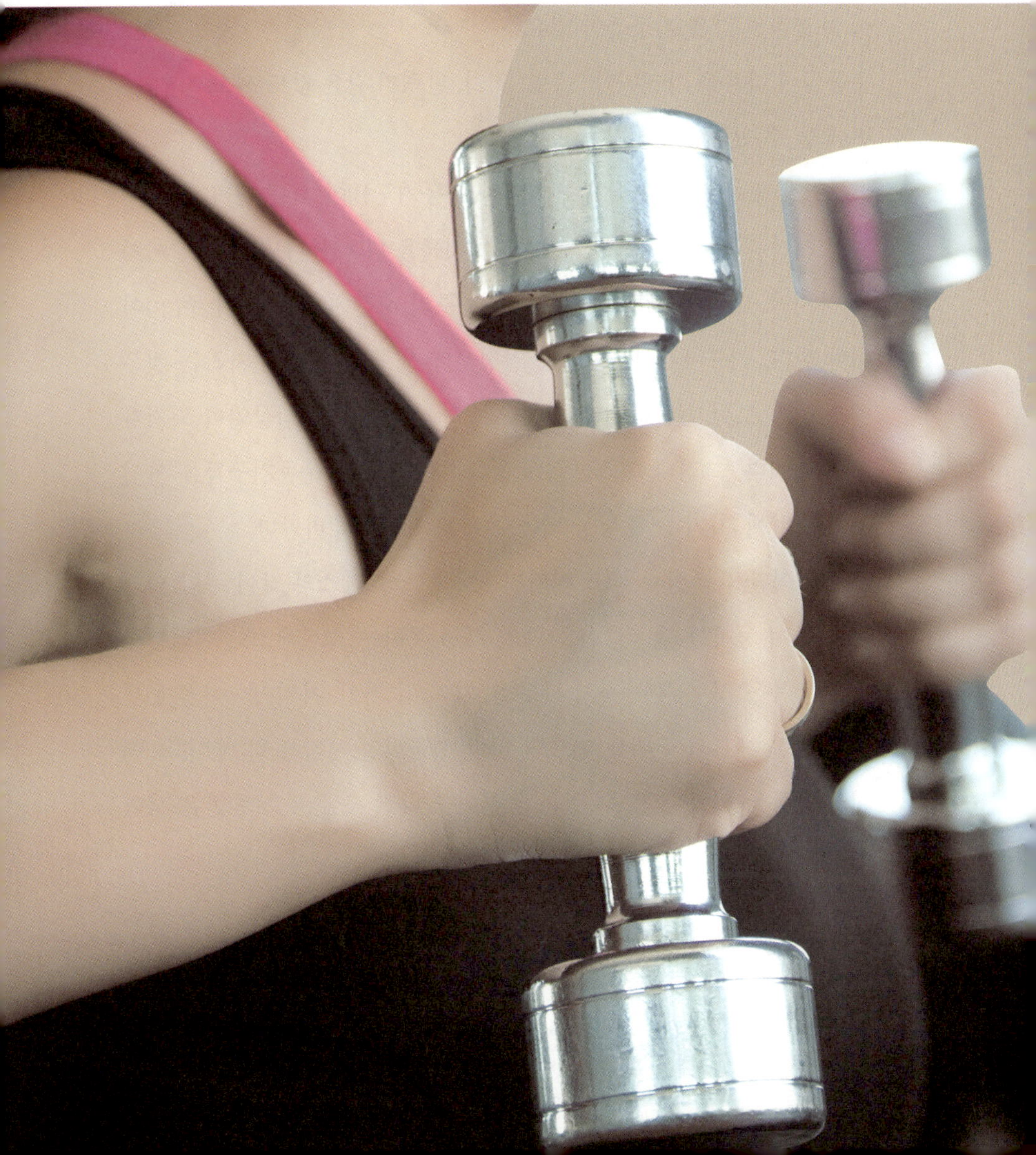

　운동 중에 가장 좋은 기구는 자기 몸이다. 자기 몸을 무게로 삼아 하는 운동이 가장 간편하면서도 효과적이 운동이다. 걷기, 뛰기, 팔굽혀펴기, 철봉 등의 운동은 자기 몸의 무게를 이용한 운동들이다. 그다음에 보조적인 작은 기구들이 필요한

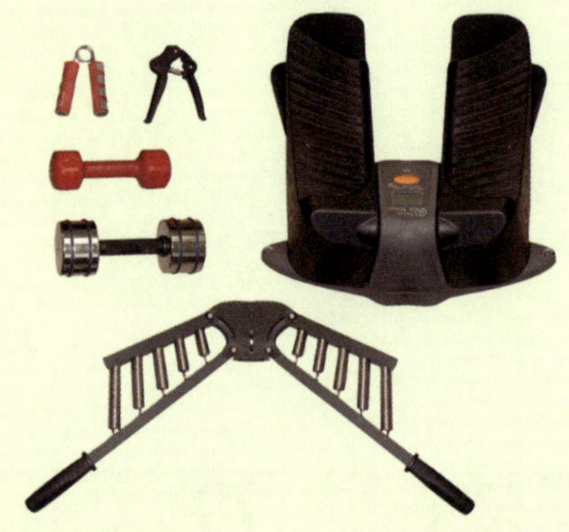

운동들이 다음을 차지한다. 아령, 역기, 완력기 같은 값도 싸고 자기 주변에 둘 수 있는 것들이다.

　헬스장에 가보면 여러 가지 현란한 운동기구들이 기를 질리게 한다. 일정 시간을 할애하여 그곳에 가서 그것들을 다 해본다면 좋은 일이기는 하지만, 다시 강조하건대 운동은 자투리 시간에 하는 것이 주(主)이어야 한다. 하루에 1시간이라는 일정 시간을 뚝 떼어서 투자하는 것은 매우 좋아 보이기는 하지만 오래 지속하기 힘들고 작심삼일이 되기가 쉬운 것이다. 그러니 헬스클럽에 등록하는 돈으로 운동기구들을 사서 자기 주변에, 자기 눈에 항상 띄는 곳에 배치시키기 바란다.

　멋진 식단을 작성해 놓고 지키지 못하는 스트레스와 같이 큰맘 먹고 돈을 들여 등록한 헬스클럽을 매일 가지 못하는 스트레스도 여러분의 마음과 몸을 짓누른다. 자기 사무실, 자기 집 거실, 자기 방. 이렇게 세 군데에 한 세트씩 구비해 놓으면 일단 성공적인 시작은 한 셈이다. 역기와 운동 벤치를 놓을 수 있는 공간이 있다면 조금은 축복 받은 사람이다.

1. 걷기

걷기를 할 때에 속보로 걷는 것이 좋다는 것은 누구나 아는 일이다. 속보는 시속 6km 내외로 걷는 것을 말한다. 시속 6km라면 살살 뛰는 정도이기도 한데 그럼 빨리 걷기와 천천히 뛰기의 차이는 무엇일까? 걷기는 두 발 중 한 발은 항상 땅에 붙어 있어야 하는 것이다. 그래서 운동 경기 중에 경보라는 경기를 보면 약간 우스꽝스럽게 걷는 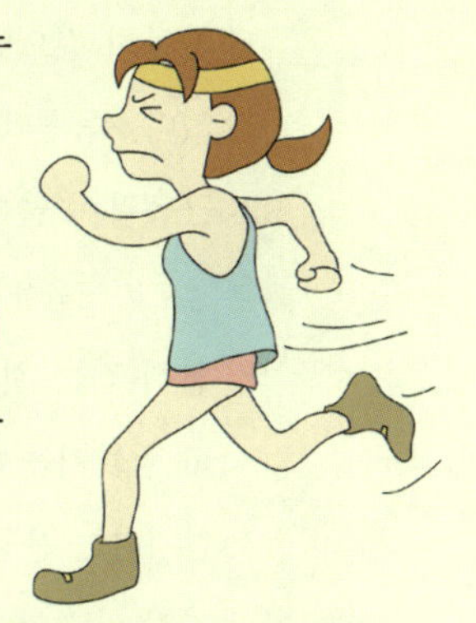 모양이 나오는데 그것은 한 발은 항상 땅에 디디고 있어야 하기 때문이다. 그와는 다르게 뛰기는 두 발이 땅에서 모두 떨어져 있는 시간이 있다. 그래서 뛰는 것이 운동량이 많고 빠르기도 하지만 부상의 위험이 있고 관절에 무리가 올 수 있다. 그래서 평탄하고 안전한 길에서는 천천히 뛰고 나머지 길에서는 빨리 걷는 것도 좋은 방법이다.

그런데 시속 6km라는 것을 어떻게 지키면서 걸을 수 있을까? 자동차처럼 속도계가 있는 것도 아니고 그렇다고 사람이 일정한 속도를 유지할 수 있는 것도 아니니. 그래서 걷는 데 지루하지도 않고 어느 정도 속도도 유지할 수 있는 방법이 앞 사람을 따라잡으면서 걷는 것이다. 앞 사람이 빨리 걸으면 어쩔 수 없지만…. 내 앞에 작은 목표를 설정해두고 그것을 실행해 나간다는 것이 약간의 즐거움을 주기도 한다.

1. 천천히 걸으면 에너지 소비는 될지 몰라도 심장을 뛰게 할 수는 없다. 즉 혈액을 순환시킨다는 점에서 별 이득이 없다.

2. 근육량이 늘어나기 위해서는 자기 한계치(더 이상 움직임이 안 될 정도로 근육을 사용한 때)의 75%까지는 도달해야 한다고 하는데 천천히 걷는 것으로는 그 단계에 도달하기가 힘들다. 사실 속보로도 힘들기는 하지만 어느 정도는 얻을 수 있다.

3, 걷기라는 운동이 처음에는 좋을지 몰라도 매일 하다보면 지루해지기 마련이다. 그래서 짧은 시간에 동일한 효과를 내고 싶어지게 된다. 천천히 한 시간을 걷는 것보다 빨리 걸어서 30분에 같은 효과를 얻는 것이 바쁜 시간에 묶여 있는 현대인들에게 더욱 적합할 것 같다.

4. 운동은 처음에 약하게 시작하여 점차로 운동량을 늘려 나가야 하는데, 운동 시간을 마냥 늘리는 것보다 운동 강도를 늘리는 것이 더 좋다.

만보계

요즘은 시들해졌지만 전에 만보계라는 기계가 유행했던 적이 있어서 사람들의 허리띠에 매미처럼 하나씩 붙어 있었던 것이 생각난다. 사람들은 처음에는 굳은 각오 때문이기도 하고 신기하기도 해서 열심히 차고 다닌다. 그러나 그것을 매일 들여다보는 것이 그것의 노예가 되는 기분이 들고 또 그렇게 걸음을 세고 몇 번 걸어보면 대충 만보가 어느 정도하면 되는 것인지 감이 잡히기 때문에 점점 필요성이 없어지고 만다. 결국 서랍 속의 애물로 전락한다.

만보를 걷는 것이 어떤 의학적인 증거가 있는 것인지는 모르지만 내가 보기에는 상당히 설득력이 있는 것 같다. 일단 만이라는 숫자는 많다는 개념에 속하는 단어이다. 천이란 숫자까지는 셀 수 있어도 만이라는 숫자를 세기는 어렵다. 사람들의 심리는 정복하기 쉬운 것을 정복했을 때보다 정복하기 어려운 것을 정복했을 때에 만족감이 크다. 그래서 쉽게 셀 수 없는 숫자인 만이라는 숫자를 앞에 내세움으로써 그 숫자를 정복했다는 기쁨을 가지고자 하는 것일 테다. 하여튼 하루에 만보걷기라는 것은 우리가 신경을 써서 하지 않으면 안 되는 숫자에 속한다. 또 만보를 걷기 위해서는 일상생활에서 따로 1시간 정도를 할애해야 한다. 하루에 한 시간이 뭐 그리 대단하냐고 생각할지는 모르지만 그것을 매일 꾸준하게 실행하는 것은 입산수도하는 것만큼의 의지가 필요하다.

그리고 현대인들은 너무 앉아 있는 시간이 많다. 그래서 나이가 들면 다리는 가늘어지고 상체는 무거워지는 체형으로 변한다. 허리에도 부담이 많이 가고 무릎이나 발목이 약해짐으로 오는 불편도 심각한 수준이다. 무릎 관절염은 관절 자체를 많이 써서 생기는 것도 있지만 체중 부하의 과다로 생기는 것도 무시할 수 없다. 다리 근육을 키우면 30% 정도의 무릎 관절염을 줄일 수 있다. 다리 근육은 우리 몸을 기계적으로 받쳐주는 역할도 중요하지만 근육 자체가 커다란 에너지 창고 역할을 해주기 때문에 중요하다. 게다가 상체 근육을 키우는 것보다 다리 근육을 키우는 데 드는 노력이 훨씬 덜하다.

만보를 걸으려면 걷는 속도에 따라 다르지만 6~8km를 걸어야 한다. 이것은 천천히 걸으면 1시간 반에서 2시간이 걸리고 빠르게 걸으면 1시간 이상을 걸리는 정도이다.

　일반적으로 승용차로 출퇴근을 하고 사무직인 사람들은 특별한 운동을 하지 않으면 하루에 2~3천 보 이상을 걷기가 힘들다. 걸어서 출퇴근을 하고 일부러 일상생활에서 많이 걷기를 하는 사람도 5~6천 보가 보통이다. 그러니 만보를 채우기 위해서는 따로 운동을 해야 한다.

가끔은 안단테 안단테 : 산책

　살빼기 식사조절에도 자유일이라는 것이 있다. 일주일에 한 번 정도는 자기가 좋아하는 것을 마음껏 먹는 것이다. 이와 비슷하게 걷는 것에도 가끔은 자유로움을 줄 필요가 있다. 빨리 걷는 것이나 뛰는 것은 칼로리 소모에는 좋을지 몰라도 생각의 속도가 걸음을 따라가지 못한다. 가만히 앉아 있을 때보다 천천히 걸을 때에 좋은 생각들이 머리를 스치고 지나가는 경우가 많다. 그래서 정신적인 노동을 많이 해야 하거나 특히 창작을 해야 하는 사람들에게 걷기는 가장 좋은 사고의 도구이다. 베토벤이나 괴테가 산책을 하지 않았다면 그 위대한 음악과 사상들이 우리에게 전해지지 않았을지도 모른다. 뛰거나 속보를 하면서 그런 생각을 할 수는 없는 것이다.

　집 뒤에 있는 산책길에서 자주 만나는 부부가 있다. 둘이 똑같은 보폭으로, 똑같은 걸음 자세로 ―속보의 전형적인 자세를 보여주며― 팔도 앞뒤로 열심히 흔들며 걷는 모습이 마치 군대 행진하는 것같이 조금도 자세가 흐트러지지 않는다. 나는 그분들을 보면서 괜스레 답답함을 느낀다. 왠지 여유가 없어 보이고 운동을 위한 운동을 하는 것 같아서이다. 우리가 여행할 때에 이동하는 과정을 즐기지 못하면 좀 괴로운 여행이 되기 쉽다. 목적지까지 이동하는 시간을 아깝고 지루한 시간으로 여긴다면 말이다. 우리의 인생도 과정을 즐기는 삶이 되면 더욱 좋을 것 같다.

특히 나이 든 분들은 조금 천천히 걷는 것이 좋다. 내가 대하는 대부분의 환자들이 노령이라 운동에 대한 상담을 많이 한다. 그분들에 대한 처방은 젊은 사람들과는 다르다. 몸은 따라가지 못하는데 마음만 젊어서 무리한 운동을 하다가 다쳐서 오는 분들을 많이 보기 때문에 대부분의 경우에 평지 걷기와 시속 6km 이하로 걷기를 권한다.

2. 복근 운동

다른 곳의 살은 그냥 두어도 보기가 그리 흉하지 않지만 뱃살은 그 자체로 흉하기 때문에 그것만 어떻게 없어질 수 없을까 고민하는 분들이 많다. 일반적으로 사람들이 생각하기를 복근 운동을 하면 뱃살이 잘 빠질 것이라고 생각한다. 어떤 책을 보면 그렇게 쓰여 있기도 하다. 그러나 복근 운동이 뱃살만 예쁘게 빼 줄 것이라는 환상은 버리는 것이 좋다. 체내의 지방이 빠지는 과정에서 같이 빠지는 것이다. 이 복근은 요새는 식스팩(Six Pack)이라는 이름으로 남자들에게는 선망의 대상이 되었다. 그리고 실제로 건강상 매우 필요한 근육이기도 하다. 복근 운동의 좋은 점은 기구가 필요 없다는 것이다. 자기 몸이 기구인 셈이다.

윗몸일으키기(Sit up)

이 운동은 하복부에 좋은 운동이다. 복근 운동이라기보다는 허벅지 근육 운동에 가깝다. 그것을 하고 나면 복근보다는 허벅지가 더 아픈 것을 경험하였을 것이다. 발을 걸 수 있는 곳에 넣는다. 장롱이나 책상 밑도 좋다. 누가 발을 잡아주면 더욱 좋다. 운동량을 높이기 위해 경사진 기구에서 하거나 무게판을 들고 한다.

이 운동에서 손의 위치가 중요한데 손은 머리 뒤로 깍지를 끼거나 귀를 잡지 말고 주먹을 가볍게 쥐어서 귀 옆에다 댄다. 그렇지 않으면 팔의 힘으로 머리를 들어올리려 하기 때문이다. 팔꿈치가 무릎에 닿을 정도로 상체를 구부렸다가 등을 펴는데, 이때에 등이 바닥에 닿지 않도록 한다.

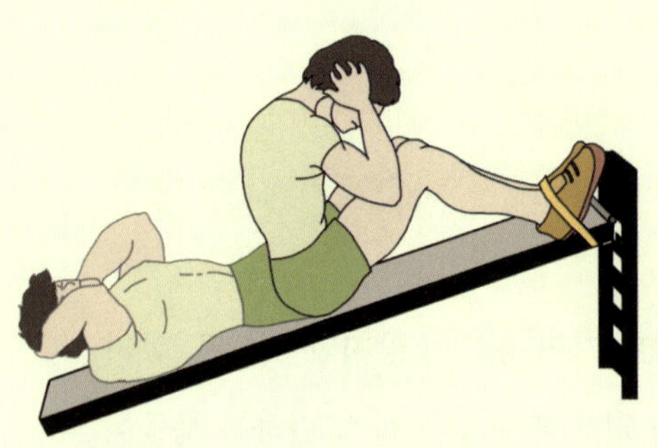

누워서 어깨 들기(Floor crunch)

이 운동은 복근을 만드는 가장 효과적인 방법이다.

반듯이 누워서 손은 윗몸일으키기와 같이 귀 옆에 대고 다리는 편안

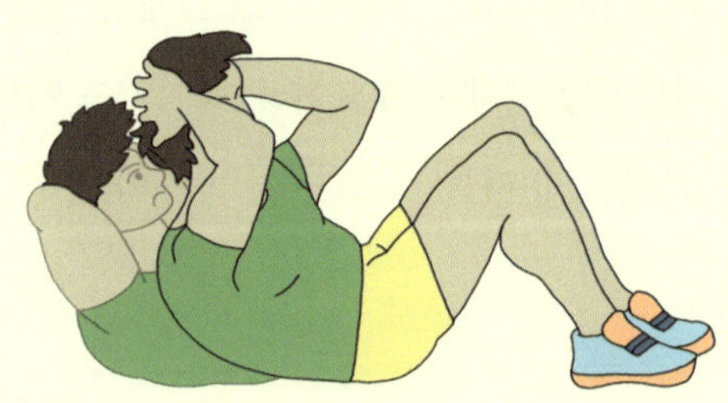

히 구부려서 다리가 ㅅ자 모양이 되도록 한다. 다음에 머리와 어깨를 바닥에서 약간 든다. 이때에 손으로 머리를 들지 말아야 한다. 그런 자세에서 천천히 하나~를 센 다음에 천천히(운동에서는 언제나 천천히가 중요하다) 어깨를 바닥에 내려놓는다.

몸 비틀어 어깨 들기(Twist crunch)

위 운동의 자세에서 다리를 비틀어 바닥에 눕힌다. 그 상태에서 양 어깨가 바닥에서 떨어질 정도로 몸을 들어 올린 다음 천천히 내린다. 다리를 좌우로 바꾸어 눕히면서 운동을 한다. 복근과 복부 옆에 있는 근육에 좋은 운동이다.

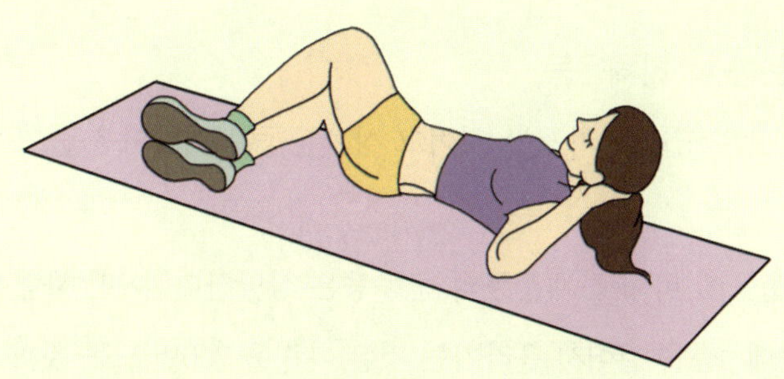

누워서 다리 들기(Bent 혹은 Straight-knee leg raise)

복근운동의 또 하나의 장점은 누워서 한다는 것이다. 피곤할 때에 누워서 할 수 있다는 것은 참 좋은 점이다. 그러나 누워서 한다고 운동량이 적은 것은 아니다.

이 운동은 상복부 하복부 모두를 단련시키는 운동이다. 바닥에 반듯이 누워 손은 엉덩이 밑에 대고 어깨가 약간 들릴 정도로 머리를 든다.

다음에 다리를 굽혀 무릎을 가슴 가까이 잡아 다니면서 엉덩이를 살짝 든다. 그 다음은 다리를 쭉 뻗는데 발이 바닥에 닿지 않도록 한다(Bent leg). 혹은 다리를 곧게 편 상태로 올렸다가 내리기를 반복한다(Straigt leg).

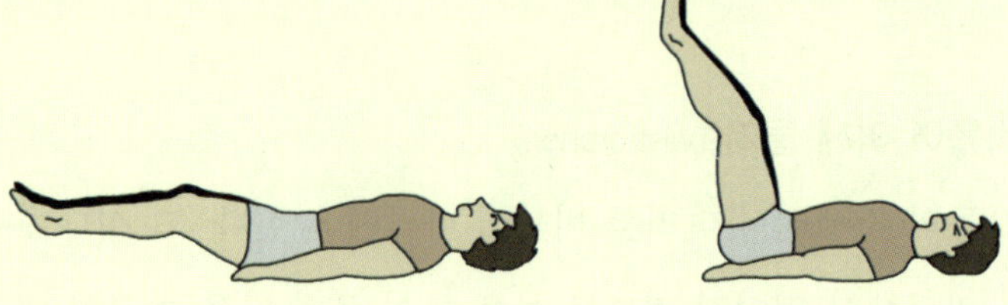

3. 하체 운동

상체운동 vs 하체운동

걷는 것은 생명을 가꾸는 것이고 상체운동은 아름다움을 가꾸는 것이다.

상체운동에 비해 하체운동의 운동량은 상당하다. 어떤 사람이 계산을 했는데 3층을 걸어서 올라가는 것은 아령을 700번 드는 것과 같다고 한다. 조금 과장된 기미도 보이는 말이기도 하지만 생각해보면 자기 몸무게를 들었다 내렸다 하는 것과 불과 몇 kg의 쇳덩이를 들었다 내렸다 하는 일이 비교가 될 수 없을 것이다.

상체에 있는 근육은 작기 때문에 조금만 운동을 해도 지치고 힘이 들게 되고 그리 큰 에너지 소비를 할 수 없다. 다리의 근육은 워낙 커서 별로 지치지도 않고 크게 에너지를 소비할 수 있다. 아령을 몇 번 들면 금방 팔이 아파지고 피곤하며 숨까지 차게 되지만 다리의 입장에서 보면 가소로운 것이다. 그러니 아령을 하는 정도 가지고는 살을 빼거나 혈당을 내리거나 하는 데 역부족일 수밖에 없다. 물론 아놀드 슈왈제네거 같은 몸매를 가졌다면 상체운동만으로도 하체운동이 맞먹는 운동효과를 낼 수 있지 않을까. 하지만 팔과 손을 많이 쓰는 것은 뇌의 기능과 심폐의 기능을 향상시킬 수 있는 좋은 방법이기도 하다.

허벅지 근육

우리나라 내분비학계에 거두라고 하면 아마 허갑범 박사를 추천하는 데 별 의의가 없을 것이다. 특히 당뇨병에 대해서는 독보적이다. 1980년대에 내가 의과대학생이었을 때에 박사님의 강의를 들었는데 그 명쾌하고 자상한 강의 때문에 밤낮 졸던 내과 강의 시간 중에 졸지 않고 열심히 들었던 기억이 있다. 그 강의 내용은 모두 잊어버렸지만 한마디 말씀은 아직도 잊지 않은 것이 있다. 당뇨와의 싸움은 두 허벅지의 둘레의 합이 허리둘레보다 넘느냐 못 넘느냐에 달렸다는 말씀이 그것이다. 그것은 당뇨병 강의 때 하신 말씀이지만 실상은 비만, 그 중에 제일 중요한 복부비만에 대한 가장 중요한 개념이라고 생각된다.

살을 빼다보면 제일 즐거운 것은 뱃살이 빠져서 날씬해지는 것이다. 그러나 근육 덩어리라고 생각했던 팔다리가 가늘어지는 것에 위기감을 느끼기도 한다. 물론 살빼기 과정에서 근육량이 줄기도 하지만 근육이라고 생각했던 팔다리의 많은 부분이 지방이었다는 것을 아는 데는 얼마 시간이 걸리지 않는다. 심지어 손도 작아지고 발도 작아지며 얼굴까지도 작아지는데, 얼굴 작아지는 기쁨은 피부가 거칠어지는 슬픔과 상쇄된다. 그리고 보톡스의 유혹이 내외적으로 엄습한다.

우리가 근육량을 키울 수 있는 가장 효과적인 부분이 허벅지이다. 운동을 한 분들은 공감이 가는 말이겠지만 우람한 이두박근과 Six Pack과 떡 벌어진 대흉근은 우리의 로망이지만 보통의 노력으로 쉽게 만들어지는 것은 아니다. 그러나 대퇴 근육은 그에 비해 조금은 쉽게 키울 수 있고 에너지 소비에 효과적인 근육이다.

가장 유용한 운동 스쾃(Squat, 쪼그려 앉기)

발을 어깨 넓이로 벌리고 서서 두 손을 머리 뒤에서 각지를 끼거나 앞으로 쭉 뻗은 다음에 엉덩이를 서서히 내려서 허벅지가 바닥과 수평이 되도록 한 다음에 천천히 다섯을 세고 다시 일어서는 운동이다. 이때에 등은 가능하면 반듯하게 유지한다. 천천히 10번 정도 하면 보통 사람은 땀이 나기 시작한다. 천천히 하는 것도 잊지 않도록 한다. 횟수는 훈련 정도에 따라 얼마든지 올려도 된다. 손에 아령을 들어서 무게를 늘리는 것도 방법이다.

이 운동은 우리 몸에서 가장 큰 근육 그룹인 대퇴 사두근 운동이어서 운동량도 많고 열도 많이 난다. 추울 때에 몸에 열을 내는 가장 좋은 방법은 뛰는 것이지만 실내에서 뛰는 것이 힘들기 때문에 이 스쾃이가 가장 좋은 열 내는 방법이다.

런지(Lunge, 찌르기 자세)

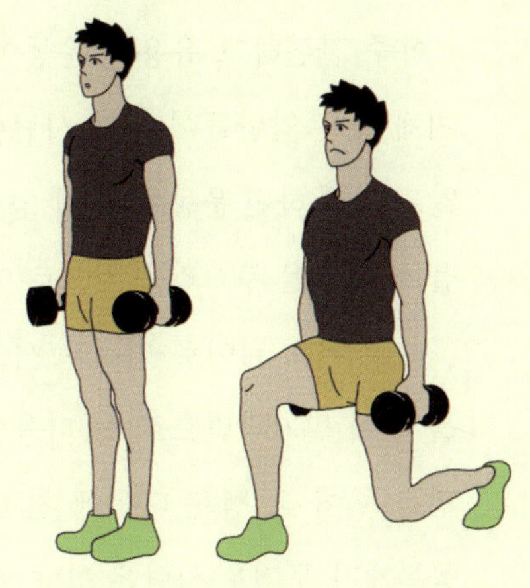

펜싱 경기를 보면 상대방을 찌르기 위해 한 다리를 내디디고 양 무릎을 굽히고 칼 잡은 손을 앞으로 쭉 내미는 모습을 흔히 볼 수 있다. 이와 같은 모습으로 하는 운동인데 이것은 다리 뒤쪽의 근육인 슬와근을 강화시키는 운동이다.

양발을 모으고 바로 선 다음에 한 다리를 앞으로 내디딘다. 그러면서 양쪽 무릎은 굽히는데 내디디지 않은 다리의 장단지가 바닥과 평행이 되도록 한다. 그 자세에서 천천히 일어나 다시 똑바로 서는 운동이다. 이 운동도 물론 무게를 주기위해 아령을 들고 하면 더 효과적이다.

허리 굽혔다 펴기(Straight leg deadlift)

허리와 슬와근에 좋은 운동이다.

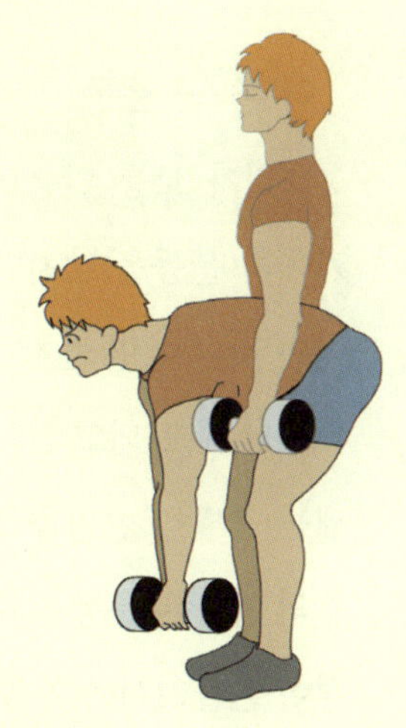

손에 조금 무거운 아령을 들고 다리를 어깨 넓이로 벌리고 서서 (아령을 허벅지 앞으로 든다) 몸을 앞으로 굽혀 아령이 바닥에 닿을 정도로 내린다. 이때 중요한 것은 등은 항상 곧게 펴고 있어야 한다. 다음에 천천히 몸을 바로 세운다.

발가락으로 서기(Ankle calf raise)

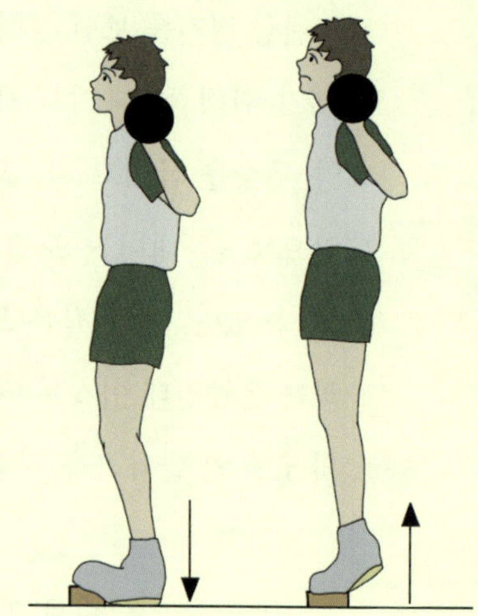

아주 간편하고 유용한 운동이다. 옛날에 지체 높은 양반들이 아래 사람에게 들키지 않고 몰래 하던 운동이다. 옛 양반들은 운동을 하는 것을 부끄러운 것으로 여겼나 보다.

발을 어깨 넓이로 벌리고 서서 발뒤꿈치를 들어 발가락만으로 선 다음에 장단지에 힘을 주어 쭉 뻗은 다음에 천천히 내린다. 몸무게가 무거운 사람은 그냥 해도 되고 가볍다고 생각하는 사람은 아령을 들거나 무거운 책을 양손에 들고 하면 된다.

4. 상체 운동

이두박근 운동

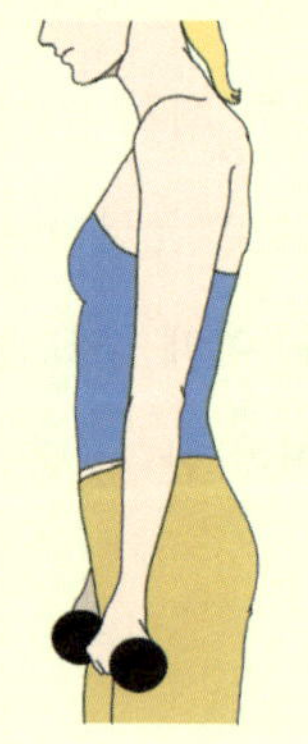
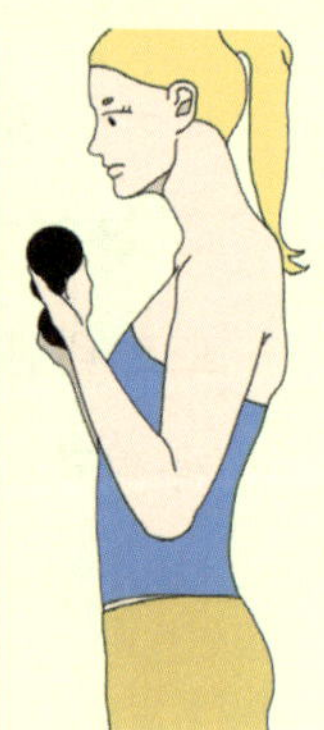

우리가 보통 알통이라고 하는 근육을 키우는 운동을 많지만 그래도 가장 고전적인 것이 아령 들기이다.

서서 해도 되고 앉아서 해도 되는데 자세는 특별히 설명을 안 해도 될 것 같다. 주의 사항은 운동을 하는 동안에 몸과 아령이 흔들려서는 안 된다는 것이다. 몸이 흔들리면 몸의 다른 근육을 쓰게 되고 바벨이 흔들리면 팔의 다른 근육을 쓰게 되므로 이두박근에 힘이 집중되지 않는다.

삼두박근 운동

누워서 하기도 하고 서서 하기도 한다. 누워서는 양쪽 손에 아령을 들고 손바닥이 마주 보는 상태로 팔을 머리 위로 쭉 뻗은 다음에 천천히 팔꿈치를 굽혀서 아령이 바닥에 닿을 정도로 내린 다음에 다시 들어 올린다.

서서는 조금 무거운 아령을 두 손을 모아 잡고 팔을 쭉 뻗어 머리 위로 올린 다음에 천천히 머리 뒤쪽으로 내린다. 그다음에 다시 머리 위로 팔을 쭉 펴서 들어 올린다.

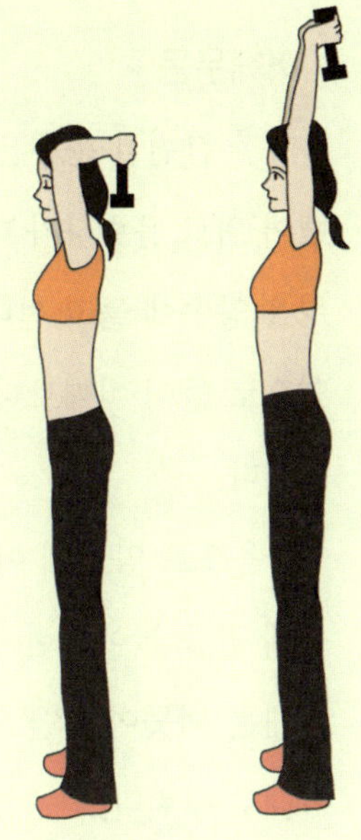

벤치 딥(Bench dip)

삼두박근을 강화시키는 가장 간편하고 효과적인 방법이다.

책상을 등지고 양손으로 책상 모서리를 잡고 선다. 다리를 약간 앞으로 내밀어 무릎과 엉덩이는 굽히고 팔은 곧게 편 채로 자세를 잡은 다

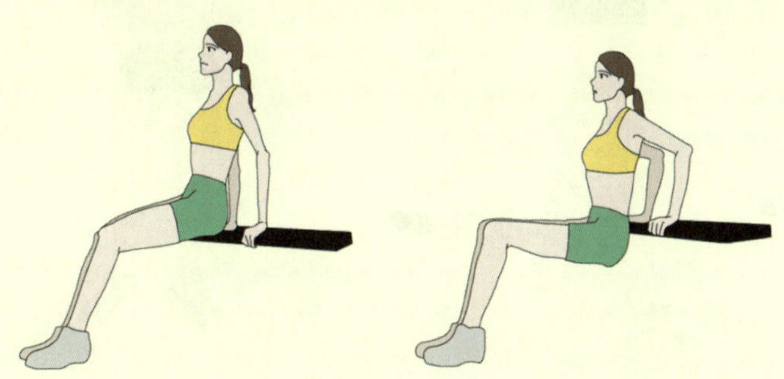

음에 엉덩이를 똑바로 밑으로 내린다. 그 후 팔을 펴서 다시 시작 위치로 돌아간다. 이때에 다리에 힘을 주어 일어나지 말고 팔의 힘으로만 일어서도록 한다.

어깨운동

가장 간편한 운동은 아령을 어깨 높이로 들고 서거나 앉아서 팔을 쭉 뻗어 위로 올렸다가 다시 어깨 높이로 내리는 운동이다. 그다음으로 아령을 양손에 들고 선다. 양팔을 옆구리에 붙인 상태에서 천천히 아령을 옆으로 들어 어깨보다 약간 올라가게 든 다음에 다시 천천히 내리는 운동이다.

다음으로 양손에 아령을 들고 서서 상체를 바닥과 평행하게 굽힌 다음에 팔을 늘어뜨린다. 손바닥이 마주보게 아령을 든 다음에 독수리가 날개를 펴듯이 팔을 편 채로 아령을 어깨 높이로 들어 올린 다음 다시 아래로 내린다.

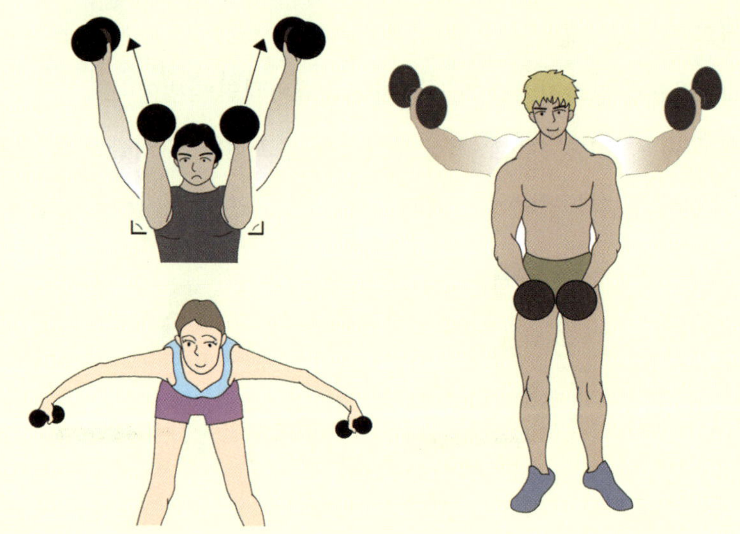

가슴 운동

고전적인 역기 운동(Bench press)이다. 벤치에 누워서 아령을 들고 팔을 곧게 펴서 아령이 쇄골 위에 위치하도록 한다. 그런 다음 천천히 내린다.

다음으로는 팔을 옆으로 내리는 운동인데(Dumbbell fly) 이때는 아령을 양손에 손바닥이 마주 보이게 들고 팔을 곧게 펴서 올린 다음에 아령을 옆으로 내린다. 이때에 팔꿈치를 약간 구부려서 아령이 바닥까지는 내려가지 않도록 한다. 그리고 다시 아령을 들어 올린다.

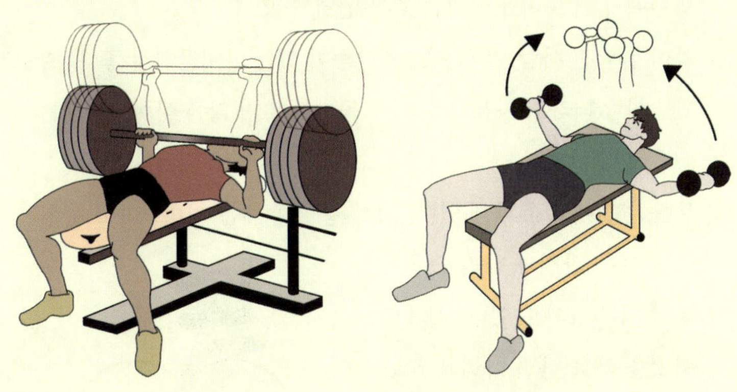

5. 마지막으로 한 가지만

정형외과 의사로서 꼭 권하고 싶은 운동이 하나 있다. 운동이라기보다는 기구인데 헬스클럽에 가면 볼 수 있는 거꾸리라는 기구이다. 집에도 하나 들여놓으면 좋은데 조금 장소를 차지하기 때문에 어려울 수도 있다.

말 그대로 거꾸로 몸을 세우는 기구인데 여러 가지 효과를 얻을 수 있다.

1. 다리로 몰린 피를 심장과 뇌 쪽으로 보내주고 따라서 다리가 붓는 것을 막아준다. 이것은 오래 서 있는 사람이나 많이 걸어 다니는 사람 또 오래 앉아 있는 사람에게 특히 유효하다.

2. 허리가 아픈 사람에게 좋다. 자기 몸무게로 허리를 늘려주므로 병원에서 견인 치료를 하는 효과를 낼 수 있다.

3. 몸이 틀어진 사람, 특히 척추측만증이 있는 아이들에게 좋다. 측만증이 없더라도 자세가 나빠서 몸이 바르지 않은 아이들에게는 더욱 좋다.

4. 무릎 관절에도 효과가 있다. 하루 종일 무게를 견디느라고 눌려 있는 무릎 관절과 다리 근육이 쭉 펴지는 효과도 있다. 실제로 이것을 하고 나면 다리와 허리가 시원해지는 느낌을 받을 수 있다.

5. 체형 교정 효과도 있다. 하루 종일 중력 때문에 아래로 처진 조직들이 거꾸로 몸을 세우는 것으로 어느 정도 회복된다.

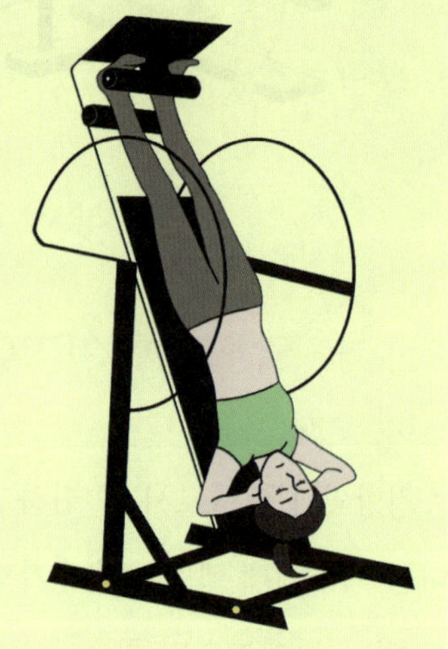